Óscar Vilarroya

LA DISOLUCIÓN DE LA MENTE

Una hipótesis sobre cómo siente, piensa
y se comunica el cerebro

Prólogo de Adolf Tobeña

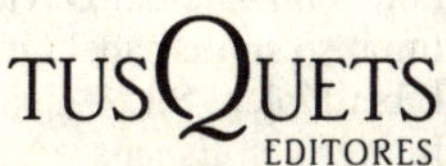

La versión inglesa de este libro ha aparecido simultáneamente en Éditions Rodopi con el título de *The Dissolution of Mind*.

1.ª edición: abril 2002

Fotografía de la sobrecubierta: E. Fetzer
Textura de la sobrecubierta: hoja de árbol magnificada

Diseño de la colección: Lluís Clotet y Ramón Úbeda
Reservados todos los derechos de esta edición para
Tusquets Editores, S.A. - Cesare Cantù, 8 - 08023 Barcelona
www.tusquets-editores.es
ISBN: 84-8310-804-6
Depósito legal: B. 14.377-2002
Fotocomposición: David Pablo
Impreso sobre papel Offset-F Crudo de Papelera del Leizarán, S.A.
Liberdúplex, S.L. - Constitución, 19 - 08014 Barcelona
Impreso en España

Índice

A Joe, por ser mi *alter ego*,
a Lluís, por ser el *alter ego*,
a Cristina, por ser Cristina

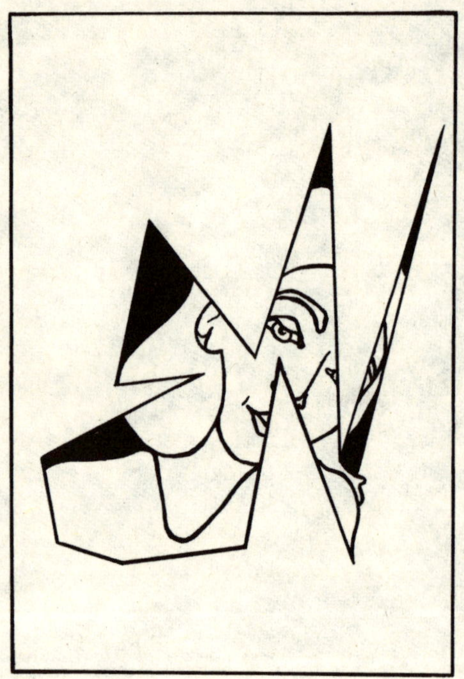

© Cristina Durisotti

En alguna parte, en el corazón de la experiencia,
hay un orden y una coherencia que llegaríamos a
sorprender si fuéramos lo bastante atentos, amoro-
sos o pacientes. ¿Será todavía tiempo?

Lawrence Durrell, *Justine*

Prólogo
Un cerebro sumergido en el mundo

Nuestra época debe de ser especial, porque muchos científicos se sienten impulsados a intentar un asalto serio y riguroso a una de las preguntas más antiguas y desafiantes: ¿cómo adquieren los seres humanos su conocimiento sobre el mundo y sobre sí mismos?

Este venerable ámbito de interrogación, dominio exclusivo de la reflexión filosófica, ha sido asaltado recientemente por incursiones audaces y fecundas desde las trincheras científicas. Si descontamos los anticipos pagados por unos editores prestos a inundar el mercado de productos con etiquetas tan prometedoras como «La conciencia explicada», «Cómo funciona la mente», «La sensación de lo que ocurre», «Imágenes de la mente» y otras parecidas, sospecho que la perseverancia en construir explicaciones sistemáticas y factibles de las secreciones mentales debe responder a otras motivaciones.

El florecimiento de la neurobiología en décadas recientes, y de la neurociencia cognitiva en particular, aparece como la fuerza más plausible tras muchos de esos intentos. Las nuevas empresas requieren horizontes de conquista y reclaman de entrada tanto territorio como puedan avistar con objeto de garantizarse rendimientos potenciales. Así pues, no es extraño que, una vez lanzado el programa de investigación que describe las propiedades mentales de los sistemas neurales, los esbozos o mapas provisionales de la empresa global proliferen, debido sobre todo a las señales de progreso que emergen a un ritmo cada vez más trepidante.

En este libro, Óscar Vilarroya nos conduce a un viaje particularmente inspirado por las sutilezas del mundo cerebral/mental. Gracias a su contacto privilegiado con un «K» omnisciente, que posee ya la descripción detallada de cómo los humanos (o criaturas análogas) sienten, piensan y actúan, Vilarroya propone una conjetura tentadora y de gran alcance sobre cómo el cerebro construye un ensamblaje fantástico, aunque físico (el «sistema cognitivo»), que contiene todas las claves para descifrar las particularidades del extravagante tapiz que solía recibir el nombre de «espíritu humano».

El eje de la propuesta es la experiencia vivencial. O, mejor aún, «instantes de experiencia vivencial». Éste es el punto nodal de todo el andamiaje: los cerebros humanos no producirían sentimientos o pensamientos, deseos o creencias, si no fuera por su capacidad para detectar, grabar y acumular «instantes de experiencia» que nacen de sus interacciones más virginales con el mundo externo o interno. Estas «instantáneas vivenciales» espontáneas, sincrónicas, vívidas y evocables funcionan, según su hipótesis, como las unidades operativas que disciernen los estratos cruciales y las relaciones entre situaciones íntimas en el mundo del cerebro/mente.

En su indagación para explicar las raíces últimas y los procesos centrales de la cognición, Vilarroya derriba los artefactos erigidos durante siglos por una tradición dedicada a interrogarse sobre la naturaleza del entendimiento humano: desde los objetos perceptivos hasta los conceptos, y desde las representaciones hasta las herramientas comunicativas, los ámbitos clásicos, o módulos, del cerebro/mente se retrotraen a los «instantes de experiencia» conectados a través de trayectos evocativos. Empleando la manera tradicional de referirse a los procesos psicológicos, supongo que la conjetura de Vilarroya podría definirse así: el tejido neural configura una red que se extiende de los sensores a los efectores, y gracias a sus diferentes focos de atención y registros de memoria activa crea los «instantes de vida» que se traducen en eventos cognitivos. Lo demás son adiciones a este circuito elemental.

A lo largo de un festín socrático a la hora del té entre Alicia y su No-Profesor, nos adentramos en una exploración fascinante y exigente, salpicada con una profusión inacabable de anécdotas inocentes, ejemplos lúcidos y aforismos sorprendentes en un continuo viaje de ida y vuelta entre Arkadia (un experimento metafórico para ilustrar el funcionamiento del pensamiento diseccionador de Vilarroya) y la Tierra. Visitamos las fronteras de la ciencia cognitiva contemporánea con la asistencia de un guía que combina encanto, ingenuidad, curiosidad y entusiasmo al servicio de las perplejidades de un cerebro inmerso en un mundo siempre cambiante.

Yo hubiera preferido encontrar, ocasionalmente al menos, incursiones que contrastaran las ideas propuestas con lo que ya sabemos sobre las propiedades de los sistemas neurales, para ver si el anclaje es sólido o tiene todavía brechas insuperables. También me hubiera gustado encontrar sugerencias concretas sobre los requerimientos mínimos del «instante de vida», y sobre los tipos de medida concebibles. Sin embargo, este deseo emana de mi propia perspectiva, proclive a buscar sustratos «moleculares», aunque ésta es una tarea para el futuro. Mientras tanto, invito al lector a detectar inconsistencias, dificultades o artificios en un escenario que parece robusto y frágil al mismo tiempo.

Tengo el placer de compartir con Vilarroya, durante una hora a la semana, las maravillas del debate sobre temas científicos. A mí, la combinación de la fragilidad aparente con la solidez y la agudeza de sus propuestas y elaboraciones me es totalmente familiar. Me siento especialmente feliz de que se haya decidido a lanzar sus ideas en el ámbito de la ciencia del cerebro/mente al foro de las audiencias más exigentes. Estoy seguro de que este libro tendrá todo tipo de respuestas, desde las más escépticas y críticas hasta las más elogiosas, pero siempre gozosas por haber disfrutado de un espléndido ejercicio intelectual.

Adolf Tobeña
Catedrático de Psiquiatría
Universitat Autònoma de Barcelona

Presentación

Este libro me ha llevado dos años de trabajo, pero he estado meditando sobre su contenido desde que tengo uso de razón. Durante todo este tiempo he intentado entender cómo poco más de un kilogramo organizado de materia orgánica es capaz de conocer. En el momento presente ya sabemos muchas cosas sobre el cerebro, pero desafortunadamente seguimos sin tener una imagen global de cómo aparece la mente. Este libro es un apunte de lo que vendría a ser mi versión del asunto.

El núcleo de la hipótesis, y el punto de partida del libro, es lo que considero un acercamiento original a la concepción de *experiencia sensible*, entendida como la manera en que el cerebro procesa y registra la actividad de los sistemas sensoriales. Esta aproximación me ha permitido emprender dos aventuras. En primer lugar, he explorado la forma en que la experiencia puede dar lugar a la cognición, esto es, la forma en que el cerebro adquiere, organiza y aplica el conocimiento en sus interacciones con el resto del mundo. En segundo lugar, me he servido de mi concepto de experiencia para hacer una nueva lectura de ciertos temas centrales en epistemología, lingüística y filosofía de la mente.

No puedo negar que mi apunte parece sospechosamente ambicioso. Pretendo nada menos que situar los conceptos y el significado de las palabras en el ámbito de los procesos sensoriales, establecer puentes entre las tradiciones racionalista y empirista acerca del conocimiento, así como proporcionar una posible salida al problema de la relación entre la mente y el cerebro que no concluya con una inflación de sustancias o propiedades. Sin embargo, y a pesar de las apariencias, no es mi intención construir un nuevo sistema filosófico. Mi objetivo es meramente especulativo; exploro lo que podría ocurrir si lanzáramos la concepción de experiencia por una ladera cognitiva distinta de la habitual. Aquí doy fe de las consecuencias. Si son significativas, es porque la experiencia lleva consigo su propia inercia.

Mi propuesta no nace de la nada. He explotado algunos resultados de la investigación neurobiológica, así como ciertas tendencias teóricas en ciencia cognitiva. En este sentido, me han influido líneas de investigación tales como la neurociencia cognitiva, la cognición situada, el conexionismo, la biología evolutiva, las teorías perceptuales del conocimiento, la lingüística cognitiva y la vida artificial. También debo reconocer la influencia de autores como Lawrence W. Barsalou, Elizabeth A. Bates, Rodney A. Brooks, Patricia S. Churchland, Paul M. Churchland, Andy Clark, Francis Crick, Stanislas Dehaene, Daniel Dennett, Merlin Donald, Hubert L. Dreyfus, Gerald Edelman, Jeffrey L. Elman, Michael S. Gazzaniga, Richard Gregory, Stevan Harnad, Douglas Hofstadter, Mark Johnson, Philip Johnson-Laird, Daniel Kahneman, Eric R. Kandel, Rodolfo Llinás, Ruth G. Millikan, Katherine Nelson, Pasko Rakic, Vilayanur S. Ramachandran, Robert C. Richardson, David E. Rumelhart, Terence Sejnowski, Herbert A. Simon, Elliott Sober, Esther Thelen, Francisco J. Varela, Lofti A. Zadeh y Semir Zeki, por citar sólo algunas figuras contemporáneas. Ninguno de los defectos de este libro es achacable a estas escuelas o autores. De hecho, y a pesar de tales influencias, creo que mi propuesta no puede encajar confortablemente en ningún paradigma concreto, ni puede concebirse como alguno de sus posibles desarrollos. En realidad, me he servido de estas líneas de investigación para alimentar mi propia alternativa.

Parte de la originalidad de la hipótesis que aquí presento emana de la ruptura con ciertos postulados de las aproximaciones tradicionales al concepto de experiencia. Con el tiempo he llegado a ver estos postulados como trucos de magia empleados por casi todas las concepciones de experiencia sensible.

El primer truco de magia es el punto de partida de casi todos los textos epistemológicos, a saber: «Hay cuatro elementos en el concepto de percepción: (1) el sujeto, el "yo" que percibe; (2) la experiencia sensorial; (3) el objeto o cosa percibida y (4) la relación entre el objeto y el sujeto». Siempre he pensado que el «yo» es una especie de conejo que sacamos de la chistera. En mi opinión, no hay ninguna justificación para distinguir entre la experiencia sensible y lo que constituye el «yo»; éste no puede ser un ingrediente añadido o sustraído del procesamiento perceptual. Es verdad que el «yo» es una herramienta inevitable para poder hablar de percepción, pensamiento, conocimiento, pero no puede segregársele de tal proceso.

El segundo truco de magia es garantizar que la mente tiene la capacidad de discernir las propiedades y los elementos que constituyen sus experiencias sensibles. Por el contrario, creo que la mente todavía no tiene licencia para decir «puesto que sé que esto es una pelota roja que rueda por el suelo, entonces mi experiencia está constituida por los elementos:

pelota, rojez, rodar y suelo». Hasta donde yo sé, la mente es parte de un organismo al que asiste en sus interacciones con el mundo; esto no implica necesariamente que deba o pueda discernir de qué están hechas sus experiencias.

El tercer truco de magia está tan difundido que es casi imposible detectarlo. Tiene que ver con la creencia de que la utilización de las experiencias pasadas para analizar las nuevas requiere «ir más allá de la concretitud» de las experiencias vividas. En mi opinión, hasta que no hayamos explorado exhaustivamente el poder de una sistematización vasta y rica de experiencias concretas no es necesario crear propiedades u objetos extraños, como las abstracciones. Eso no quiere decir que los humanos seamos incapaces de abstraer, sino simplemente que las abstracciones pueden no existir como objetos autónomos de la mente.

El último truco de magia es el más difícil de eliminar, porque nos ha acompañado desde el momento en que la mente se hizo autoconsciente. Este truco es la necesidad de copiar la realidad externa (el reino de los objetos, estados de las cosas o sucesos) en el reino de la experiencia sensible. ¿Y si tal duplicación no fuera necesaria? Una vez más, no veo por qué debemos llenar el mundo de realidades extrañas antes de haber explorado todas las posibilidades de la realidad que tenemos a mano.

Pasemos ahora a comentar ciertos aspectos del libro. *La disolución de la mente* presenta los fundamentos y el alcance de mi propuesta de experiencia sensible, así como el desarrollo de algunas de sus posibles consecuencias psicológicas y filosóficas. No es un texto académico al uso, ni tampoco un libro de divulgación. De hecho, el libro debería verse como la exploración de una hipótesis, dirigida a cualquier lector interesado en la mente. En este sentido, he intentado escribir apelando a las intuiciones prefilosóficas de un lector que no tiene conocimientos técnicos en ciencia cognitiva.

Para conseguir tal objetivo he prescindido de tecnicismos, referencias bibliográficas y citas textuales. En segundo lugar, he escogido el formato de diálogo entre dos personajes: Alicia, que representa la voz del sentido común, y el No-profesor O, que habla en mi nombre. El diálogo tiene lugar en un lugar imaginario, Arkadia, cuyos habitantes se caracterizan de acuerdo con la hipótesis propuesta. El resultado es una presentación del tipo «si las cosas fueran así… entonces pasaría esto…», cuyo fin es liberar la lectura de los trucos de magia que he mencionado. Finalmente, el uso de ciertos neologismos y convenciones tipográficas me ha permitido reducir el sesgo y las connotaciones de las concepciones que pretendo modificar.

El primer uso neologístico, que no neologismo, es el del término «vivencia», que empleo para referirme a mi propuesta de experiencia sensible. Lo he hecho así para poner de manifiesto que cuando hablo de experiencia sensible me refiero a mi propuesta respecto a ésta. Sin embargo, y como todo lo que digo sobre la «vivencia» se refiere a la experiencia, no veo la necesidad de emplear este término fuera del ámbito de este libro.

También introduzco el neologismo «pancepción», que puede considerarse un sustituto de «percepción». Ahora bien, aquí la sustitución es menos clara que antes, puesto que en mi hipótesis la percepción incluye procesos cognitivos y emocionales. Eso no sería contemplado como procesamiento estrictamente perceptual por las corrientes principales en ciencia cognitiva. No obstante, teóricos como Lawrence Barsalou continúan empleando el término «percepción» a pesar de que la conciben como un proceso conceptual. Así pues, creo que el término «pancepción» debería quedar asimismo circunscrito a los límites de este libro.

Acaso el único neologismo que podría tener cabida fuera de este libro es «memograma», lo que podría entenderse como el engrama, esto es, la traza de memoria de una experiencia sensible completa. Si existe algo como la traza de memoria de una experiencia sensible, entonces podría utilizarse «memograma» como un nuevo término teórico.

El último neologismo empleado es «satisficiente», que es una traducción libre del neologismo inglés *satisficing*. Este término fue introducido por Herbert Simon, y en la actualidad se utiliza ampliamente en el campo de la economía y la ecología. Del mismo modo, la expresión «cognición delegada» podría verse como un uso neologístico, aunque tal concepción ha sido analizada y desarrollada por muchos autores antes que yo. Andy Clark, por ejemplo, emplea el término «andamiaje mental» de manera similar. Finalmente, y para evitar la inflación del texto con neologismos, he introducido la convención tipográfica de usar la letra «k» para resaltar todos aquellos términos que no empleo de forma estándar. Esta convención sólo tiene sentido en el contexto de este libro.

La disolución de la mente está organizado en siete capítulos, que corresponden a los siete días de la semana, más una introducción que sirve para situar la historia, donde se presenta a Alicia como la voz del sentido común y se introducen las «reglas del juego» que deseo dar a conocer al lector. La introducción acaba con una lista de aforismos destinados a «preparar» al lector para los temas discutidos en el libro.

En el capítulo «Lunes» presento mi propuesta de una arquitectura mental basada en lo que he llamado vivencia. La tarea fundamental aquí es mostrar cómo da cuenta mi propuesta de los procesos de sensación, percepción y cognición. En el capítulo «Martes» exploro la forma en que una arquitectura basada sólo en unidades vivenciales puede explicar las habilidades conceptuales humanas. En el capítulo «Miércoles» presento la teoría del conocimiento que se deriva de una cognición basada en vivencias. Primero analizo cómo puede una vivencia considerarse conocimiento y cómo puede ser verdadera y justificada. En segundo lugar examino cómo puede dar cuenta la teoría de vivencias de las dos tradiciones más importantes en epistemología, a saber, el racionalismo y el empirismo, teniendo en cuenta que el conocimiento vivencial depende no sólo de las capacidades cognitivas inherentes al cerebro, sino también de sus experiencias en la interacción con el mundo.

Las implicaciones para la lingüística en general y la semántica en particular se exploran en el capítulo «Jueves», mientras que la teoría particular de comunicación que se deriva de mi propuesta se presenta en el capítulo «Viernes». El último capítulo de contenido original corresponde al «Sábado», donde se presentan las implicaciones particulares de la hipótesis de una cognición vivencial para la teoría de la mente. En concreto, exploro la forma en que las propiedades de los pensamientos se ejemplifican en las vivencias, y cómo mi propuesta permite una caracterización empírica de la mente, además de dar cuenta de la experiencia consciente. El último capítulo, «Domingo», revisa las tesis fundamentales del libro, relacionándolas con los aforismos presentados en el texto.

La versión española de *La disolución de la mente* es fiel a la original inglesa, aparte de unas pocas adiciones en los capítulos «Jueves» y «Viernes», con objeto de reforzar y aclarar ciertos aspectos que pueden interesar más al lector de lengua castellana. Estas adiciones no alteran en nada las tesis presentadas a lo largo de la obra.

Para finalizar, creo oportuno comentar que *La disolución de la mente* contiene una hipótesis empírica. Esto quiere decir que el libro no debe verse como un proyecto finalizado, sino sólo como su principio. El camino por recorrer debería consistir en un programa de investigación en neurociencia cognitiva destinado a probar las propuestas que presento. Es verdad que muchas de ellas no pueden probarse o descartarse aún, puesto que dependen de muchos hallazgos intermedios. Sin embargo, hay muchos trayectos experimentales que pueden emprenderse. Lo mejor que podría pasar con este libro es que indujera el desarrollo de una línea de investigación en ciencia cognitiva. No está mal decir cosas interesantes, pero no hay nada como decirlas y, además, probarlas.

AGRADECIMIENTOS

He confesado antes que estuve pensando en el contenido de este libro desde que tengo uso de razón. Para ser justos, debería citar aquí a toda la gente que me ha ayudado de una manera u otra durante todos estos años. Sin embargo, eso ocuparía más espacio que el libro mismo, de manera que mencionaré sólo a aquellos que me han ayudado de manera más directa a escribirlo.

En primer lugar, quiero manifestar mi agradecimiento a Adolf Tobeña, a la vez profesor, colega y amigo. Su estímulo intelectual y dirección profesional tienen mucho que ver con mi decisión de llevar adelante y publicar este proyecto (aunque sé que no estará contento hasta que traslade mi propuesta a un laboratorio).

También me gustaría mencionar aquí a Antoni Gomila, cuyos análisis honestos y profundos de mi trabajo han permitido mejorar mis argumentaciones filosóficas. David Casacuberta ha sido igualmente crucial para el resultado de esta empresa. Su positiva reacción a una versión inicial y sus justos comentarios me han proporcionado el estímulo para cubrir «el último kilómetro». Con Eva Juarros he mantenido una larga amistad llena de discusiones enriquecedoras y soporte mutuo. Su inteligente lectura también me ha permitido mejorar el texto.

Deseo asimismo mostrar mi gratitud a Leonardo Valencia, cuyo entusiasmo incombustible y cálida amistad me han ayudado en los momentos más difíciles de la empresa. Muchas de sus sugerencias también han mejorado el texto (Leonardo, siento no haber mantenido tu sugerencia para el título: «Alicia en Arkadia»). He apreciado especialmente el esfuerzo realizado por mis amigos Martí Carandell y Magda Rossende al leer una versión inicial del libro. Sus observaciones han resultado muy útiles, a pesar de su falta de familiaridad con los contenidos del texto. También quiero agradecer los comentarios rigurosos e inteligentes de Walter Meyerstein, que me han permitido mantener los pies en el suelo. Mis amigos Alfredo Martínez y Joan Carles Soliva también merecen figurar aquí. Valoro mucho más la honestidad intelectual con la que analizaron el libro que la mala noche que me hicieron pasar. Deseo mencionar también la ayuda que he recibido de Harmonía Carmona, Erika Fetzer, Albert Gassull, Vicenç del Hoyo, Emma Sans y de mi familia. También quiero agradecer a la Biblioteca de Catalunya y a su personal el que me hayan permitido trabajar en un entorno incomparable. Deseo agradecer asimismo a Tusquets Editores, y en especial a Juan Cerezo, el buen hacer que han mostrado en el proceso editorial del libro, y el afecto con el que me han tratado como autor. Ambrosio García Leal merece también mi gratitud por haber mejorado la versión castellana del libro en muchos aspectos.

Joe Hilferty es uno de esos amigos que todo el mundo debería tener. No tiene suficiente con estar ahí cuando lo necesito, sino que además ha conseguido hacerme un escritor y un pensador mejor. Espero que esto no proporcione a Carmina y Javier una idea del tiempo que le he tenido alejado de su tesis (lo siento Joe, pero tendrás que soportar «vivencia» en lugar de tu propuesta de «experiograma»).

Lluís Fontanals es seguramente la persona que más me ha ayudado a dar forma a este libro. Hemos pasado muchas horas, durante años, discutiendo sobre su contenido. Ha sido testigo del nacimiento y crecimiento de muchas de las ideas aquí contenidas y me ha ayudado a perfilarlas. Merecería más que un simple agradecimiento (quizá le invite a una cerveza).

Mis padres también merecerían un reconocimiento aparte. Sin embargo, puedo resumir fácilmente su contribución diciendo que todo lo que he conseguido no hubiera sido posible sin su ayuda y ejemplo.

Mi compañera Cristina Durisotti ha sido capaz de soportarme a mí y al libro durante mucho tiempo, ayudada no obstante por su mezcla exquisita de indiferencia e ironía. En cualquier caso, estoy seguro de que está tan contenta como yo con esta publicación.

No podría acabar este apartado sin mostrar mi gratitud a Jorge Wagensberg y Bob Ginsberg. Estoy seguro de que la versión castellana de este libro no habría sido posible de no ser por el primero, como tampoco lo habría sido la versión inglesa de no ser por el segundo. Gracias a ambos por su amplitud de miras e intuición. A Bob Ginsberg también quiero agradecerle el tiempo que dedicó a transformar esta obra en un texto publicable. De hecho, merece crédito por muchas mejoras del texto.

Introducción
Las perplejidades de Alicia

Me llamo Alicia, aunque mis amigos me llaman Miss Sentido Común. No recuerdo la edad que tengo, aunque me da la sensación de haber vivido mucho tiempo. Perdí la cuenta de mis años el día en que un conejo me convenció de que celebrara el día de mi no-cumpleaños. Me gustan los panqueques con dulce de leche, el número 25 y el color verde azulado de algunos lagos. Vivo en un país húmedo y frío. A veces me gusta, y a veces no.

No se preocupen. No voy a escribir ni sobre mis gustos ni sobre mi país. Entonces, se preguntarán, ¿sobre qué voy a escribir? Hay un dicho budista que dice que cuando el sabio apunta a la Luna el tonto se queda mirando el dedo. Este libro es una descripción del dedo del budista. Sin embargo, tengo una eximente para la tontería: un buen amigo me convenció de que nunca entenderé a un malabarista si miro las bolas que lanza al aire.

El caso es que desde que tengo uso de razón, sea lo que sea tal cosa, mantengo un cuaderno donde anoto anécdotas que me dejan perpleja y a las que no encuentro explicación. El título del cuaderno es «Perplejidades». Les contaré algunas de ellas a lo largo del libro.

Un día le mostré mi cuaderno a una profesora y buena amiga que hasta me recomendó un libro, o lo que ella creía que era un libro. Por lo que me dijo, «una especie de profesor, o no, cuyo nombre empezaba por O…» había escrito tiempo atrás un libro titulado *Vivencias*. El problema es que la edición era pirata, y muy pronto se hizo imposible de encontrar.

Maldito el día en que le enseñé el cuaderno. No creo que quede biblioteca pública, privada, librería nueva, vieja u olvidada que no conozca mi cara de resignación. Nada. Ni rastro. Hasta hace una semana. Paseaba yo un domingo de primavera por un mercadillo de objetos de segunda mano cuando me quedé mirando una cómoda que era exacta a la de mi abuela. Abrí el segundo cajón… y ahí estaba. Empolvado, feo e ínfimo.

Maldito el día en que le enseñé el cuaderno. No entendí nada de nada. Y entonces me enfadé. Había pasado bastantes años buscando el puñetero librito y ahora resultaba que el tiempo le había dado la razón al budista. La obra, si se puede llamar así a algo que tiene una página de texto original, consistía en una lista de aforismos y una relación de fuentes bibliográficas. Los aforismos eran incomprensibles o imposibles. Pero lo más curioso eran las fuentes. Un catálogo interminable de autobiografías, diarios y crónicas en primera persona. Miles de ellas.

Pasé unas cuantas horas de insomnio dando vueltas en la cama, con un ánimo que había perdido el temple y unos pensamientos que se embarraban en reproches. Me dirán que soy una exagerada, que no hay para tanto, que no hay perplejidad —y menos las mías— que merezca tamaña reacción. Tendrán razón. Pero yo soy así. Alguien que debió de pasar por mi infancia me sembró de ventanas a las que las paradojas se asoman alegremente. Y la vida parece criarlas como flores en un cementerio, de golpe y sin esfuerzo.

Como no conseguía conciliar el sueño decidí salir. Paseé durante horas por las calles de mi ciudad. Supongo que fue la hora. Ese momento del alba es el que más me gusta del día, y el que menos disfruto. Parece que la ciudad me pertenezca. El aire apenas tiene consistencia y todavía se pueden nombrar los sonidos. Sentí algo, volví a casa y me acosté sin apenas ver la cama. Entonces ocurrió una de esas cosas extrañas que me suceden de vez en cuando. Cuando me desperté aparecí en *otro* mundo. No me digan cómo lo hice. No sé por qué, ni cómo, ni cuándo.

Bueno, el caso es que ese «mundo» en el que aterricé es una especie de archipiélago al que sus habitantes llaman Arkadia, por lo que ellos son los arkadios. Me despertó lo que parecía un tipo disfrazado de conejo que me presentó al famoso desconocido, el tal No-profesor O. Era exactamente como lo imaginaba, un tipo bajito con voz nasal que fumaba en pipa y se rascaba mucho la coronilla, con quien tomé té durante una semana. Ahora que lo pienso, eso es lo único que hice, tomar té. El caso es que el primer día me levanté a la hora del té. El tipo disfrazado de conejo me llevó a la terraza donde el No-profesor O estaba fumándose una pipa y hablamos durante toda la tarde hasta que el Sol desapareció por el horizonte. Y todos a dormir. Curiosamente, al día siguiente me despertó otra vez el conejo, y curiosamente era otra vez la hora del té. Y así me pasé toda la semana.

Les cuento esto porque el No-profesor O me convenció de que para entender sus aforismos me iría bien conocer a los arkadios. Para entenderlos, me dijo, no nos sirve lo que sabemos de los humanos. Al parecer, las diferencias entre humanos y arkadios tienen que ver con su manera de percibir el mundo, de conocerlo y de pensarlo (si se puede decir así).

No estoy segura de que Arkadia me haya ayudado a explicar mis perplejidades, pero me ha permitido mirarlas desde un punto de vista diferente. Este libro es un intento de que compartan mi mirada. Para ello comenzaré por presentarles la lista de los aforismos del No-profesor O. Creo que eso puede ayudar. Seguiré con las transcripciones de mis conversaciones con el No-profesor O en los seis días que estuve en Arkadia, para finalmente mostrarles cómo me ayudó mi estancia allí a desgranar el sentido de los aforismos.

Antes de empezar debo hacer dos advertencias. La mirada es muy simple en apariencia; por ello es extremadamente resbaladiza. Todo el esfuerzo que he realizado ha sido para alejarme de lo trivial. Muchas de las lecturas no lo harán, y otras no podrán hacerlo. Lástima. En segundo lugar, lo único que puede derivarse del libro es una mirada a un paisaje, y no su descripción detallada, por lo que todo lo que contiene queda por explorar. Así pues, en el mejor de los casos, este libro sólo puede ser como el tap-tap que se hace sobre una brújula para que suelte su aguja perezosa y señale efectivamente al norte. No niego que acaso sea el norte de mi desvarío. Pero apuesto a que no les será fácil determinarlo.

LOS AFORISMOS DEL NO-PROFESOR O

1. La vivencia es la unidad del conocimiento, y no el concepto.
2. El conocimiento es el mundo virtual que completa nuestras vivencias.
3. El conocimiento requiere vivirse.
4. Concebir un objeto no consiste en descubrirlo o representarlo, sino en crearlo.
5. Comprender consiste en apercibirse del pasado que explica el presente.
6. Todo saber está arraigado en el tiempo.
7. Una abstracción es una comprensión que ha olvidado su pasado.
8. Una metáfora es una comprensión que no ha olvidado su pasado.
9. La palabra es evocativa, y no simbólica.
10. El lenguaje puede manejar la verdad, pero no decirla.
11. Comunicar consiste en manipular puntos de vista, y no en transmitir mensajes.
12. La información no es una cosa, sino un acto.
13. La palabra nunca puede ir más allá del conocimiento.
14. Un texto no codifica contenidos, sino lecturas.
15. La imaginación no es creativa, sino recreativa.

16. Aprender no es una adquisición, sino una adaptación.
17. Educar consiste en condicionar experiencias concretas.
18. La razón es una lógica sin verdad.
19. La causa de una conducta no está en una razón, sino en su historia.
20. El libre albedrío es una forma de singularidad, no de indeterminación.
21. La naturaleza de una sensación es el peso de su pasado.
22. Un pensamiento es una mirada al presente a través de toda una vida.
23. Pensar es el viaje de la palabra por su mundo virtual.
24. La mente es el presente de un pasado.

Lunes
De cómo no hay una sola vivencia superflua

Ha llegado el momento de que les explique mi visita a Arkadia. Como les dije, el domingo me fui a dormir con todas mis perplejidades, y me desperté en una habitación que no era la mía, en una casa que desconocía y delante de lo que parecía un individuo disfrazado de conejo y que no paraba de hablarme.

—Rápido, rápido.

Miré a mi alrededor, intentando recordar si había desaparecido en medio de alguna fiesta, pero no conseguía acordarme de dónde se había celebrado. Apenas podía comprender nada de lo que pasaba, y sin embargo no estaba asustada.

—Vamos, vamos, que llegamos tarde al té.

Ante la insistencia del conejo, como ante cualquier otra insistencia, me levanté. Estaba aturdida. No había duda de que era un dormitorio infantil, y diría incluso que era un dormitorio de niña. La habitación era relativamente espaciosa, aunque sólo tenía una ventana por la que entraba una luz intensa. Me acerqué a un espejo de pie situado en un rincón. Iba vestida con un ridículo vestidito blanco. Estaba francamente divertida.

—¿Qué té?

—Pues el té, *el* té, ¿qué otro té quieres que sea?

El conejo hablaba con ese tono de alegría que sólo puede irritar. Me quedé mirándolo fijamente. Me recordaba a alguien, pero no conseguía recordar a quién.

—Y tú, ¿quién eres? ¿Por qué vas vestido de conejo?

—No voy disfrazado de conejo. Soy una liebre.

En ese momento nos cruzamos un mirada como la que se cruzan dos niños en su primer día de escuela.

—¿Por qué vas vestido de liebre?

—Porque soy una liebre.

El conejo empezaba a ponerme nerviosa de verdad. Para calmarme volví a dar un repaso a la habitación, por si alguno de mis simpáticos amigos me estaba gastando una broma estúpida.

—¿Dónde estoy?

—Pues dónde quieres estar, en Arkadia.

—¿Arkadia? ¿Y qué es Arkadia?

—Pues qué quieres que sea Arkadia, un archipiélago. Se está haciendo muy tarde para el té.

—¿Y dónde está este archipiélago?

—Pues dónde quieres que esté, en Arkadia. Haces unas preguntas muy extrañas. Me marcho corriendo al té.

—Espérame un momento.

Me acerqué al armario. Lo abrí con cierta aprensión, no fuera a encontrarme con dos tortugas jugando al cróquet.

—Se está haciendo muy tarde.

—No te preocupes, no me llevará mucho tiempo.

El contenido del armario se parecía mucho al que tenía hace varios años. Y entonces me sorprendí buscando en él como si lo hiciera a diario.

—Se está haciendo muy tarde para el té.

—¿Y quién habita en este archipiélago?

—Pues quién quieres que habite, los arkadios. Nunca me han hecho unas preguntas tan aburridas.

Encontré unos pantalones y un suéter muy parecidos a unos que tuve, y me cambié delante del conejo.

—Rápido, rápido.

—El té no se va a enfriar.

—Pero llegaremos tarde igual.

Tan pronto como estuve lista, el conejo abrió la puerta y se puso a bajar la escalera a saltitos mientras canturreaba:

—Vamos a tomar el té, vamos a tomar el té…

La casa estaba toda ella estucada en blanco, con pocos muebles, las paredes casi desnudas y un olor tenue a mar. Tenía algo de familiar. De repente, el conejo se paró y me devolvió una mirada curiosa.

—Ya sabes las normas del té, ¿no?

—¿Tiene normas el té en Arkadia?

—Pues claro que sí.

—¿Y cuáles son?

—La última norma es que hay que ponerle la letra «k» a todo lo que sea diferente.

—¿La letra «k»?

—Claro, qué otra letra quieres que sea.

—No entiendo bien esta norma.

Desvió su mirada y se puso a andar a saltitos torpes, como si fuera la primera vez que imitase a un conejo.

—Rápido, rápido.

—Pesadito el conejo…

—La penúltima norma es que hay que colgar el concepto de «concepto» en el perchero antes de entrar a tomar el té.

—Pero qué clase de norma es ésa, ¿cómo quieres que cuelgue el concepto de concepto?

Estaba a punto de perder la paciencia.

—Pues cómo quieres colgarlo, colgándolo. Francamente, haces preguntas muy aburridas.

Se puso a dar saltitos en dirección a lo que parecía ser un ventanal que daba a una terraza.

—La antepenúltima norma es que hay que colgar el concepto de «pensamiento» en el perchero antes de entrar a tomar el té.

Entonces se paró al lado de una puerta, y adoptó el ademán de un *valet* que tuviera que dar paso a un baile.

—La anteantepenúltima norma es que hay que colgar el concepto de «conocimiento» en el perchero antes de entrar a tomar el té.

—¿Y dónde está el maldito perchero?

—Pues dónde quieres que esté, aquí.

Y ahí se quedó el conejo, señalando un pedazo de pared más limpio que una nube.

—La anteanteantepenúltima norma es que hay que colgar el concepto de «lenguaje» en el perchero antes de entrar a tomar el té.

—Pobre perchero.

Miré a mi alrededor, buscando algo en la casa que me devolviera la memoria.

—¿Quieres que siga recordándote las normas?

—Por mí puedes pasar a la primera norma; ya me he olvidado de todas las que me has dicho.

—Pues la primera norma es que hay que ponerse las gafas de la objetividad antes de entrar a tomar el té.

—¿Y dónde puedo encontrar las gafas de la objetividad?

—Pues dónde quieres encontrarlas, aquí.

Y me entregó un pedazo de aire.

—¡Oh!, qué aburrida eres.

Justo cuando estaba a punto de salir a la terraza, el conejo volvió a interrumpirme.

—Ah, no te olvides del objetivo del té.

—¿El objetivo del té?

—Claro.

—¿Y cuál es?

—Descubrir de quién está hablando el No-profesor O.

—¡Caramba, el No-profesor O! ¿Y dónde puedo encontrarlo? Llevo tiempo buscándolo…

—Pues dónde quieres que esté, aquí.

Y entonces me abrió la puerta. Salí a una amplia terraza que acababa en una balaustrada. La casa estaba situada algo elevada sobre un pueblo, y había sido construida casi paralelamente a la costa. A ambos lados se extendía una línea de colinas recubiertas por una piel de hierba, sin apenas árboles. En medio de la terraza había una mesa redonda, y a su lado un tipo sentado en una mecedora, fumando en pipa y mirando al mar.

—¡Ah!, hola Alicia, te estaba esperando.

Tenía el mismo aspecto que en mi imaginación. Curioso. La misma cara, los mismos gestos y la misma voz acogedora y familiar.

—¡Caramba!, hasta conoce mi nombre. Es usted bien difícil de encontrar, ¿sabe?

—Sólo tenías que preguntar por mí. Siéntate aquí.

Aún sorprendida, y algo divertida, me senté delante de él.

—Preguntar por mí… Si no tuviera un millón de preguntas que hacerle, le daría con la silla en la cabeza…

—No te pongas así. A veces las preguntas llevan su tiempo.

Respiré hondo dos veces.

—Dígame, ¿qué es todo ese follón de Arkadia? Nunca he oído hablar de un sitio así.

—Bueno, no siempre podemos estar en sitios de los que hemos oído hablar, ¿no?

—Ésa no es la cuestión.

—No, la verdad es que no es la cuestión.

—Mire, el caso es que llevo tiempo anotando en un cuaderno ciertas paradojas que me obsesionan y una profesora me dijo que su librito podría ayudarme. La verdad es que no sé en qué debía estar pensando, porque además de haberme hecho perder más tiempo que paciencia, su libro no me ha servido de nada.

—Yo no estaría tan seguro de ello. Cuéntame alguna perplejidad.

—Por ejemplo, una vez, en una tarde bochornosa y aburrida de verano, puse la televisión. Estaban dando un documental (cómo no) sobre la vida de las fieras en la sabana africana. Parecía uno más de tantos reportajes sobre leones, elefantes y demás. El tema era la vida de una camada de guepardos desde su nacimiento. Todo transcurre por itinerarios bien conocidos, hasta que la madre decide que ya está bien. No quiere cazar más para esos vagos. Venga, a emanciparse. Tras unos días de vacilación e incomprensión ante la negativa de la madre a compartir su caza, los hermanos entienden que hay que espabilarse. Intentan cazar por su cuenta. Un desastre. Y llega el día D. Los dos hermanos eligen una presa, nada menos que una gacela macho (para qué tirar más bajo). Todo transcurre *como siempre*, y la gacela empieza a correr por delante de los hermanos. Pero entonces ocurre algo sorprendente. El caso es que la gacela macho no huye de los hermanos, sino que corre para embestir a otra gacela macho. Sin preocuparse por los guepardos, ambos machos se enzarzan en una lucha. «Mejor para los guepardos», pensé, «así tendrán dos cenas por el precio de una.» Pero, para mi sorpresa, una vez llegados a la altura de las gacelas, los guepardos se quedan inmóviles, estupefactos, sin saber qué hacer, mirando cómo las dos gacelas gastan su testosterona. «Se trataba de que tenías que correr y nosotros teníamos que alcanzarte», piensan los dos hermanos. Su cena no es una gacela, sino una gacela-que-corre-y-no-se-deja-atrapar. Pero ¿por qué?

—Creo que si me dejas contarte cómo son los arkadios entenderás mi librito, como tú lo llamas, y podrás resolver tus dudas, que son las dudas del sentido común.

Me levanté de la silla y me acerqué a la balaustrada. Parecía un pueblo mediterráneo típico, con casitas encaladas, calles estrechas, una iglesia en la parte más elevada, y el silencio de la tarde agrietado por ladridos y risas infantiles. Sin embargo, había algo en el aire que no había sentido nunca en un pueblo mediterráneo, algo que podía ser tanto un recuerdo de calor tropical como el aroma de un frío ártico.

—Entonces cuénteme cómo son esos arkadios, a ver si es cierto que resuelvo mis dudas.

En ese momento me volví y vi que en la mesa había una bandeja con té y pastas, y un frutero con una manzana. Noté un huequecito en el estómago.

—Ven, siéntate, toma un poco de té y luego empezaremos a hablar.

Le hice caso, lo que me fue de perilla. Había galletas de barquillo, como las que me compraba mi abuela. Estaban de miedo. Mientras comía, el No-profesor O se preparó una pipa.

—Para empezar, tengo que decirte que los arkadios no parecen ser como los humanos.

—Empezamos bien.

—Ya. Lo único que puedo decirte de momento es que las explicaciones de cómo son los humanos no se parecen a las explicaciones de cómo son los arkadios. Para que veas las diferencias voy a tener que tomar una vía indirecta, repleta de analogías y aproximaciones parciales. En consecuencia, mi descripción será, por definición, imprecisa, y estará a la espera de un desarrollo completo.

—Seguimos bien.

—Debo advertirte además que me tomaré una licencia: hablaré en nombre de una suerte de ser omnisciente, que a partir de ahora llamaré «K». Este ser lo sabe todo de los arkadios, en todo momento y, lo que es más importante, lo describe todo del modo que podemos entenderlo. Cuando vuelvas a casa deberás recordar que he utilizado un lenguaje coloquial, no el lenguaje de una ciencia futura de los arkadios que permita explicarlos mejor.

—De acuerdo, pero empiece ya.

—Empezaré por indicarte someramente las bases principales de lo que entiendo que es la naturaleza arkadia, en especial algo que llamo, a falta de otro nombre, *vivencia*.

—Vivencia.

—Te advierto que mi uso del término «vivencia» es particular, de manera que deberías, hasta donde te fuera posible, dejar en suspenso lo que entiendes tú por vivencia.

—Lo intentaré.

—Pues bien, debes entender la vida de un individuo arkadio como la concatenación continuada e ininterrumpida de vivencias, correspondiendo cada una a un episodio espaciotemporal particular. El cerebro de los arkadios es el responsable de dividir, desde el mismo momento en que nacen, sus episodios en vivencias, incluyendo todos los episodios de la vida de un arkadio, por insignificantes que sean, y desde que el cerebro es mínimamente funcional, alrededor de los cuatro meses de vida fetal.

El No-profesor O me miró fijamente un instante.

—Siga, siga.

—Veamos. Supongamos un individuo arkadio, que a partir de ahora nos acompañará a menudo, de nombre Katerina.

—Katerina.

—Sí, Katerina. Cuando Katerina era un bebé, una de sus primeras vivencias fue el hambre que experimentó un par de horas después de haber nacido. En ese momento su nivel de glucosa en sangre bajó y una secuencia de procesos fisiológicos le provocó un dolor atroz y un llanto inconsolable. Ese dolor la invadió mientras se hallaba alejada de la madre, que oyó el llanto, la recogió en sus brazos y le dio el pecho. Entonces Katerina empezó a sentir el calor materno, el tacto agradable, el pezón y el contacto con la leche que, al estimular las papilas gustativas, le provocaron una sensación placentera. El conjunto de elementos que intervinieron en esa experiencia, incluidos el dolor, el sonido de la voz de su madre, el calor y el tacto, es experimentado por el bebé de una manera unificada, lo cual define la vivencia.

—De momento no hay nada extraño en todo ello, ¿no?

—Mejor así. Insisto en que cada momento de la vida de un arkadio *es* una vivencia. Las vivencias no son situaciones especiales de la vida de un arkadio. Al contrario, las vivencias corresponden a cualquier momento de su existencia, por insignificante que te parezca. Si los arkadios son capaces de entender y manejarse en el mundo de manera eficaz es justamente porque su cerebro es capaz de registrar y discriminar centenares de miles de episodios. Por supuesto, habrá momentos más importantes que otros en la vida de un arkadio, y ésos seguramente se recordarán más, pero en principio todos tienen el mismo «peso». Por ejemplo, cuando Katerina subió una escalera por primera vez, la vivencia de subir el primer escalón se constituyó en vivencia original, como subir el segundo, y luego el tercero, y luego el quinto, hasta el final de la escalera.

—Pero eso son muchas vivencias.

—No te preocupes por esto ahora. Como veremos mañana, a partir del escalón número cincuenta —o veinte, tanto da— es muy posible que el cerebro de Katerina empiece a *confundir* cada subida de escalones, y que al cabo de un tiempo Katerina no pueda diferenciar entre la duodécima vez que subió un escalón y la quincuagésima, pero quizá sí entre la primera y la duodécima. En cualquier caso, no siempre se confundirá, porque si algún día después Katerina tropieza con un escalón, esta situación se constituiría en una vivencia particular, y en ella se establecería la relación entre el «mirar a mamá» y el «tropiezo al subir la escalera». De esta manera la vivencia que se fijaría en el cerebro podría caracterizarse como «qué pasa cuando se sube una escalera y se mira a mamá». Ahora bien, ten en cuenta que cuando digo que una vivencia corresponde a «qué pasa cuando se sube una escalera y se mira a mamá», la descripción está hecha desde la perspectiva de K, no de Katerina.

—¿Qué quiere decir con que la descripción la hace K y no Katerina?

—Lo de ser caracterizable por K y no por Katerina es básico aquí. En Katerina lo único que queda es una relación entre elementos de la cual, de momento, sólo K puede ofrecer una caracterización. Así, por ejemplo, puede que Katerina todavía no sepa que lo que está subiendo es una «escalera», aunque conoce muchas de sus propiedades, como que los escalones son regulares, que conecta la «calle» con su «casa», etc.

—Sí, pero, si lo entiendo bien, las vivencias parecen ser de una persona, y por lo tanto explicables desde la perspectiva de cada persona, ¿no?

—No. Nada está más lejos de una visión de las vivencias que compararlas con estructuras subjetivas. Estoy hablando de situaciones vividas y recordables, conscientes, como subir una escalera, para facilitar la comprensión del concepto, pero las vivencias no se reducen a situaciones en las que se *sienta* dolor, se *vea* una escalera. Las vivencias engloban elementos tanto conscientes como inconscientes. Por todo ello, una vivencia no puede ser descrita de manera completa por el arkadio que la experimenta. La introspección no puede mostrar los aspectos relevantes en la especificación de una vivencia, porque el propio individuo no puede identificarlos. De hecho, la perspectiva que adoptaremos aquí es la de una tercera persona, que es el procedimiento mediante el cual un observador externo examina la actividad de un cerebro en una situación determinada y compone una caracterización exhaustiva de esa vivencia. Eso sí, es muy difícil hacerlo. Sólo K es capaz de conseguirlo de manera completa y objetiva.

—Pero ¿cómo podría describirse una vivencia de manera objetiva?

—Describiendo aquellos objetos y propiedades atendidos por el cerebro arkadio, de los que hablaremos más adelante. Para ello, claro está, necesitaremos una caracterización completa (de la cual carecemos por el momento) de cómo funciona el cerebro, una descripción de la actividad de ese cerebro en el instante de la vivencia y una catalogación de las vivencias pasadas del arkadio.

—Entonces, ¿el individuo que experimenta no pinta nada?

—Tampoco es eso. La idea es que el lenguaje que explica las vivencias debe alejarse de la descripción puramente subjetivista, ya que, por difícil y largo que sea, es posible dar cuenta de los elementos que entran en una caracterización de una vivencia; pero también debe incluir descripciones que nosotros llamaríamos psicológicas, puesto que en la caracterización de una vivencia intervienen factores perceptuales, emocionales y conceptuales. Así, por ejemplo, puede determinarse que en una vivencia en que Lukas se mira al espejo y se encuentra muy feo entran elementos como el espejo y el sentimiento de decepción ante la fealdad. Obviamente, el punto más difícil es cómo establecer el modo de presentar esos elementos para caracterizar lo que un ser humano describiría como «Lukas se mira en el espejo y se encuentra muy feo». Por el momento hay explicaciones más o menos adecuadas elaboradas por K para que le entendamos, aunque están muy lejos de una verdadera ciencia de lo vivencial. Insisto en que carecemos de los instrumentos teóricos y técnicos necesarios para identificar los elementos de las vivencias de una manera objetiva, unívoca y convenida. No obstante, el desconocimiento de los detalles no implica ignorar los grandes rasgos.

Quedó callado por un momento para encenderse la pipa, que se le había apagado. Entonces advertí el olor aromático y dulce de su tabaco. Me recordó a algo, sin saber qué.

—¿Quién o qué decide cuándo empieza o acaba una vivencia?

—Nadie o nada. Cada vivencia tiene un inicio y un final borrosos. Algunas se superponen, comparten los finales y los inicios, otras pueden incluso experimentarse de manera más o menos paralela, como puede ser la que conjuga una vivencia (como la de conducir un coche del trabajo a casa) con otra (decidir adónde ir de vacaciones). Sin embargo, por borrosos que sean los límites, lo importante es que se establece un contexto espaciotemporal que queda registrado en el cerebro, y con él los distintos elementos a los que se atendió. De hecho, el contexto espaciotemporal *es* lo más importante de la idea de vivencia. Las vivencias son algo así como momentos congelados cuyos constituyentes configuran una especie de pequeño mundo particular.

— ¿Y no puede haber relaciones entre distintas vivencias?

—Claro que sí. Imaginemos la primera vez que Katerina monta en bicicleta. Para simplificar la situación, pongamos que esta vivencia viene precedida por la primera vez que Katerina ve una bicicleta, y que ve montar a alguien en bicicleta. Es decir, supongamos que no ha tenido contacto previo con esos objetos a los que llamamos bicicletas y que no ha visto jamás montar en bicicleta. Pues bien, esta situación está repleta de vivencias particulares que estarán relacionadas, pero que tendrán entidad propia en forma de vivencia, aunque todas estarán temporalmente conectadas. Para empezar, tenemos su primer contacto visual y táctil con la bicicleta. La segunda vivencia ocurre cuando Lukas le explica cómo se monta en bicicleta; y la tercera es la que corresponde al intento de Katerina de montar en bicicleta, en la que experimenta, entre otras cosas, la separación entre la sensación de facilidad al ver montar a Lukas en bicicleta y la dificultad para mantener el equilibrio, la sensación de frustración, la sensación de la posición de cada parte de su cuerpo relevante en la acción de montar en bicicleta, la relación entre un movimiento y otro, la apreciación de los mecanismos que permiten que la bicicleta funcione. A lo largo de todas esas vivencias, que se suceden en lapsos de tiempo concretos para cada una de ellas, el cerebro de Katerina atiende a numerosos elementos que se incorporan de manera articulada en la complejidad de cada vivencia. En la primera serán fundamentalmente perceptuales (en el sentido humano), en la segunda verbales y en la tercera motores y afectivos. Evidentemente, sólo K puede identificar vagamente los límites que configuran cada vivencia particular y situarlos en su descripción. Sin embargo, el hecho de que sean límites borrosos no impide que el cerebro distinga entre vivencias.

El Sol se había escondido tras una nube. Había una carretera que serpenteaba por las colinas hasta lo que parecía ser un faro sobre unos acantilados rocosos. No me había dado cuenta, pero el pueblo estaba situado en la ladera de una montaña impresionante.

—¿Y cómo se crea una vivencia?

—Digamos que el objetivo del sistema kognitivo…

—¿Sistema kognitivo?

—Bueno, es una manera de hablar del cerebro cuando me refiero a su capacidad para procesar información, conocer, mostrar capacidades intelectuales…

—Como usted diga.

—Pues bien, como te decía, el objetivo del sistema kognitivo es «parir» una vivencia, para lo cual procesa la información que le llega de los sentidos y la combina con la que tiene registrada en la memoria. Lo más importante es que ese proceso lo realiza antes de generar la vivencia.

—¿Qué quiere decir «antes de generar la vivencia»?

—Para que lo entiendas mejor te explicaré algunas particularidades del funcionamiento del cerebro que ayuda al arkadio a manejarse en el mundo. El sistema kognitivo de los arkadios se parece mucho al humano, al menos anatómicamente. Tienen los mismos órganos sensoriales, con nervios que se dirigen al cerebro, y con centros nerviosos iguales que los humanos. Ahora bien, cuando pasamos a explicar la funcionalidad de este cerebro, la cosa parece más complicada.

—¿Cómo?

—La secuencia funcional que se atribuye usualmente al cerebro humano es la siguiente. Se dice que hay una serie de sistemas periféricos, los sentidos de la vista, el tacto, el oído, el olfato y el gusto, que transmiten la información del mundo exterior para dar como resultado lo que los humanos llaman «sensaciones». Los sistemas centrales se hacen cargo de esa información para llevar a cabo su análisis y procesamiento superior, lo que solemos llamar percepción, y el resto de procesos superiores, como el pensamiento. Por otro lado, hay unos sistemas motores que planean y controlan la actividad del cuerpo, incluidos los sistemas de la producción lingüística. A partir de ahí, los humanos explicamos que la información del mundo exterior se procesa diferenciando claramente entre las sensaciones, las percepciones y los conceptos. Para simplificar, los datos de los sentidos son la información que aportan los órganos sensoriales, las percepciones corresponden a la organización de esos datos en representaciones unificadas y estructuradas de las cosas que vemos, oímos, tocamos, olemos y degustamos, mientras que los conceptos son las abstracciones que realiza el sistema nervioso de dichas percepciones (o, según se mire, que impone a las percepciones). En este proceso diferenciamos claramente por un lado lo que se denominan «datos de los sentidos», que configuran las representaciones perceptuales (los colores, las formas, las texturas, la intensidad de luz), y por otro lado los elementos que ya forman parte de los procesos del pensamiento, lo que suele entenderse como «interpretaciones» de esa información perceptual. Cualquier proceso superior (como el que interpreta la percepción de una manzana como un ejemplo del concepto «manzana») viene después de que los sistemas sensoriales hayan aportado una representación perceptual más o menos completa y adecuada.

—Dígame algo más sobre este ejemplo.

—Supongamos que queremos explicar cómo ve una Caterina, humana en este caso, una de las manzanas que tenemos encima de la mesa. El sistema cognitivo de Caterina recibe un conjunto de datos sensoriales que contienen información sobre color, forma, movimiento, olor, gusto, tacto; organiza esos datos para configurar una representación de la manzana en rasgos perceptuales y, una vez adquirida la capacidad de abstracción, el sistema cognitivo puede inferir que esa representación es un ejemplo del concepto «manzana». De esta manera, cuando Caterina percibe una manzana es como si tuviera en la mente una representación de la manzana: capta las propiedades de la manzana, su forma, su color, recuerda su sabor. Ahora bien, cuando Caterina piensa en «manzanas» y dice cosas como «a mí no me gustan las manzanas harinosas» no piensa en una manzana concreta, aunque evoque imágenes de manzanas, sino que piensa *con* el concepto de manzana.

—¿Y bien?

—Pues que el cerebro arkadio funciona de otra manera. El punto crítico es que no es adecuado analizarlo como si existiera una secuencia sensación-percepción-cognición bien establecida. La unidad de funcionamiento cerebral es la vivencia, y ésta ocurre después de que todos los procesos (sensoriales, perceptuales, cognitivos y emocionales) hayan intervenido. Eso no quiere decir que no haya distintos tipos de procesamiento, sino simplemente que la vivencia es posterior a todos ellos. En otras palabras, en los arkadios no hay sensación y luego juicio, sino que la vivencia ya contiene ambos procesos, y es imposible separarlos o ir a un estadio previo a la vivencia para identificar los elementos estrictamente perceptuales o sensoriales.

—Sigo sin estar muy segura de entender lo que quiere decir.

—Quizá puedas entenderlo mejor mediante una analogía que utilizo a menudo: la de un instrumento musical, el sonido que produce y la melodía que se oye. Cuando un clarinetista interpreta una pieza musical, el clarinete produce sonido, y el sonido se oye como una melodía; sin embargo, no podemos analizar los sonidos como «sonidos» y luego interpretarlos como «componentes de la melodía». En otras palabras, no podemos separar las contribuciones sonoras del clarinete de sus contribuciones melódicas; una cosa y otra van ligadas en el tiempo. No hay «sonido del clarinete» y luego «nota del clarinete en la melodía», sino que el sonido y la nota se crean al mismo tiempo, y quien oye, por así decirlo, no puede separar el sentido musical del efecto sonoro. De igual manera, cuando se crea una vivencia, todo (las sensaciones, las percepciones, las emociones y las kogniciones) son elementos que adquieren sentido en el contexto de la vivencia, nunca antes. La actividad kognitiva de un arkadio al mirar esta manzana no nace de un estado sensorial manipulado posteriormente por algún sistema de percepción, sino que la señal de los órganos sensoriales llega al mismo tiempo a muchas áreas, y antes de entrar en una vivencia se trata junto con las señales de otros órganos para finalmente establecer su papel en la vivencia. Volviendo a la analogía musical, la idea es que el papel de un clarinete en el efecto que produce una orquesta no puede separarse de los demás instrumentos. Cierto es que podemos distinguir el sonido del clarinete del sonido del violín, pero no seríamos capaces de imaginar el efecto de la sinfonía si escucháramos cada instrumento por separado. Necesitamos que toquen a la vez. Pues bien, algo así le sucede al sistema kognitivo. Cuando el cerebro de Katerina, por ejemplo, se sitúa ante una manzana, es mejor considerar que sus sentidos (la vista, el tacto, el gusto) *no* envían datos *ya* interpretados («color rojo», «gusto dulce», «tacto suave») al sistema kognitivo, sino que sólo tendrán esa caracterización cuando aparezcan en la vivencia.

—Pero a mí me enseñaron en la escuela que los ojos están para ver, como los oídos para oír, y que si el ojo está delante de una cosa roja, entonces envía información de que esa cosa es roja, ¿o no?

—Tienes razón en parte. Los órganos de los sentidos arkadios funcionan como los humanos, es decir, codifican las señales que les llegan según el tipo de energía que reciben: electromagnética en el caso de la visión y el oído, química en el caso del gusto y el olfato y electroquímica y mecánica en el caso del tacto. La diferencia está en que para entender mejor a los arkadios no debes tomar esa señal de los órganos sensoriales como interpretación de esa energía hasta que no haya sido procesada por *todo* el cerebro.

—Aclárame esto.

—Vamos a ver. El ojo de Lukas conecta su cerebro con la luz que emite una cosa, una manzana, que tiene delante. Sin embargo, esa luz no pasa a la vivencia como «rojo» hasta que el cerebro no la relaciona con la señal que le viene de alrededor de la manzana y con otras señales procedentes de otros procesamientos kognitivos, memoria incluida. Lo que aparece en la vivencia como «rojo» es algo que ha pasado por un proceso, no es algo dado directamente por los sentidos. Por lo tanto, es más apropiado considerar que las señales que transportan los nervios sensoriales no codifican información del entorno, sino que conectan una energía presente en el entorno con una parte del cerebro. Dicho de otro modo, los nervios sensoriales no *descargan* información, sino que *sintonizan* el sistema kognitivo con el mundo.

Paró de hablar. El silencio me permitió fijarme en los sonidos del pueblo. Una sirena de barco sonó desde el puerto, y fue respondida por un coro de ladridos crispados.

—¿Entonces cuál es el dato inicial?

—Pues tienes que imaginarte que no hay dato inicial, en tanto que sólo hay dato final. De su conexión con el mundo a través de los sentidos, el sistema kognitivo establece un procesamiento que culmina con una vivencia. La «rojez» de una manzana no es, por ejemplo un dato sensorial previo a la percepción de la manzana, sino que comparte, por así decirlo, la fiesta perceptual en la que intervienen otros factores. Nada ocurre en el mundo sensorial de los arkadios que no sea objeto de un tratamiento globalizado por parte del cerebro, sin mediación alguna. En otras palabras, todos los datos relevantes, cognitivos, emocionales, perceptuales, comparten el mismo rango en el procesamiento kognitivo, manteniendo su particularidad en el procesamiento global. En consecuencia, y como no puedo diferenciar entre los procesos sensoriales, perceptuales, emocionales y cognitivos, tendré que referirme a todos ellos con un mismo nombre. ¿Y qué otro podría escoger sino *pancepción?*

—Pancepción.

—Eso es. A partir de ahora deberás entender que el proceso del sistema kognitivo engloba los procesamientos perceptuales, emocionales y estrictamente cognitivos, y pasaré a denominarlo *pancepción.* La pancepción es *el* proceso de las vivencias. De hecho, a partir de ahora podríamos utilizar indistintamente los términos «pancepción» y «vivencia», puesto que la vivencia es el producto del proceso de pancepción. Sin embargo, seguiré utilizando la palabra vivencia porque me gusta más.

—Como quiera.

—Emplearé el término «panceptual» para referirme no sólo a lo que serían las modalidades sensoriales humanas (visión, tacto, olfato, oído, gusto), sino a cualquier aspecto de lo que dirías que es una experiencia, incluyendo datos del estado del propio organismo, así como otras propiedades consideradas cognitivas en el ámbito humano, además de las emociones.

—¿Quiere eso decir que la percepción arkadia es más sofisticada que la humana?

—No exactamente. Lo que quiero decir es que todos los procesos contribuyen al resultado final, la vivencia; con interacciones, pero con especializaciones funcionales parecidas a las nuestras.

Miré al cielo. Cuatro nubes esmirriadas peleaban con el viento.

—¿Y no hay nada más que vivencias en la cabeza de un arkadio?

—Las vivencias son los elementos nucleares de la actividad del cerebro arkadio, y constituyen la base sobre la que se construye su conocimiento. No obstante, y aunque parezca una paradoja, las vivencias son asimismo estructuras complejas, ya que incluyen un número indeterminado de constituyentes y de relaciones entre ellos.

—Tiene usted razón, me parece una paradoja. ¿De qué elementos está hablando?

—Me refiero a propiedades que van desde las sensoriales, como «rojez», hasta las conceptuales, como «cuadrado», pasando por las sensaciones corporales, como «dolor», o las emociones, como «miedo». Evidentemente, estas interpretaciones se dan en el contexto de la vivencia y no antes.

—¿Y qué elementos entran en una pancepción?

—Pues bien, una vivencia incluye los elementos del entorno y del propio organismo a los que atiende el sistema kognitivo, y la manera en que éste los relaciona. En general, esto incluye cualquier objeto externo (esa manzana que está encima de la mesa) o interno (la sensación de hambre); elementos conscientes (la visión de la manzana) e inconscientes (la asociación de esta mesa con la sensación de hambre); elementos sensoriales (como la rojez de la manzana), elementos perceptuales (como la forma redondeada de la manzana), elementos cognitivos (como el concepto «manzana»), elementos emocionales (la alegría de comprobar que hay una manzana para comer), así como cualquier relación que pueda establecerse entre los elementos. Incluyo aquí tanto los conceptos de clases naturales (agua, sólido, rojo) como los conceptos abstractos (relaciones del tipo contenido/continente), junto con multitud de elementos distinguidos por el sistema kognitivo al nivel inconsciente. Para simplificar, a partir de ahora llamaré *kontenido* a cualquier elemento que pueda formar parte de una vivencia. Los kontenidos corresponderán al conjunto de elementos que el sistema kognitivo puede discriminar en una vivencia, y que en principio (pero sólo en principio) pueden tener una correspondencia parcial con los conceptos humanos. Así, si un arkadio cualquiera (Lukas, por ejemplo) está mirando esta mesa y se fija en una manzana porque tiene hambre, podemos decir que en esa vivencia se incluyen los kontenidos [mesa], [frutero], [manzana], [sensación de hambre], así como [relación entre (manzana) y (sensación de hambre)]. Si otro arkadio (Katerina, por ejemplo) se fija en lo mismo porque quiere pintar esa manzana, en especial el contraste entre el verde de las hojas y el rojo del fruto, entonces la vivencia incluye los kontenidos [mesa], [manzana] y [deseo de pintar], si es que existe tal cosa, así como el kontenido [relación entre (colores) y (deseo de pintar)].

—¿El deseo de pintar también es un elemento de la vivencia?

—Sí. Como ya te he dicho, en una vivencia entran tanto kontenidos que denominamos perceptuales como emocionales o cognitivos. De hecho, dos vivencias experimentadas en el mismo sitio, con los mismos objetos, vistos desde el mismo punto de vista, pueden ser completamente distintas. Un ejemplo que puede ayudarte a entender esto es lo que Lukas experimentaría si estuviera aquí y encima de la mesa tuviéramos una urna de cristal en la que dormitara una serpiente. Esa vivencia sería completamente distinta de la experimentada por Lukas si viera esa misma serpiente con la sola diferencia de que no hubiera ningún cristal interpuesto entre la serpiente y él. Ambas experiencias serían parecidas perceptualmente, pero muy distintas vivencialmente.

—Tendrá que explicarme más todo eso de que una vivencia incluye elementos perceptuales y cognitivos.

Entonces el profesor entró en casa un momento y salió con lo que parecía un cuadro, aunque me lo mostraba al revés. Al cabo de unos segundos le dio la vuelta.

—¡Ah!, es el *Autorretrato con pipa y oreja vendada* de Van Gogh.

—Exacto.

—¿Y bien?

—Vamos a ver lo que ha pasado. En un primer momento has visto una serie de manchas de color, pero tan pronto como le he dado la vuelta esas manchas han cobrado sentido, un patrón determinado, inconfundible, que has identificado como un lienzo concreto, pintado por un artista concreto. Hay algo en esa percepción tuya del cuadro que te permite identificarlo como tal. No sabes qué es, pero hay una relación entre los distintos colores y formas del lienzo que te permite afirmar que se trata del *Autorretrato con pipa y oreja vendada* y no de otro cuadro. Pues bien, la descripción de esta relación en una vivencia arkadia debe incluir los diversos kontenidos perceptuales, emocionales y cognitivos que permiten la identificación de ese cuadro como *Autorretrato con pipa y oreja vendada*.

—¿Y está seguro de que la identificación del cuadro no es algo que viene después de percibir el cuadro?

— No. Está precisamente integrado en la textura de los procesos que dan lugar a la vivencia. Esto es esencial en el pensamiento arkadio.

—¿Y cómo es eso posible?

—Supongamos que en Arkadia hay un violoncelista, llamado Kasal, famoso por sus «silencios», que se han descrito como «momentos de reflexión al que nos invita el intérprete, que hace respirar las piezas y nos muestra la visión de un paisaje que se abre entre las cumbres musicales de cada obra». Pues bien, ese silencio, que es lo que diferencia a Kasal de otros intérpretes, está anclado en la pancepción de las vivencias asociadas a ese intérprete; no existe, ni tiene sentido, antes o después de la percepción sonora del silencio. Y si más tarde un arkadio habla de «los silencios de Kasal», se refiere exactamente a las vivencias concretas en las que experimentó *esos* silencios. Esas milésimas de segundo de retraso de un intérprete entre una nota y otra no son, en el contexto de una pancepción, unas milésimas de segundo de retraso, sino algo más.

—¿Incluso algo tan abstracto como, no sé, la relación causa/efecto está integrada en una vivencia?

—Incluso la relación causa/efecto.

—No puedo ver cómo.

—Supongamos que Katerina experimenta una vivencia en la que está jugando una partida de billar. Supongamos que en un momento dado Katerina atiende al modo en que una bola hace que otra se mueva, lo que le provoca una sensación de extrañeza que se traduce en una relación entre el taco, las bolas de billar y la mesa (y que depende, evidentemente, de un montón de circunstancias). Esa sensación es un fenómeno que se suma a la mera visión, en el sentido humano, del juego de billar. En concreto, Katerina establece una relación que tiene una especie de «peso vivencial» más allá del simple «peso sensorial» que puede atribuírsele. Y ese «peso» vivencial es el germen de lo que nosotros conocemos como la idea abstracta de causa y efecto. Otro ejemplo: Katerina ve que su madre mete y saca repetidamente cubiertos de un cajón de la cocina. Esta vivencia, en la que Katerina se fija en la relación entre los cubiertos y el cajón, puede ser caracterizada por K como la vivencia de la relación contenido/continente, que en el futuro se conectará con otras vivencias como la de ver a un individuo entrando y saliendo de un coche o la de fijarse en la relación entre unos zapatos y su caja, entre el agua y el vaso que la contiene, etc. Naturalmente, esta apreciación de la relación contenido/continente no tiene por qué darse la primera vez que Katerina ve a su madre meter cubiertos en un cajón; puede ocurrir la segunda, la tercera o la vigésima primera vez. Es más, no tiene por qué pasar cuando alguien mete un cubierto en un cajón; puede ocurrir en cualquier momento, cuando ve entrar y salir un perro de su caseta, por ejemplo. Sin embargo, lo importante es que el arkadio registrará esta relación en la vivencia específica, y el desarrollo posterior de la aplicación de estas relaciones vendrá determinada por la vivencia. Cierto es que a la larga, cuando se vayan repitiendo los anclajes de la relación contenido/continente en centenares de vivencias de distinta naturaleza, la vivencia original habrá perdido su singularidad aunque, según cómo, no su relevancia.

—Pero la relación causa/efecto es una idea muy compleja. ¿Cómo puede una sola vivencia dar cuenta de la relación causa/efecto?

—Evidentemente, no basta con una sola vivencia. Katerina precisará de la posterior activación de la vivencia de causa/efecto en otras situaciones y de la repetición continuada para que pueda decirse, como veremos mañana, que Katerina es igual de competente que un ser humano con el concepto de causa/efecto. En cualquier caso, no podemos menospreciar la riqueza de una sola vivencia arkadia. Ten en cuenta que un análisis pormenorizado de tal vivencia requeriría seguramente muchos meses de estudio para poder revelar toda su complejidad. En cada vivencia hay un montón de kontenidos discriminados, cuya interrelación mutua y con elementos de otras vivencias pasadas es extremadamente rica.

—¿Pero podemos al menos analizar cada kontenido de manera independiente?

—No. Recuerda que el papel desempeñado por una señal enviada por los sentidos aparece al final, en la vivencia. Una misma señal puede desempeñar el papel de «rojo» en una vivencia, mientras que la misma energía podrá tener el valor de marrón o naranja en otras ocasiones.

—¿Seguro?

—Seguro. Siguiendo con el símil de la orquesta, un instrumento puede producir la misma nota en dos composiciones distintas y, no obstante, su papel puede percibirse de manera completamente distinta. El efecto de un *fa* sostenido de un clarinete en una sinfonía de Mozart no tiene nada que ver con un *fa* sostenido en una pieza de Stravinsky. Igualmente, en el cerebro arkadio dos señales iguales producidas por el nervio óptico en dos vivencias distintas pueden desempeñar dos papeles completamente distintos según el contexto sensorial, perceptual y cognitivo de la vivencia. Cuando llega una señal visual y auditiva, el sistema kognitivo «le da» a esa señal el sentido que le concierne junto con las otras. Esto quiere decir que en sus apariciones iniciales en las vivencias de Katerina, la «rojez» estará ligada a las vivencias en que se experimenta y no tendrá entidad independiente.

—Pero ¿cómo es posible que exista el «rojo» en una vivencia sin que el arkadio reconozca que es «rojo»?

—Pues así es, y este punto es en extremo importante para entender a los arkadios. Una vivencia no se corresponde con el conjunto de kontenidos previamente analizados por el sistema kognitivo. Bien al contrario, el sistema kognitivo concibe la situación completamente al revés. Para los arkadios, el núcleo, la base, lo primitivo, es la vivencia, y los constituyentes de cada vivencia tienen sentido por su participación en una vivencia determinada o conjunto de vivencias. Por ello, la identificación de los elementos de una vivencia, su constitución como elementos reconocibles con independencia de su ocurrencia en esa vivencia, es posterior a su inclusión en una o más vivencias. Por ejemplo, el agua que ve Katerina las primeras veces en que se fija en que su madre le trae su vaso lleno tiene valor en la vivencia y, como veremos mañana, en el conjunto de vivencias en las que, para simplificar, «el agua es algo que se sirve para saciar la sed», y no como una entidad con características propias (como ser un líquido inodoro, incoloro, sin sabor, etc.) independientes de su participación en las vivencias de «saciar la sed». Del mismo modo, el agua que Katerina ve salir del grifo cuando se lava en el baño tiene su caracterización como parte de las vivencias de «aseo» y no como elemento independiente con unas características determinadas. Y el agua del mar tiene su caracterización como parte de las vivencias que tienen lugar «en la playa» y no como elemento independiente. No estoy diciendo que Katerina no pueda establecer conexiones entre los diferentes elementos de las vivencias. Sólo quiero decir que, al principio, cada kontenido al que atiende el cerebro de Katerina tiene valor sólo en el contexto de las vivencias en que participa.

—Pero cuando Katerina bebe agua, ¿tiene o no tiene el concepto «agua»?

—Si hablamos de Katerina bebé, no puede decirse que lo tenga. Mejor dicho, no tiene sentido atribuir al niño la capacidad, consciente o inconsciente, de categorizar ese líquido que bebe como «agua». Podemos, eso sí, referirnos a la sensación que produce en Katerina cierto líquido que sale de cierto sitio cuando se realiza cierta acción, así como a la relación que establece, a través del gusto, entre todas las vivencias en que bebe, se baña o mira las olas, y hasta es posible que reconozca en cada una de esas vivencias un kontenido con propiedades parecidas. Unas veces el agua será transparente y otras de color verde azulado, unas veces no tendrá sabor y otras será salada, etc. A la larga, eso sí, ese líquido se reconocerá como el mismo cuantas más veces se experimente, y cuanto más difícil sea discriminar entre un recuerdo de agua y otro.

—¿Quiere esto decir que Katerina no verá nunca una manzana como un ejemplo del concepto «manzana»?

—Tampoco es eso. El sistema kognitivo es capaz de individualizar ciertos kontenidos en las vivencias y encontrar una relación subyacente entre las ocurrencias de esos kontenidos en todas las vivencias de un individuo. De esa manera, cuando el lenguaje aparece, las palabras se anclan en esos kontenidos junto con las vivencias en las que ocurren. Pero esto es tema para mañana. Lo importante ahora es que las vivencias arkadias son entidades atómicas, que son las unidades de la kognición arkadia, y a la vez complejas, pues están compuestas de elementos que no son desligables de su ocurrencia en la vivencia.

—Para colmo, creo recordar que ha dicho que en una vivencia también entran kontenidos inconscientes, ¿no?

—No sólo entran, sino que son los más importantes.

—Caramba.

—Los humanos entendemos que la percepción incluye los objetos, las propiedades y las relaciones que el cerebro capta. Sin embargo, lo consciente de una vivencia es sólo una pequeña parte de los objetos, propiedades y relaciones a las que atiende un cerebro arkadio. Una vivencia comprende todo lo procesado por el sistema kognitivo, aunque no sea consciente, y éste no consciente interesa sobre todo a aquellos procesos kognitivos que jamás serán accesibles, como es la detección por parte de tu cerebro del lapso de tiempo entre la llegada de mi voz a tu oído izquierdo, que está más cerca, y su llegada a tu oído derecho, que está más lejos. Por todo ello, una vivencia no es simplemente la descripción que puede dar un arkadio de lo que está experimentando (viendo, oyendo, degustando, oliendo, tocando), sino que incluye muchos procesos inconscientes de los que no puede ni podrá decir nunca nada.

—Déme un ejemplo.

—Recuerda la vivencia de Katerina al jugar una partida de billar. En ese momento percibe todo lo que es relevante: la mesa, las bolas y su disposición en la mesa; aunque en su vivencia debemos incluir kontenidos conscientes e inconscientes, puesto que la parte consciente no incluye todos los aspectos relevantes. Si Katerina acierta el tiro puede decirse a sí misma que fue porque *percibió* que precisaba tal fuerza, aunque de hecho acertara porque su cerebro fue capaz de discriminar ciertas propiedades del conjunto (como el ángulo exacto y la distancia precisa entre las bolas) que *nunca* podrán ser conscientes, a pesar de lo cual son también kontenidos vivenciales en toda regla. Por todo ello, el kontenido creado puede ser muy diferente en función del momento, la experiencia y el contexto.

Se hizo otro silencio. Noté cierta incomodidad. Me levanté y di una vuelta por la terraza mientras el No-profesor O limpiaba su pipa. Varias moreras se alzaban desde un terraplén más bajo ante la balaustrada. Sin embargo, el olor predominante era el del azahar. Un puñado de golondrinas revoloteaba y gorjeaba delante de la terraza. Estábamos en primavera.

—¿Pero cuántos tipos diferentes de kontenidos pueden entrar en la descripción de una vivencia?

—En el momento presente carecemos de los elementos, los instrumentos y las técnicas que permitirían identificar de manera adecuada los kontenidos que componen las vivencias. No obstante, en unos pocos años los avances en la ciencia del cerebro arkadio harán posible empezar a responder a estos interrogantes.

—Pero ¿tienen un límite?

—En principio, los kontenidos que un arkadio, o todos los arkadios habidos y por haber, puede llegar a atender son ilimitados. En la configuración de una vivencia debemos considerar que intervienen todos los kontenidos conceptualizados por los seres humanos y muchos más (todos aquellos para los que nosotros, como teóricos, todavía no tenemos etiqueta).

—¿Cómo puede ser eso?

—Ahí tienes otra diferencia curiosa entre los arkadios y nosotros. Te pondré tres ejemplos de nuestro mundo: Einstein, Darwin y Schoenberg. Si estos tres personajes hubieran sido arkadios, tendríamos que decir de ellos que atendieron a kontenidos que jamás habían sido discriminados previamente: la teoría de la relatividad, la teoría de la evolución y la atonalidad; y deberíamos suponer que parcelas amplias de sus cerebros se dedicaron a explorar el mundo, y que gracias a ese trabajo, y sólo gracias a eso, identificaron kontenidos que nadie podía identificar.

—Pero lo que no llego a entender es cómo se crean los kontenidos. ¿Están en el cerebro de los arkadios? ¿Están ya en el mundo y el arkadio sólo tiene que observarlos?

—Los kontenidos sólo tienen sentido cuando engloban tanto el mundo como el sistema kognitivo. Por mundo entiendo tanto el externo al individuo arkadio como el cuerpo mismo, con su estómago, músculos, huesos, etc. Teniendo esto presente, los kontenidos nacen de la combinación entre el sistema kognitivo, el mundo y el bagaje vivencial anterior del individuo. Pues bien, el mundo aporta los objetos, y el sistema kognitivo aporta todo lo necesario para discriminar los kontenidos relevantes. Esto quiere decir que la discriminación del kontenido «rojo» en la manzana que ve Katerina nace a la vez de las propiedades físicas de la superficie de una manzana, de la luz que emite, de ciertos procesos del sistema kognitivo y de los rojos discriminados en el pasado.

—No le sigo.

—Imagina que el sistema kognitivo es un escultor y que el mundo es una arcilla. El kontenido, la obra que crea el artista, resulta de combinar la arcilla y la variedad de instrumentos del escultor con la acción y la experiencia del artista; y lo que es más importante, el kontenido no existe sin la acción del artista: tan pronto como deja de modelar, el kontenido desaparece. En otras palabras, la obra sólo existe mientras el artista trabaja con todos sus instrumentos; tan pronto como deja de trabajar, la obra se deshace. Del mismo modo, para que exista el kontenido es necesario el mundo y el sistema kognitivo. Esto es lo que sucede con el color. El color que *pancibe* un arkadio no es una propiedad del objeto al que se atribuye; los objetos no tienen los colores que los arkadios, o los humanos, les atribuyen. Las manzanas no son rojas, sino que se *ven* rojas.

—No me lo creo.

—Pues así es. El color surge de la combinación de tres factores: las longitudes de onda de la luz reflejada por los objetos, las condiciones de iluminación y el cerebro arkadio. Todos los objetos reflectan la luz de su superficie según una combinación constante de longitudes de onda. Sin embargo, las longitudes de onda específicas reflectadas no son constantes, dependen de las condiciones de iluminación. Así, es posible que esta manzana reflecte por la mañana unas longitudes de onda distintas de las que reflecta por la tarde, a pesar de lo cual Katerina seguirá viéndola con el mismo color. Tampoco la reflectancia, la combinación de longitudes de onda, sirve para determinar un color, puesto que dos combinaciones diferentes pueden ser vistas del mismo color por Katerina. Es más, las categorías en torno a las cuales Katerina y todos los arkadios distinguen los colores siguen unos patrones muy raros, con unos cuantos colores «importantes» (los llamados focales, como el rojo, el verde, el amarillo, el azul…) y otros intermedios que se panciben como variaciones de los colores focales y no como colores separados (que es lo que les correspondería). En pocas palabras, el color, en cuanto kontenido, nace de la combinación entre el sistema kognitivo y el objeto. Si no hay cerebro, no hay color.

—Entonces, ¿dónde están los kontenidos? ¿Están en el cerebro de los arkadios? ¿Están ya en el mundo?

—Los kontenidos no están en la cabeza o en el mundo. Como te he dicho, los kontenidos se extienden a lo largo del continuo entre el mundo y el sistema kognitivo.

—¿Cómo puede ser eso?

—Mi abuelo, cuando empezó a tener muy mala memoria para los números de teléfono, descubrió un método para retenerlos: recordar el gesto de los dedos al pulsar el número. Pues bien, la combinación de los gestos y la disposición del teclado del aparato telefónico *crean* el número de teléfono; podemos decir que el número de teléfono no *está* en ningún sitio, sino en la conjunción entre el teclado y el gesto de mi abuelo. De igual modo, la vivencia corresponde a un complejo que incluye una parte del mundo y el sistema kognitivo; y este complejo *es* la vivencia del objeto. —Se interrumpió—. ¿Me sigues?

—No sé qué decir.

—Déjame poner una analogía, la de los miembros fantasma.

—¿Miembros fantasma?

—Sí, miembros fantasma. Tras la amputación de una extremidad, casi todos los pacientes experimentan la alucinación de que el miembro ausente todavía está ahí. Esta alucinación puede persistir durante el resto de la vida del amputado, o puede reactivarse tras una nueva lesión. Tales sensaciones fantasma no están restringidas a las extremidades: se han descrito pechos fantasma tras una mastectomía, y fantasmas de la parte inferior del cuerpo tras una sección espinal.

—¿Y bien?

—Pues que podríamos decir que la sensación de miembro fantasma es el resto de kontenido de la extremidad que se perdió. Cuando el paciente tenía el miembro, disfrutaba de un kontenido completo, una parte del cual estaba en el cerebro y otra en el mundo, en la extremidad. Cuando el miembro se secciona, también se secciona el kontenido.

—¡Buf!

—Lo importante es que tengas en cuenta que el sistema kognitivo no prescinde del mundo que debe percibir y en el que ha de actuar; lo que hace es aportar todo lo necesario para discriminar los kontenidos que, por las razones que iremos explicando, considera relevante discriminar. Eso sí, necesita de un sistema kognitivo eficaz para poder discriminar muchos kontenidos que no son evidentes en el mundo.

—¿Y no tiene el arkadio en la mente un esquema de los kontenidos?

—No, el cerebro arkadio no tiene un esquema o representación. El sistema kognitivo no copia o representa la realidad en la mente, sino que simplemente discrimina kontenidos. Cuando Katerina mira la manzana en el frutero, su sistema kognitivo intentará distinguir entre la manzana, el plato y la mesa, sin tener en su cabeza una representación de la manzana. Los procesos cerebrales están encaminados a establecer una conexión con esa manzana y ese frutero a través de los sentidos y a intentar separar los elementos.

—¿Pero Katerina no tiene en su mente una imagen de la manzana en el frutero?

—El hecho de que a Katerina le *parezca* que tiene una imagen de una manzana en un frutero sobre una mesa en su cabeza, y que crea que la imagen es una «copia» o «representación» de la manzana no quiere decir que tenga una «copia» de la manzana. Los arkadios no pueden sustraerse a la sensación de que ven la manzana tal como es. No obstante, esa transparencia que creen experimentar respecto de la realidad es traidora, muy traidora, ya que la realidad no es como creen verla. Vista por una abeja, esa misma manzana es completamente distinta de como la ven los arkadios.

—Vaya.

—Cuando tú miras este panorama de la costa tienes la sensación de que tu mente contiene una especie de pantalla en la que ves ese paisaje, o la sensación de que los ojos son fieles «copistas» de la realidad. Bueno, pues algo así les pasa también a los arkadios, aunque todo es una ficción. No existe tal pantalla, ni los ojos son copistas, sino que la conjunción entre el mundo y el sistema kognitivo crea esa sensación, kontenidos incluidos. De hecho, K ha contemplado muchas veces lo que ven los arkadios y dice que «eso no se parece en nada a una manzana en un frutero». Sin embargo, como cada arkadio ha recibido siempre los mismos (o parecidos) patrones de energía provenientes de fruteros con manzanas podrá distinguir una manzana de una pera aunque la naturaleza de la sensación de manzana vaya evolucionando con el número de manzanas que observe.

—¿Perdón?

—Lo que quiero decir es que la naturaleza de la sensación de manzana no depende sólo de la manzana que tiene delante, sino también de las manzanas que ha visto hasta ese momento.

—Pero bueno, cuando Katerina ve esta manzana la verá *siempre* roja y redonda, ¿o no?

—No pero sí, o sí pero no. Cuando la Katerina recién nacida mira esta manzana, el bebé no *ve* nada concreto, apenas formas y colores inespecíficos. Al cabo de unos meses Katerina ya ve manchas de colores y formas más definidas, y a medida que crece ve cosas nuevas, hasta que, una vez adquiridas la competencia conceptual y la lingüística, puede decir: «Vaya manzana más roja y redonda». Sin embargo, a pesar de que el sistema kognitivo es el mismo en todas estas fases, el arkadio no ve literalmente lo mismo, no tiene unas sensaciones perceptuales (como decimos de los humanos) parecidas en todos los casos. No hay ninguna percepción universal de una manzana, o de rojo y redondo. Si Katerina y Lukas miran esta manzana, una y otro la verán de manera distinta, porque sus bagajes vivenciales son diferentes. La vivencia es diferente en ambos casos, y ello se debe a que la vivencia misma incorpora todos los elementos necesarios para aprehenderla.

—¿Y el pasado puede ser tan determinante?

—Sin ninguna duda. Imagina que la mamá de Lukas lo lleva de paseo al parque cuando apenas tiene ocho meses. Supongamos que Lukas coge una piedra del suelo. Pues bien, para un individuo arkadio de esa edad, en esa situación y en ese estado de desarrollo, el kontenido estaría condicionado por el objeto, el entorno y la situación; pasaría de un infinito de posibles situaciones a unas pocas en que el kontenido sería «cosa para ser mordida». Con el paso del tiempo las relaciones posibles se hacen cada vez más complejas. Así, si suponemos que Lukas se ha hecho geólogo, el kontenido que se establece entre Lukas y la misma piedra depende de las características del objeto, pero también de numerosas vivencias pasadas conectadas de manera múltiple con otras vivencias, de modo que el kontenido se convierta en «cuarzo». Lo importante, en cualquier caso, es que la naturaleza de esta relación es consecuencia de las características del objeto, del sistema kognitivo, de la relación entre ambos y de las vivencias experimentadas.

—¿No puede ponerme un ejemplo más claro?

—Mira la figura 1. Algunos arkadios no consiguen interpretar la imagen, y eso sucede porque no consiguen activar las vivencias pasadas relevantes, sobre todo porque la figura no presenta la perspectiva habitual. Sin embargo, seguro que si le digo a un arkadio que se trata de un dálmata, la ambigüedad desaparecerá al revivir la visión del dálmata. Por lo tanto, cuando ven «algo rojo y redondo» lo que hace el sistema kognitivo es conectar el estímulo sintonizado por los sentidos con el recuerdo de las vivencias anteriores relevantes. No ven la manzana tal como es, sino que la ven «superpuesta a todas las manzanas que han visto antes»; por eso se ve «roja y redonda».

El campanario de la iglesia dio las horas.

—¿Pero hay algo que identifica una vivencia con respecto a las demás vivencias?

—La aportación diferencial, lo que particulariza la vivencia, es lo que llamaré *signifikado*. El signifikado de una vivencia determina lo que tiene de *original* esa vivencia con respecto a cualquier vivencia pasada. El signifikado tiene una estructura objetivable, aunque de momento sólo K puede hacer tal cosa, atendiendo a los elementos que intervinieron en su generación y que determinaron cierta estructura en la vivencia.

—¿Y cómo lo consigue K?

—Un signifikado puede descomponerse en un «perfil» y un «fondo». El perfil es lo que se destaca, lo que se focaliza más en la vivencia, y el fondo es el contexto en el que ocurre, aunque este uso del término contexto debe mantenerse como un símil lejano. ¿Te has fijado en el volcán?

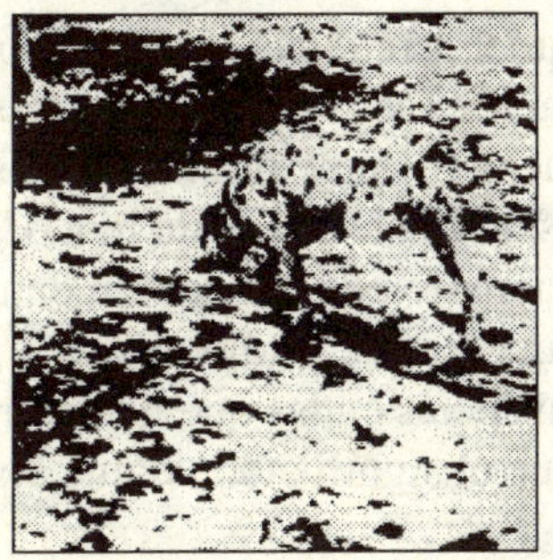

Figura 1. ¿Puedes percibir un dálmata?

—¿El volcán?

—Sí. Es un volcán apagado y se llama Kúo.

Cuando lo dijo, vi que no podía ser otra cosa que un volcán. Curioso.

—Pues bien, si un arkadio mirara a Kúo, vería las siluetas de sus pocos árboles dibujándose contra la ladera. En este caso los árboles son el perfil y la ladera sirve de fondo. No obstante, cuando un pájaro se posa en alguna rama se convierte en perfil y el árbol pasa a ser el fondo. Así pues, la parte saliente de la escena es el perfil, y el resto es el fondo. Pues bien, podemos aplicar este principio para entender cómo se estructura el sentido de una vivencia. Supongamos dos vivencias que ocurren en el baño, cuando Katerina se mira en el espejo. En una primera vivencia Katerina puede fijar la imagen reflejada de sí misma, y esa imagen es la que deja traza en el sistema kognitivo, junto con características del cuarto de baño, el estado emocional, incluso las sensaciones del desayuno en su sistema digestivo, todo lo cual configura el fondo. En otro momento, mientras Katerina está aún mirándose en el espejo, incluso un instante antes o después de la primera vivencia, Katerina no fija su imagen, sino la suciedad del espejo, manteniendo fijo el resto del fondo.

—¿Y a qué corresponde un perfil y un fondo?

—La naturaleza del perfil que identifica una vivencia puede ser muy diversa, incluso puede corresponder a propiedades abstractas, como las de causa/efecto y contenido/continente.

—Pero entonces, ¿no podría considerarse el perfil/fondo de una vivencia como una idea humana?

—Eso sería una mala interpretación de lo que es un signifikado vivencial. Es en la ocurrencia, y en la reactivación de esa vivencia y de los elementos que la componen, donde se establece la relación, y es así como el sistema kognitivo de Katerina hará uso de ella. Evidentemente, Katerina no tendrá bastante con referirse a la vivencia concreta de la partida de billar para detectar cualquier referencia a «causa» o «efecto». Es muy probable que Katerina haya experimentado muchas vivencias en las que haya discriminado relaciones muy similares a las establecidas entre los objetos de las vivencias originales. De este modo, la relación causa/efecto quedará anclada para siempre en la conexión entre las distintas ocurrencias particulares experimentadas, y sólo en ésa, y dicha conexión no será independiente de las vivencias en las que ha ocurrido.

—¿Y cómo sabe que el signifikado de una vivencia corresponde a la idea de causa/efecto?

—El sistema kognitivo de Katerina focaliza estos aspectos en la relación que se identifica en la vivencia. En el caso de la relación causa/efecto, la *contigüidad* se traduce en la atención especial al contacto entre las dos bolas de billar, mientras que la *temporalidad* se fija en la secuencia temporal de las bolas. En cuanto a la relación contenido/continente, Katerina puede haber fijado las siguientes propiedades:

(*a*) Un contenido siempre está dentro o fuera.

(*b*) La continencia es transitiva: si un contenedor está en otro contenedor, la entidad que está entre los dos es un contenido.

(*c*) Un contenido está protegido de fuerzas externas.

(*d*) El contenido tiene límites (de movimiento, por ejemplo) dentro del contenedor.

(*e*) La entidad contenida tiene una localización fija.

(*f*) El continente afecta a la pancepción del contenido.

Todas estas características se derivarían del tipo de vivencias experimentadas por Katerina, pero que podrían objetivarse también en Lukas. Ahora bien, la ocurrencia de vivencias particular en que se arraigue esta relación puede dar resultados distintos. No siempre una vivencia o conjunto de vivencias descritas por K como de contenido/continente tiene las características mencionadas. Si la madre de Katerina no hubiera cerrado el cajón, las vivencias podrían no relacionarse con un tipo de sensación de protección y, por lo tanto, tal vivencia no albergaría la característica *(c)*.

—¿Puede probar eso?

—Podría comprobarse si repetimos la vivencia original y, mediante un experimento extravagante, cambiamos las propiedades que Katerina había fijado en la vivencia.

—Ya me dirá cómo.

—Supongamos que mostramos a Katerina una partida de billar en la que hemos manipulado la propiedad de contigüidad física. En concreto, hemos hecho que cuando una bola se acerca a otra se oiga el impacto entre las bolas y se vea la consecuencia del mismo, es decir, la parada de una bola y el movimiento de la otra, pero sin que haya contacto físico entre ellas. Si Katerina ha fijado la propiedad de contigüidad física, este truco de magia le parecerá extraño. Del mismo modo, podríamos manipular la propiedad de temporalidad si en el experimento la bola impactada empezara a rodar *antes* de que llegase la otra bola.

—¿Pero cómo diferencia usted la vivencia en que se fijan estas propiedades de otra en que Katerina está mirando la partida de billar y se fija en, no sé, la relación antes/después?

—Veamos. La diferencia entre la vivencia con el perfil/fondo de causa/efecto y otra donde lo que se detecta es la relación antes/después no es una propiedad extra-vivencial, sino una diferencia que sólo puede definirse en el contexto de esa experiencia vivencial. Podrías decir que la vivencia sería la misma en apariencia, ya que ese perfil/fondo puede establecerse también en una partida de billar en la misma situación de una bola que impacta con otra y sale disparada, y en la que se focaliza la secuencia temporal fijada en la relación antes/después. Sin embargo, para Katerina las dos vivencias *son* distintas. En una se focaliza el impacto, la reacción, la contigüidad y demás propiedades que sirvan para caracterizarla como una vivencia de causa/efecto; en la otra sólo la secuencia temporal. Así pues, aunque para un ser humano serían perceptualmente indistinguibles, para Katerina son completamente distintas, puesto que el perfil/fondo es distinto.

—¿Y eso no es una abstracción?

—No. Ese perfil/fondo no debe interpretarse como un aspecto abstracto, sino como una parte panceptual más de la vivencia; K no ve en ella una reflexión sobre qué es causa o efecto, sino esa relación especial que *él* interpreta como lo que los humanos llamamos «relación causa/efecto». En consecuencia, si tuviéramos que caracterizar el conocimiento de Katerina del concepto causa/efecto sólo podríamos decir que para Katerina el concepto de causa/efecto es la vivencia en la que vio cómo una bola de billar golpeaba a otra y la impulsaba. Como ya te he dicho, lo más probable es que esa primera vivencia vaya seguida de muchas otras que fijen propiedades similares, como cuando vio cómo una pelota rompía un cristal, a la cual ha transferido la relación que hemos caracterizado como de causa/efecto en la partida de billar.

—¿Y dónde se guarda ese signifikado?

—El signifikado de una vivencia está integrado en la propia vivencia que lo originó, es parte de ella, está arraigado en ella, y no tiene cabida fuera de la vivencia concreta, fuera de los kontenidos que tienen lugar en esa vivencia concreta.

—¿Y sirve para algo el signifikado?

—La función básica es la de ayudar a comprender. En concreto, el signifikado es esa estructura que puede luego permitir la comprensión, lo que para nosotros sería la idea de causa/efecto, de contenido/continente, incluso de belleza.

—¿Incluso de belleza?

—Incluso. Supongamos que Lukas ve a una chica arkadia, Viktoria, por primera vez, y al verla experimenta una sensación que no se parece en nada a las que ha sentido hasta el momento. En ese encuentro, en esa vivencia, Lukas fija esa sensación, que incluye, según K, una «sensación de admiración general por la armonía de la cara de Viktoria, el brillo de sus ojos y la gracia de su sonrisa, sensación que le produce un deleite espiritual». Pues bien, supongamos que Lukas no vuelve a tener esa sensación hasta que un día, cuando ya ha aprendido a hablar, se encuentra por primera vez con la palabra «belleza» y al consultar su diccionario descubre que la palabra significa «propiedad de las cosas que nos hace admirarlas, produciendo en nosotros deleite espiritual». Cuando Lukas lee la definición de «belleza» en el diccionario, su sistema kognitivo transfiere el signifikado de la vivencia de Viktoria, lo que le permite entender rápidamente la nueva vivencia. Lo que hace esa definición es retrotraerle a la sensación que tuvo tiempo atrás, y a partir de ese momento la palabra belleza evocará esa vivencia pasada. Comprender implica, por lo tanto, que el sistema kognitivo transfiere el signifikado de una vivencia a otra, lo que permite el análisis y la comprensión de las nuevas vivencias. Esta descripción está evidentemente idealizada, y para ser justos tendríamos que incorporar muchísimas más vivencias de Lukas relacionadas con caras, cuerpos, edificios, paisajes, etc. Sin embargo, el ejemplo puede servir de momento. Lo importante es que para Lukas no existe más que esa vivencia para caracterizar su conocimiento de «belleza».

—Lo que no entiendo es que si cada vivencia es como un átomo, entonces la cabeza de un arkadio debe de estar llena de átomos desperdigados, repleta de experiencias particulares desconectadas, como un lienzo puntillista, ¿no?

—No, la vivencia es particular, pero el sistema kognitivo es capaz de establecer relaciones entre los elementos de distintas vivencias, y entre las vivencias en general, de manera que mediante mecanismos que te explicaré mañana superpone y relaciona vivencias y elementos de vivencias según ciertos criterios. Como te he dicho, el cerebro de Katerina es capaz de identificar una relación de causa/efecto en una vivencia, pero también de relacionar este perfil/fondo con muchas otras vivencias.

—Sí, pero si un signifikado depende de la experiencia individual, ¿es posible que los niños arkadios lleguen a adquirir un signifikado de, por ejemplo, causa/efecto que sea equivalente al de cualquiera de sus compañeros o de cualquier otro adulto? Si cada significado es una parte de la experiencia de un arkadio, entonces ese significado es privado. Nunca podrá saber si los demás lo comparten o no, ni los demás podrán saberlo de él.

—Bien. Tienes razón en que ésta es una cuestión fundamental para comprender qué significa una vivencia. Es más, podrías añadir que para cada situación en la que puede encontrarse un individuo hay un sinnúmero de posibilidades de atención a kontenidos, es decir, hay muchas maneras de establecer la relación perfil/fondo para una vivencia, y lo cierto es que no tengo una respuesta fácil ni completa a tu pregunta, pero al menos puedo avanzar algunas indicaciones.

—Usted dirá.

—Para empezar, imagina que el sistema kognitivo está construido de tal manera que restringe las características de una vivencia. Así como un catalejo reduce el punto de vista de un paisaje, la arquitectura cerebral de los arkadios restringe los kontenidos y el significado experimentables en una vivencia. Esto es lo que podríamos denominar «condicionamiento innato» de las vivencias, que afecta a los kontenidos que pueden atenderse, a la forma en que se atienden, a las conexiones entre kontenidos y a la transferencia de significados. En pocas palabras, el cerebro de los arkadios condiciona el abanico de posibles perfiles/fondos. Lo que quiere decir que, para crear un kontenido, un arkadio tiene que estar vivo, pero también debe nacer con un cerebro.

—Póngame un ejemplo.

—Supongamos que la primera vez que la Katerina bebé ve caras de arkadios lo hace en una habitación al lado de sillas, lámparas, cuadros, ventanas. Pues bien, en una vivencia así la estructura de la cara llama más la atención porque el cerebro está constituido de manera que los arkadios se fijen en «estructuras similares a caras» con preferencia a sillas o ventanas. Ante ciertas vivencias tipo, como puede ser la vista de la cara de un arkadio por primera vez al poco de nacer, *todos* los arkadios (es decir, el arkadio idealizado o el arkadio tipo) atienden a la cara de manera similar. En suma, todos los arkadios tienen un denominador común, puesto que su sistema kognitivo condiciona las vivencias de manera similar, aunque la caracterización completa de las vivencias depende asimismo de características particulares, de su constitución específica y sus vivencias pasadas. El sistema kognitivo nace con una gran aptitud para condicionar las vivencias de un individuo. No viene con el kontenido «cara», pero nace con las herramientas necesarias para crear tal kontenido. Sin esas herramientas tampoco existen los kontenidos.

—¿Entonces cada vivencia depende sólo de propiedades innatas?

—No. El condicionamiento innato no determina completamente cómo se estructurará una vivencia en un perfil/fondo, sino que establece principios generales que, en ausencia de otros condicionamientos, dirigen la atención del individuo arkadio. El condicionamiento innato es como un conjunto de herramientas proporcionadas por la naturaleza que ayudarán al individuo a crear los kontenidos relevantes, siempre que se dé cierto tipo de situaciones experienciales. Además de lo innato, el bagaje vivencial del propio individuo afecta también directamente a la manera en que el sistema kognitivo ataca cada nueva vivencia. Por ejemplo, si Lukas ha aprendido que una manzana sacia su hambre, la próxima vez que tenga hambre y vea un frutero con manzanas se creará un perfil/fondo correspondiente a una subclase de vivencias reducida. En este sentido, la experiencia acaba condicionando la manera en que las futuras vivencias se segmentan en perfiles/fondos, lo que explica que los elementos a los que atiende un individuo dependan también de los kontenidos atendidos previamente. Este aspecto del bagaje vivencial está directamente relacionado con la segunda razón por la cual se consigue un terreno común de vivencias. Pero de ello hablaremos mañana.

—¿Y por qué no hoy?

—Es que no tenemos tiempo.

—¿Por qué?

—Ya lo verás.

—Entonces, ¿qué queda de las vivencias, kontenidos y signifikados cuando la vivencia se desvanece?

—Lo que queda de una vivencia en el sistema kognitivo es su recuerdo, lo que llamaré *memograma*. El memograma es la huella de la vivencia en el sistema kognitivo. Básicamente, un memograma es una especie de registro que conserva la actividad del sistema kognitivo en la vivencia original. Es decir, invirtiendo la imagen del escultor, imagina ahora que el sistema kognitivo es la arcilla y que el mundo es el que lo moldea. Pues bien, así como la huella de nuestra mano que hemos dejado en el barro ha conseguido discriminar nuestros dedos, el sistema kognitivo arkadio funciona como una arcilla que se deja impresionar por el mundo, incluyendo los estados de su propio organismo.

—¿Y eso no es una representación?

—No. Una huella no es una representación en sentido estricto, del mismo modo que la huella de un animal no es una representación del animal. Claro que el sistema kognitivo es tan sofisticado y sutil que una huella puede corresponder únicamente al kontenido que la produjo, del mismo modo que la huella fósil de un dinosaurio le basta al paleontólogo para identificar la clase de dinosaurio que la dejó.

—¿Y eso es suficiente para conservar las propiedades del kontenido? ¿Cómo puede Katerina entenderse o manejarse en el mundo sin tener más que huellas de dinosaurio?

—Ya me gustaría poder responder a eso en dos palabras. No puedo, pero intentaré indicarte el camino. Como te he explicado, el sistema kognitivo no elabora una representación del estado de las cosas, una copia de la situación que vive el arkadio, sino que sólo discrimina kontenidos. Volviendo al escultor, te dije que la arcilla se descompone cuando el artista deja de trabajar. Sin embargo, esto no significa que la obra se pierda: el artista puede recordar el gesto que dio lugar al moldeado. No puede decirse que el artista tenga el objeto en su cabeza, aunque sí tiene el «recuerdo del objeto». Mientras el artista moldea la arcilla la escultura existe, pero cuando deja de moldear recuerda los gestos del moldeado. Acuérdate de la analogía de los miembros fantasma. Aunque el paciente pierda un miembro y el kontenido quede seccionado, aún podemos decir que, en cierto sentido, el paciente mantiene el recuerdo del kontenido del miembro. El miembro no está, pero el arkadio lo recuerda, y puede decir mucho de él. Puede decirnos lo largo que es, y hasta puede tener la sensación de coger cosas con él. Del mismo modo, si la discriminación kognitiva es lo bastante fiable no será necesario representar la situación. Mientras el sistema kognitivo recuerde el gesto del moldeado, mientras recuerde el gesto sobre el aparato telefónico, el kontenido seguirá discriminándose. Por ello, si cambiasen las propiedades del mundo correspondientes a la luz reflejada por, digamos, una manzana, el arkadio no podría pancebir correctamente una manzana, del mismo modo que mi abuelo perdería sus números de teléfono si le cambiáramos el teclado al aparato. Si el mundo estuviera plagado de objetos o cosas cuyas propiedades reflectantes cambiaran, o de objetos *muy diferentes* pero con un comportamiento energético similar (piedras o arañas venenosas que reflejaran la luz igual que las manzanas), entonces quizá los arkadios no podrían desenvolverse bien en ese mundo, pues confundirían las manzanas con piedras o arañas venenosas, lo que podría tener consecuencias nefastas.

—Y que lo diga.

—Ahora bien, por lo que he comprobado, la capacidad discriminadora de los arkadios es lo bastante fina, robusta y rica para que objetos idénticos según el criterio de K parezcan idénticos, y objetos distintos parezcan distintos. Es lo bastante fina porque, *en las situaciones normales en las que vive un arkadio*, la discriminación de kontenidos relevantes no se confunde más allá de lo adecuado. En otras palabras, un arkadio puede confundir un calabacín con un pepino, pero no una manzana con una piedra. Es lo bastante robusta porque la arquitectura kognitiva utiliza siempre los mismos criterios de discriminación. Y es lo bastante rica porque la capacidad del sistema kognitivo para discriminar kontenidos es extraordinaria. En una sola vivencia, un individuo arkadio puede discriminar miles de kontenidos de una vez, y la cantidad y calidad de las discriminaciones que puede llevar a cabo a lo largo de su infancia, por ejemplo, dejaría pequeña a la Biblioteca Nacional. Así pues, en cierto sentido puede decirse que del mismo modo en que una huella de dinosaurio indica al paleontólogo el peso, altura y volumen del animal, sin necesidad de recuperarlo ni tener una copia del mismo, el sistema kognitivo no necesita una copia de la situación que da lugar a una vivencia para diferenciarla de, o asimilarla a, nuevas vivencias; le basta con su huella. Al revivir la vivencia, el sistema kognitivo siente el peso, la altura y el volumen de la misma. Además, las huellas de la kognición no son fósiles como las de dinosaurio, sino dinámicas y vivas, y capaces de relacionarse con las huellas de otras vivencias.

—¿Y qué pasa cuándo se activa un memograma?

—La reactivación de una huella registrada en el sistema kognitivo es como revivir el momento en que el mundo (el dinosaurio) dejó la huella; es como si el sistema kognitivo volviera a sentir el peso del dinosaurio, sin la presencia del dinosaurio; sin embargo, con eso basta para los fines kognitivos del organismo.

—A ver si lo entiendo. Supongamos que cada vivencia de Katerina tuviera un botón que la activara. ¿Qué pasaría si apretáramos el botón?

—Que Katerina recrearía la situación vivida en el momento original; el sistema kognitivo habría recreado tanto los aspectos conscientes de la situación como los inconscientes.

—¿Algo así como si viera una película de lo que pasó?

—No. El efecto de apretar el botón no es como ver un video de lo ocurrido en la vivencia original, o una reproducción de su representación, sino que literalmente se revive el impacto de la situación original en el sistema kognitivo; eso sí, sin el pedazo de mundo que dio lugar a la vivencia. Al revivir la huella que dejó el mundo en el sistema kognitivo se revive el peso del mundo sobre aquél.

—Entonces un memograma es más o menos el recuerdo de una vivencia, ¿no?

—No. Los memogramas no son recuerdos en el sentido humano. Veamos por qué. Los recuerdos humanos se definen por su subjetividad. Un recuerdo es un «recuerdo de alguien que recuerda», ya que se define precisamente por su carácter subjetivo, es algo experimentado por un «yo». Los memogramas, por el contrario, son elementos objetivos describibles desde la perspectiva de un tercero, puesto que son independientes de su accesibilidad por un individuo.

—¿Y no tienen nada que ver?

—Claro que sí. Un recuerdo es parte de un memograma. Los recuerdos pueden describirse como la recreación *consciente* de un episodio, es decir, el conjunto de kontenidos experimentados de forma subjetiva, mientras que los memogramas comprenden *todas* las trazas que la vivencia ha dejado, conscientes y no conscientes. Puede decirse que los recuerdos son las puntas de iceberg de ciertos memogramas. Y gracias a esta propiedad los arkadios pueden desenvolverse eficazmente en el mundo. Apañados estarían si tuvieran que fiarse de la memoria subjetiva.

—Pero, aunque no sean recuerdos, la capacidad más importante para un arkadio es su memoria, ¿no?

—Sí.

—¿Y cómo se diferencia de la memoria humana?

—Los humanos distinguimos distintos tipos de memoria. Disponemos de una memoria a corto plazo y otra a largo plazo, una memoria para los hechos autobiográficos, otra para los conceptos, otra que registra datos, otra que registra habilidades, etc. En cambio, los arkadios sólo tienen un tipo de estructura memorística: el memograma. Esto no quiere decir que los arkadios no tengan memoria autobiográfica o de habilidades; lo que sucede es que los distintos tipos de memoria son diferentes maneras de explorar el memograma.

—¿Cómo?

—Examinemos la situación en que le regalaron la primera bicicleta a Katerina. En el memograma o memogramas que registraron esa situación tenemos la memoria del hecho autobiográfico, la de los datos que describen la bicicleta y la que registra la habilidad de montar en bicicleta, que también ocurrió ese mismo día. Ahora bien, para revelarlas por separado podemos adoptar distintas estrategias de exploración (que nos darán cada uno de los elementos que conforman los distintos tipos de memoria humana): las emociones experimentadas, los ademanes de montar en bicicleta y los kontenidos que describen la bicicleta. Por ello, suponiendo que no haya tenido otras vivencias con bicicletas, si Katerina perdiera el eje espaciotemporal del memograma del regalo de la bicicleta, entonces perdería la capacidad para montar en bicicleta, y para entender lo que es una bicicleta.

—Pero, si eso es así, ¿qué ocurre cuando un individuo arkadio sufre una amnesia? Según lo que me ha contado hasta ahora, debería perder todas sus capacidades intelectuales al perder los memogramas, o el acceso a los memogramas, ¿no?

—No. Cuando un arkadio sufre una amnesia pasajera se retienen todas las propiedades de una kognición normal porque los memogramas no se pierden. La persona sabe hacer las mismas cosas que sabía hacer (sabe ir en bicicleta, multiplicar, valorar un silogismo) aunque haya perdido la sensación del «yo», de quién es, de dónde vive, de qué ha hecho en el pasado, de qué relaciones ha mantenido, etc. Sea como fuere, eso no representa un problema, porque en realidad no ha perdido su pasado, sino la capacidad de evocar el contexto autobiográfico.

—¿Y cómo maneja el cerebro las vivencias, sus kontenidos y memogramas para enfrentarse al mundo?

—El trabajo arduo del cerebro se realiza en el momento de crear una vivencia. En este proceso todas las áreas cerebrales que tienen cierta especialización funcional se encargan de analizar los datos de los sentidos y relacionarlos con el resto de datos y con datos pasados para dar lugar a la vivencia. En este sentido, el cerebro arkadio es más bien un edificio en el que conviven numerosos departamentos especializados en ciertos tipos de procesos cuyo denominador común es que trabajan en el contexto de una vivencia.

—¿Y se conocen ya esos sistemas?

—No. El conjunto de todas las capacidades que constituyen la kognición arkadia empieza a conocerse, pero este conocimiento dista de ser completo. De momento, los investigadores arkadios han empezado a descomponer el cerebro arkadio en varios mecanismos básicos con propiedades funcionales específicas. De los conocidos, se ha descubierto que cada proceso kognitivo básico contribuye a la satisfacción de ciertas capacidades kognitivas globales, de tal manera que el sistema aprovecha estos procesos en la actividad de una operación. Gran parte de los procesos kognitivos tiene lugar sin que el individuo arkadio lo advierta, es decir, son inconscientes y además automáticos.

—Y una vez se tienen las vivencias, ¿cómo se las arregla el sistema kognitivo para manipular las vivencias adecuadas?

—Una vez se tiene la vivencia, y se guarda en forma de memograma, lo único que tiene que hacer el cerebro es activar las vivencias pasadas (los memogramas) que requiera la vivencia actual. Así, si Katerina debe dar el resultado correcto de una operación aritmética, su cerebro deberá activar vivencias en las que se arraiguen las operaciones aritméticas requeridas y combinarlas de manera adecuada. De ahí que los arkadios acaben mostrando estas habilidades de manera extremadamente contextual. Debes recordar que lo más importante de las vivencias es que son un conjunto de kontenidos ligados por un contexto espaciotemporal concreto, por lo que los kontenidos son de alguna manera prisioneros de esos contextos, de los que no pueden escaparse, aunque sí pueden comunicarse con otros elementos prisioneros de otros contextos. Esto implica que las trazas de los kontenidos registrados en el cerebro (toda la información sobre colores, distancias, ángulos, sombras, sonidos, operaciones matemáticas) están ligadas a un contexto espaciotemporal determinado, y su participación en cualquier actividad no se desprenderá jamás de esta contextualidad. El conocimiento particular de «rojo», «ángulo recto», «dolor de muelas», «belleza» o «suma» estará siempre ligado a los otros kontenidos y contextos en los que se creó. Por ello un arkadio siempre suma en la lengua en la que aprendió a sumar, y necesita un contexto siempre parecido a aquel en el que aprendió.

El No-profesor O se quedó mirando hacia el horizonte durante unos segundos.

—Se está haciendo tarde. Quizá sea un buen momento para insistir en que todo lo explicable de la vida cognitiva de un arkadio, incluyendo sus capacidades intelectuales (desde la percepción hasta el razonamiento, pasando por los conceptos y las representaciones mentales) y afectivas, sólo se entiende arraigado en una vivencia o un conjunto de ellas. Las vivencias y sus registros, los memogramas, constituyen las bases del conocimiento del sistema kognitivo, que no es más que un conjunto de secuencias de acciones y estados en una red de conexiones temporales, causales y espaciales, donde las trazas de discriminación de los kontenidos se relacionan en un contexto espaciotemporal concreto. Los memogramas, en tanto que memogramas, así como los elementos que los componen, pueden no obstante establecer relaciones con otros memogramas y con elementos de otros memogramas, lo que permite dar cuenta de las capacidades conceptuales de los arkadios. El arkadio se desenvuelve en el mundo gracias a que dispone de su pasado para entender y actuar justamente según su experiencia. De esta manera, el individuo tiene a su alcance en cada momento la parte de su pasado que puede dar sentido a lo que está viviendo en ese momento preciso. No se requieren misteriosas y penosas traducciones a lenguajes mentales fugitivos, ni tampoco hay que suponer misteriosas estructuras mentales que flotan en el ambiente. Pero de esto ya hablaremos en los próximos días.

En ese momento volvió la mirada hacia el horizonte, por donde el Sol acababa de deslizarse.

—El Sol ya se ha puesto. Es hora de irse a la cama.

—¿Cómo dice?

—Que el Sol ya se ha puesto.

—No, si le he oído, pero no le he entendido.

—En Arkadia nos vamos a la cama cuando el Sol se pone.

—¿Siempre?

—No lo sé.

—¿Y por qué?

—Tampoco lo sé.

—Me está tomando el pelo.

—En absoluto.

—¿Usted tiene sueño ahora?

—Ésa no es la cuestión.

—Pues para mí sí. Yo no tengo sueño.

—Ya lo tendrás.

—Ni me apetece ir a dormir.

—En eso sí que no puedo ayudarte.

—¿Y no podemos hacer una excepción?

—No.

—¿Por qué?

—Porque romperemos las reglas del juego.

El No-profesor O se levantó y desapareció en el interior de la casa. Justo entonces empecé a sentir un cansancio enorme y me dirigí como por arte de magia hacia mi habitación. Me estiré en la cama y me dormí, casi sin darme cuenta.

Martes
De cómo prescindir del concepto

Me despertó otra vez el conejo. Lo vi en el umbral de la puerta, igual de nervioso que el día anterior. Me restregué los ojos. Por unos segundos volví a sentirme aturdida. No sabía dónde estaba y qué hacía allí.

—Rápido, rápido. Llegamos tarde a la hora del té.

Poco a poco recordé la tarde pasada con el No-profesor O.

—¿Qué hora es?

—Pues qué hora quieres que sea, la hora del té.

—¿Pero cómo va a ser la misma hora que ayer?

—Pues cómo quieres que no sea la misma hora, siendo la misma hora. Nunca me han hecho preguntas tan aburridas.

Me levanté. Me acerqué al espejo. Al menos seguía vestida con la misma ropa.

—Yo me voy.

El conejo cerró la puerta y desapareció. Me acerqué a la ventana. El pueblo seguía ahí. Bajé la escalera y me dirigí, todavía dormida, hacia la terraza. Abrí la puerta, y ahí estaba el No-profesor O, tal y como lo vi la primera vez. En la mesa había la misma bandeja con té y galletitas y el frutero con una manzana. Tenía un hambre atroz y devoré las galletitas en un santiamén. El No-profesor O se preparó una pipa. No dijimos nada durante unos minutos, afortunadamente.

—Estaba pensando en lo que me dijo ayer, y me acordé de otra perplejidad. Fue un día en que salí a cenar con Laura. Hablamos de por qué había acabado haciendo lo que su padre le dijo que haría, a pesar de que ella siempre lo había rechazado. Mencioné el destino, lo que provocó una discusión interminable. Laura me preguntó por qué decía yo que el destino nos habla. Y entonces me acordé del cuento. Le dije que todo lo que sé del destino está en el siguiente relato: «Había un mercader en Bagdad que envió a su sirviente al mercado para que comprara provisiones. Al poco volvió el sirviente, pálido y temblando. "Señor", dijo con voz quebrada, "cuando estaba en el mercado una mujer me agarró por el hombro. Me volví y vi que era la Muerte. Me miró fijamente y me hizo un gesto

amenazador. Déjeme su caballo, Señor, porque así podré cabalgar y alejarme de esta ciudad para eludir el destino." "¿Adónde vas a ir?", preguntó. "Iré a Samarra; ahí la Muerte no me encontrará." El mercader le prestó su caballo y el sirviente se montó en él, hundió las espuelas en su lomo y se fue tan deprisa como pudo. Después el mercader fue al mercado y, al verme entre la gente, vino y me dijo: "¿Por qué hiciste un gesto amenazador a mi sirviente esta mañana?". "No fue un gesto amenazador", dije. "Fue sólo un gesto de extrañeza; estaba sorprendida de verlo en Bagdad, puesto que tenía una cita con él esta noche en Samarra."».
¿Por qué lo que sé del destino está en este cuento?

—Bien. Empezaremos por recordar qué es un concepto en el mundo de los humanos. Entre otras cosas, sin los conceptos la vida mental de los humanos sería caótica, puesto que percibiríamos cada cosa como algo único. Cada mañana al abrir los ojos naceríamos en un mundo nuevo, del que deberíamos aprender todo. El despertador no sería un «despertador», sino un objeto nuevo que deberíamos analizar, y lo mismo deberíamos hacer con cada cosa que nos fuéramos encontrando. En pocas palabras, sin los conceptos estaríamos superados por la fantástica diversidad de lo que experimentamos, y seríamos incapaces de recordar ni una fracción de lo que vemos. Los conceptos sirven, en primer lugar, para *categorizar*. Por ejemplo, cuando entramos en una habitación experimentamos cada objeto particular como un ejemplo de una clase, categoría o concepto que ya conocemos y que tenemos registrada en algún lugar de nuestro cerebro. Si nos encontramos con un objeto de madera que consiste en una tabla de 80 por 140 centímetros reposando sobre cuatro patas de unos 75 cm de alto, es muy probable que nuestro sistema cognitivo active la entrada del concepto «mesa». Esto es así porque nuestro concepto de «mesa» nos permite identificar el objeto de madera con una tabla y cuatro patas *como* una «mesa». Entre otras cosas, el concepto de mesa supone saber algo sobre las propiedades de las entidades que pertenecen a la clase «mesa», propiedades que pueden servir para *categorizar* cualquier nuevo objeto con una tabla y cuatro patas que veamos como «mesa». Es más, si no reconocemos un objeto nuevo como una mesa porque, por ejemplo, está hecho de plástico y es transparente, pero nos dicen que es un tipo de mesa, uno puede comprobar si el objeto tiene todas o muchas de las propiedades de las mesas, esto es, podemos recurrir a las condiciones subyacentes tras nuestro concepto de mesa. En segundo lugar, los conceptos tienen la propiedad de poder combinarse entre sí. Esto permite ampliar el catálogo de objetos categorizables mediante la combinación de conceptos existentes para dar lugar a nuevos conceptos. Así, los conceptos de «mesa» y «silla» pueden combinarse en el concepto «mueble», gracias a que identificamos las mesas y sillas como objetos que se encuentran en cualquier casa. En tercer lugar, los conceptos se relacionan eficazmente con el lenguaje, lo que hace posible la comunicación entre los seres humanos. Así, las frases que oímos y decimos pueden interpretarse fácilmente porque las palabras se corresponden con conceptos. Finalmente, los conceptos permiten al sistema cognitivo razonar sobre el mundo sin necesidad de tenerlo siempre delante.

—Muy bien, pero ¿a qué viene esto?

—Pues a que no consigo encontrar en Arkadia algo que corresponda a los conceptos. Aunque te parezca mentira, la gente de aquí no sólo no sabe a qué corresponde un concepto, sino que ni siquiera ha llegado a definir ningún concepto humano, ni siquiera algo tan sencillo como «mesa».

—¿De verdad?

—Así es. Mira, hace ya tiempo que les propuse a los arkadios que me ayudaran a investigar su capacidad conceptual. Les pedí que se pusieran de acuerdo y me pasaran definiciones de conceptos, cuantas más mejor. El caso es que por mucho que se han devanado los sesos para descubrir qué es un concepto concreto, qué propiedades tiene, qué condiciones de aplicación requiere, no han llegado a definir un solo concepto arkadio, por sencillo que sea. Y eso parece imposible. Ni siquiera en el caso de los conceptos científicos hay suficiente consenso para definir un concepto con claridad. Además, las excusas que me han dado los mismos arkadios son poco convincentes; han llegado a decirme que lo único que ocurre es que hace falta más investigación para llegar a definiciones claras.

—Curioso.

—Eso me llevó a sospechar que el error estaba en intentar aplicar a los arkadios la vara humana de medir conceptos. Hay algo de la capacidad conceptual que se atribuye a los humanos que los arkadios no tienen. La verdad es que tampoco hay mucho acuerdo entre los humanos sobre qué es un concepto, o sobre cómo definir una mesa. Ahora bien, casi nadie duda de que hay algo que corresponde a los conceptos y que está integrado en la vida cognitiva de los humanos. Sin embargo, estoy convencido de que los arkadios *no* tienen conceptos en el sentido humano, es decir, no tienen unas unidades mentales que permitan categorizar los estímulos sensoriales.

—¿Y cuál es la particularidad de la capacidad conceptual arkadia?

—La diferencia fundamental entre la estructura cognitiva humana y la arkadia es que toda su competencia conceptual es vivencial. A veces se ven los efectos de esta particularidad en situaciones no propiamente conceptuales, pero que evidencian el funcionamiento del sistema kognitivo. Un ejemplo es lo que le ocurrió a Katerina el otro día, cuando se encontró con una persona por la calle y aun sabiendo que la conocía, que la veía a diario, no pudo identificar quién era hasta que le dijo que era su carnicero. Verlo fuera de su lugar habitual, vestido de otra manera, le desposeyó del contexto vivencial necesario para reconocerlo.

—Pero ése es un problema de reconocimiento.

—Sí, pero sólo quería señalar que los arkadios no tienen conceptos como algo separado de las vivencias. Y el reconocimiento puede ser el ejemplo más fácil de entender.

—Como usted diga.

—Pues bien, el resto del conocimiento conceptual de Katerina es igualmente vivencial; y si sabe algo, ese algo tiene nombre y apellidos, es decir, está inscrito en un contexto vivencial concreto.

—Entonces, ¿tienen capacidad conceptual o no la tienen?

—En cierto modo sí. Los arkadios parecen demostrar cierta capacidad de abstraer, es decir, de hacerse una idea general de la ocurrencia de casos particulares. Así, los arkadios entienden y pueden aplicar correctamente la idea de causa y efecto que parecen haber abstraído de la ocurrencia de hechos concretos, como el choque entre bolas de billar.

—¿Y puede compararse esta capacidad a la que demuestran los humanos?

—Yo diría que los arkadios son capaces de los mismos logros que han alcanzado los humanos, como entender las fuerzas fundamentales de la naturaleza, descubrir y manipular su código genético y hasta ir a la Luna.

—¿Tanto pueden los arkadios llegar a emular las capacidades conceptuales humanas?

—Digamos que si examinamos, si ponemos a prueba, el sistema kognitivo de un adulto arkadio nos llevaremos una sorpresa, porque extraeremos efectos de categorización y conceptualización parecidos a los nuestros. El hecho es que, aunque el sistema kognitivo esté basado en vivencias, cuando a un arkadio se le exige que demuestre cierta habilidad conceptual su sistema kognitivo es capaz de hacer emerger conexiones konceptuales muy parecidas a las humanas. Los arkadios también tienden a reunir elementos de manera parecida a la nuestra, como clases naturales (perro, olmo), conexiones entre elementos clasificados como artefactos por los humanos (martillo, ordenador) y K ha observado incluso conexiones que los humanos denominan «categorías ad hoc» (cosas que uno sacaría de una casa en llamas) y otras que no tienen una descripción teórica fácil, como las que permiten a Katerina decir, ante un cuadro de Klee, que ha sido influido por Cézanne. Cuando se le pide a Katerina que diferencie los animales que dan leche del resto, es capaz de activar sus recuerdos de vaka, y cuando se le pregunta sobre los animales que vegetan en los prados de la isla de Gor es capaz de activar los recuerdos que contienen vakas y kaballos. Cuando se le pide a Katerina que diga cuál es el pájaro más típico, es muy posible que su respuesta se parezca mucho a nuestro pájaro tipo. Cuando se le pide a Katerina que describa las características de un coche, también es muy posible que su respuesta se parezca a la que daríamos los humanos. Asimismo, cualquier individuo arkadio puede identificar propiedades conceptuales en los recuerdos concretos de su bagaje vivencial. Puede decir si una casa tiene la propiedad de tener ventanas, y puede responder que una casa tirolesa es la casa más típica.

—¿Y cómo sabe usted que no tienen conceptos?

—Ten en cuenta que el peso de la prueba recae sobre ti, es decir, eres tú la que tendrías que demostrar que tienen conceptos, y eso no ha podido hacerlo nadie hasta ahora. La organización conceptual de los arkadios corresponde a las vivencias, y los fenómenos conceptuales son explicables desde la perspectiva de las vivencias. Lo único que puede decirse del sistema kognitivo es que es capaz de organizar conceptualmente el mundo, es decir, de organizar las vivencias pasadas, o las que se le presenten en un laboratorio de psicología, de manera que puede separarlas o seccionarlas como si estuvieran divididas en categorías. Podríamos decir que la conceptualización es sólo un mecanismo de exploración de sus propias vivencias. Gracias a este mecanismo, un arkadio puede acomodarse a las pruebas de laboratorio y responder con eficacia y conforme a cualquier teoría conceptual humana. Los pájaros más *típicos* son los que se dan con más frecuencia en los memogramas de un individuo y, por supuesto, los que se relacionan más con el término. Si en la escuela mostraran a los arkadios representaciones de pingüinos en lugar de jilgueros, te aseguro que los pingüinos pasarían a ser el pájaro típico. Del mismo modo, los coches tienen como característica necesaria el motor, pues todos los coches pancebidos tienen motor. Como más adelante te explicaré, el bagaje vivencial permite a los arkadios cumplir con los requerimientos kognitivos de la conceptualización útil, sin que tengan una estructura conceptual al modo humano. Por todo ello, yo diría que la aptitud conceptual de los arkadios es de *eficacia* más que de *estructura*. En Arkadia, la valoración de la competencia conceptual de un individuo se basa en su capacidad para discriminar adecuadamente un objeto (una manzana, por ejemplo) o propiedad (tener color rojo) y su conocimiento, implícito o explícito, de las condiciones que definen ese objeto o propiedad. Ante determinadas circunstancias, el arkadio no confunde el objeto, sabe cómo tratar con él y se entiende con sus congéneres. Es decir, si el concepto «manzana» nos sirve a los humanos para discriminar entre manzanas y peras, es de esperar que el bagaje vivencial le permitirá a un arkadio discriminar entre manzanas y peras. Si además nos sirve para hablar sobre las propiedades de las manzanas, comparándolas con las de las peras, es de esperar que el arkadio podrá hacer lo mismo. Y así sucesivamente.

—¿Pero no puede dar alguna prueba?

—Veamos. Si en lugar de pedirle a Katerina que distinga los kaballos de las vakas le pides que distinga entre ciertas propiedades de las vakas y ciertas propiedades de los kaballos que *no han aparecido en sus vivencias* de vakas y kaballos a pesar de ser propiedades de vakas y kaballos, Katerina será incapaz de diferenciarlas. Otra manera de revelar la estructura vivencial es pedirle a Katerina que describa por sí misma diferentes kontenidos de su pasado. Si pudiéramos hacer esto con tiempo y sistematización suficientes, verías que Katerina es capaz de describir muchos más kontenidos (como kontenidos diferentes) que conceptos puede aplicar. Por el contrario, puedes pedirle a Katerina que intente establecer fronteras categóricas entre diferentes conceptos humanos, y verás que en general no podrá hacerlo. Por ejemplo, las diferentes matizaciones que Katerina puede encontrar en su análisis del concepto humano de «amor» corresponden a numerosísimas conexiones konceptuales, muchas de ellas independientes y pertenecientes a vivencias muy distintas. Sin embargo, si realizamos un experimento en el que le pedimos a un arkadio que defina los cinco sentimientos más importantes, el amor será uno de ellos, e incorporará las características propias de todas las conexiones konceptuales subyacentes.

—No sé si le entiendo.

—Mira, cuando le preguntamos a un buen tenista humano cómo realiza el golpe de servicio pueden ocurrir dos cosas. Si ha aprendido sin que nadie le haya dado clases teóricas sobre los movimientos del juego, el tenista probablemente responderá: «No puedo explicarlo; lo hago y ya está». Sin embargo, un profesor de tenis probablemente nos describiría el gesto dividiéndolo en elementos y tiempos: «El primer movimiento es el lanzamiento de la bola al aire mientras doblamos las piernas, llevamos el brazo y la raqueta hacia atrás y flexionamos el cuerpo hacia atrás; el segundo es la flexión hacia delante y el desplazamiento del brazo con la raqueta hacia la pelota; y finalmente, la fase de impacto en que impulsamos el brazo con toda nuestra fuerza hacia delante…». En suma, cuando queremos, los humanos somos capaces de descomponer el gesto en tiempos y elementos, aunque el gesto mismo no responde a una articulación de tiempos y elementos, sino que es una acción coordinada y continua. Pues bien, el sistema kognitivo de los arkadios muestra la misma capacidad de segmentación conceptual «en caso de ser requerido», aunque no tenga una estructura basada en segmentos.

Se hizo un silencio. El pueblo parecía llevar la misma vida que el día anterior. Los mismos ladridos, las mismas risas infantiles y alguna que otra sirena de barco. La luz seguía igual de intensa, y las nubes continuaban peleando con el viento. El campanario de la iglesia rompió el equilibrio.

—Entonces, ¿cómo explica su parecido con los humanos?

—Será difícil aclarártelo, pero lo intentaré. Recuerda que el sistema kognitivo de los arkadios tiene dos grandes capacidades básicas. Una es su competencia para discriminar gran cantidad de kontenidos, lo que le permite analizar una vivencia hasta el detalle más sutil. La otra es su aptitud para hallar parecidos, similitudes, y establecer conexiones entre vivencias actuales y memogramas pasados, y entre los elementos de esas vivencias y los de otros memogramas. Ayer nos ocupamos de la primera, hoy nos ocuparemos de la segunda. En concreto, intentaré explicarte cómo creo que los arkadios superan la ausencia de conceptos.

—Usted dirá.

—Ahora ya sabes que las vivencias están compuestas por kontenidos, es decir, todos aquellos elementos a los que atiende el sistema kognitivo que tienen una actividad dentro de los límites temporales de una vivencia, y que están modelados por el propio sistema. También te he explicado que las vivencias dejan huellas dinámicas que se relacionan mutuamente, y que no son representaciones o copias de la realidad. Pero eso no importa. El cerebro arkadio es lo bastante potente para discriminar entre vakas y kaballos sin hacer uso de representaciones: lo que los arkadios ven como una vaka es tan particular que nada, o casi nada, puede confundirse con una vaka.

—Al menos es lo que usted dice.

—Confía en mí. También hemos visto que toda vivencia, por insignificante que sea, es una vivencia particular, al menos cuando se registra en el sistema nervioso. Te dije que en los primeros años de vida se configura un cuerpo de vivencias extremadamente variado y rico. Durante este periodo crítico se experimentan miles de vivencias que a la larga sustentarán la kognición y la vida del individuo. El caso es que desde el momento en que nace, y seguramente mucho antes, cada arkadio ha experimentado centenares de miles de nuevas vivencias que se registran de manera individualizada. Evidentemente, al principio esto es forzado por las circunstancias, puesto que las vivencias nuevas se suceden ininterrumpidamente: el bebé oye por primera vez la voz de su madre, luego oye otra voz y las diferencia, y una tercera y las diferencia, luego oye otras voces y empieza a relacionarlas, algunas se parecen más entre sí, comienza a asociarlas, la asociación entre cosas similares representa en sí misma una vivencia, y así sucesivamente.

—Sigo pensando que son demasiadas vivencias.

—Comprendo que la enormidad de vivencias que esto supone te parezca imposible de soportar por un solo cerebro. Supongamos, por ejemplo, que cada vivencia dura cinco minutos, lo cual es una barbaridad. Esto querría decir que en sus primeros cuatro años de vida Katerina podría experimentar más de doscientas cincuenta mil vivencias. Sin embargo, desde la perspectiva del diseño del cerebro arkadio, ello no representa ningún problema. Según las investigaciones llevadas a cabo hasta el presente, la capacidad del sistema nervioso central arkadio para registrar memogramas es extremadamente alta, y no hay ningún inconveniente en imaginar que puede disponer de centenares de miles de memogramas diferentes para cada situación específica.

—¿Puede probar eso?

—No, pero hay evidencias. La capacidad para individualizar vivencias y recordarlas es extraordinaria. Un arkadio puede recordar de manera instantánea una vivencia concreta que experimentó hace sesenta años cuando, por ejemplo, tomó su primer aguardiente, sin necesidad de haberla tenido que recordar nunca antes.

—¿Y todas las vivencias tienen la misma importancia?

—No. Como ya te he dicho, es cierto que para algunas vivencias el cerebro arkadio necesitará más actividad que para otras. Sin embargo, el estatuto de vivencia lo tiene cualquier situación, con independencia del esfuerzo cognitivo, perceptual o emocional que se dedique, del momento de la vida en que ocurra, de la situación del día o del grado de consciencia que implique.

—Entonces volvemos al problema de que el cerebro arkadio está plagado de vivencias particulares, ¿no?

—No. Según te dije ayer, una vez establecidos los memogramas sucede una cosa curiosa. Al experimentar una nueva vivencia, el cerebro superpone los kontenidos que la componen con los kontenidos pasados que guardan cierta relación de similitud, de la que más adelante hablaré, y prescinde de las diferencias de detalle que se mantienen en el memograma original. Podríamos decir que se produce una especie de «confusión» entre los kontenidos corrientes y los pasados. Pues bien, gracias a esta confusión la vida de un arkadio no es una concatenación interminable de hechos únicos, de vivencias particulares.

—Pero confusión indica mal funcionamiento, ¿no?

—No exactamente. Digo confusión para que nos entendamos, pero se trata más bien de una «fusión». Es más, el *mal* funcionamiento de esta capacidad de confusión (es decir, la incapacidad para encontrar similitudes entre kontenidos) tiene consecuencias graves, pues significa que el arkadio debe vivir en un mundo distinto cada día. De hecho, hay algunos arkadios que sufren esta incapacidad para «confundir», por lo que son capaces de contar sus kontenidos casi de vivencia en vivencia. Ello puede parecer una gran ventaja, pero no lo es; en realidad, estos arkadios exhiben unas capacidades kognitivas muy limitadas, pues son incapaces de eso que los humanos llamamos «generalizar».

—Curioso.

—Pero sigamos con el tema de la «fusión». Ayer te puse el ejemplo de Katerina subiendo una escalera por primera vez, y dije que la vivencia de subir el primer escalón se constituyó en vivencia original, igual que la subida del segundo, y del tercero, y del quinto, hasta el final de la escalera. Sin embargo, a partir del escalón número cincuenta es muy posible que el sistema kognitivo empezara a confundir los kontenidos «subir escalones» y que al cabo de un tiempo Katerina no pudiera diferenciar entre la duodécima vez que subió un escalón y la quincuagésima, pero quizá sí entre la primera y la duodécima. En consecuencia, llega un momento en que el sistema kognitivo empieza a superponer los distintos kontenidos de subir escalones, que irán fusionándose hasta que sólo quede el kontenido «subir escalones» o, simplemente, «escalones». El proceso que he descrito para las vivencias de subir escaleras puede ampliarse a todas las vivencias de la vida de un individuo.

—¿Y bien?

—Cuando dos vivencias integran elementos parecidos (y este concepto deberé aclararlo más extensamente) el sistema kognitivo tiende a reunirlos, a confundirlos, y a hacer que desaparezcan las diferencias. En otras palabras, la pancepción discrimina, la memoria confunde. El cerebro arkadio es muy fino en cuanto a discriminar kontenidos, pero es muy poco fino en cuanto a recordar la finura. A partir de aquí pueden ocurrir dos cosas: los kontenidos similares, aunque no iguales, tienden a confundirse y superponerse; y, evidentemente, las vivencias con kontenidos (y relaciones entre ellos) similares tienden también a superponerse. Verse en el espejo por la mañana después de levantarse es una vivencia para Katerina; sin embargo, es tan parecida a las que ha experimentado tantos días que su cerebro las confunde. Una vez la vivencia se conecta a otra por el sistema kognitivo, ambas se superponen, o se funden, de tal manera que se convierten en un solo memograma.

—Me parece muy bien.

—A partir de ahora llamaré *conexiones konceptuales* a la red de conexiones que se establecen entre las ocurrencias de kontenidos, y que se efectúan sobre la base de parecidos panceptuales, es decir, incluyendo elementos que en términos humanos son perceptuales, emocionales y cognitivos.

—Ejemplos.

—Supongamos que Katerina experimenta la vivencia de ver por segunda vez una vaka. Tan pronto como Katerina divisa la vaka, su sistema kognitivo establece una conexión con el kontenido modelado en la vivencia de días atrás, cuando paseaba por el campo y vio por primera vez una vaka, un kontenido cuya traza incluye todo tipo de elementos panceptuales, desde el color hasta la forma, pasando por los movimientos y hasta el impacto emocional que le provocó la visión del animal.

—Pero ¿en qué se diferencian las conexiones entre «vakas» de las conexiones entre «vakas y kaballos»?

—Lo cierto es que no hay diferencias entre las conexiones de los recuerdos de muchos kontenidos que los humanos categorizamos como distintos. Eso sí, entre los recuerdos de ciertos kontenidos hay conexiones más intensas, y sólo en virtud de esta intensidad diferencial se puede hablar de categorías. Todos los recuerdos de «vakas» de Katerina estarán más intensamente conectados que los recuerdos de ciertos «kaballos» con los de ciertas «vakas». Sin embargo, y a la espera de que aparezca un perfil/fondo determinado en las vivencias de «kaballos» y «vakas», habrá una variación continua de intensidad entre unas conexiones y otras, y no un cambio crítico. De hecho, es frecuente observar entre los niños arkadios una tendencia a relacionar recuerdos de kontenidos no incluidos claramente en la categoría que nosotros, como humanos, les asignaríamos. Eso es lo que ocurre cuando un niño arkadio dice que la Luna es una pelota, o que los kaballos son perros. Las ambigüedades, las incorrecciones, las generalizaciones excesivas son fenómenos naturales que se derivan de la propia naturaleza de las conexiones konceptuales.

—Entonces, lo que un arkadio encuentra similar no depende de su voluntad ni de un análisis consciente, ¿no?

—Exacto. Es más, lo cierto es que para los propios arkadios es difícil apreciar la increíble cantidad de conexiones konceptuales que tiene un kontenido determinado. Pero el hecho de que esta red no se vea, de que no sea aparente, no significa que no esté ahí. Curiosamente, es esta incapacidad de apreciar la magistral aptitud del sistema kognitivo para sostener, manipular y organizar tan gran número de memogramas y de conexiones konceptuales entre ellos lo que les hace creer que tienen la misma estructura conceptual que los humanos. En mi opinión, la riqueza de las conexiones konceptuales hace imposible a los arkadios analizar la facilidad con la que un niño establece conexiones entre los kontenidos que aparecen en los memogramas. Esas conexiones van más allá de lo que puede analizarse solamente observando lo que hace un niño arkadio, y más si se lo sitúa en el mundo cerrado de los experimentos de laboratorio.

—¿Y cuántos tipos de conexiones pueden establecerse?

—No hay límite. En cada vivencia podemos discriminar una multitud de kontenidos distintos, y el recuerdo de cada uno de ellos puede establecer relaciones con otros muchos elementos de otros memogramas. El número de estas estructuras konceptuales es *enorme*. Son incluso mucho más numerosas que el número de conceptos humanos. Para cada arkadio hay centenares de miles de vivencias, y recuerdos particulares de kontenidos, y conexiones konceptuales. Cada memograma puede establecer numerosas conexiones con muchos otros, por lo que el número de conexiones puede llegar a ser astronómico. Por ejemplo, la vivencia de estar ante un «peligro» tal como un perro amenazador puede conectarse con otras vivencias que tienen el mismo kontenido de «peligro», como puede ser enfrentarse a un profesor amenazador; pero, además, el kontenido de «perro» que aparece en la vivencia puede conectarse con otros recuerdos de perros aparecidos en otras situaciones. Además, como te dije ayer, gran parte de los kontenidos y, por lo tanto, de las conexiones se establecerá entre kontenidos inconscientes de los cuales todavía no tenemos más que un exiguo catálogo.

—¿Y, según usted, cuál es la diferencia principal respecto de los humanos?

—Que el sistema kognitivo se basa en cualquier tipo de kontenido para establecer conexiones, y no sólo en lo que «parece» igual en el sentido humano (es decir, teniendo en cuenta solamente aspectos perceptuales). No dicen que una vaka concreta se parece a otra vaka concreta sólo porque tiene «cuatro patas» y es «blanca con manchas negras». Hay algo en la conexión entre vakas más allá de los simples kontenidos perceptuales tal como se ven desde la perspectiva humana. Hay elementos afectivos, como puede ser el kontenido que K podría caracterizar como «animal-completamente-inofensivo», y hasta cognitivos, como el que K haría corresponder a «animal-aparentemente-estúpido». La conexión se basa en la integración de numerosos kontenidos panceptuales.

—Entonces, ¿cuál es el criterio para decir que «la vaka del día siguiente» es similar a «la vaka del día anterior»?

—Ojalá pudiera responderte. Es verdad que para probar lo que estoy diciendo debería tener una idea clara de lo que significa «ser igual que»; es decir, debería tener una teoría arkadia de la similitud. Pero no la tengo. No obstante, piensa que los humanos tampoco tenemos una teoría sólida de la similitud. Pero sí puedo afirmar que no descubriremos la manera en que el sistema kognitivo establece conexiones basándonos sólo en el análisis perceptual de los objetos o propiedades del mundo. Necesitamos los demás kontenidos.

—¿Y no puede decir nada más?

—El caso es que es difícil saber en qué consiste la similitud arkadia, puesto que, cuando compara, el sistema kognitivo fusiona todos los elementos panceptuales. Te pondré un ejemplo. A veces los arkadios establecen parecidos entre parientes, de manera que pueden decir «¡Es el vivo retrato de su padre!» en referencia a Lukas, a pesar de que el propio Lukas no vea ese parecido por ningún sitio y nos cueste encontrar datos faciales «objetivos» para establecer el parecido. Es más, y para tensar el ejemplo, a veces los arkadios dicen cosas del estilo de «Churchill se parece a un bulldog». Pues bien, el análisis de la forma en que establecen tales parecidos va más allá de lo que nosotros llamaríamos «características perceptuales» de ambos elementos; hay algo en la experiencia de un padre y un hijo que los hace similares a ojos de un arkadio, y que va más allá del simple análisis perceptual de los kontenidos de cada individuo. Es necesario tener en cuenta, por ejemplo, las sensaciones emocionales que produce, así como su relación con el entorno, junto a una multitud de características posiblemente relevantes que el sistema kognitivo discrimina en cada experiencia de un padre y un hijo, o de Churchill y un bulldog, y cuyo análisis detallado nos llevaría mucho tiempo. Lo mismo sucede cuando un arkadio dice algo así como «Viktoria tiene un hilo de voz» y todos los oyentes entienden la frase al instante. La sensación que provoca en un arkadio una voz muy aguda y de bajo volumen se conecta espontáneamente con un hilo, que es fino y quebradizo. Sin embargo, la conexión no se establece únicamente por un análisis de las características perceptuales; a ello hay que añadir otros kontenidos, muchos de los cuales son, recuerda, inconscientes. Entre otras cosas, la complejidad de la similitud basada en la pancepción tiene como consecuencia el que los arkadios tengan muchas dificultades para identificar en qué se diferencian dos objetos, aun cuando estén convencidos de que son diferentes, como podría ser el caso de la distinción entre una «mirada amenazante» y una «mirada amistosa». Del mismo modo, les resulta relativamente fácil decidir si dos objetos son similares cuando se combinan muchos kontenidos a la vez (decidir si Churchill se parece a un bulldog), pero en cambio les resulta difícil decidir si son idénticos en un kontenido particular (como decidir si Churchill y un bulldog tienen los mismos ojos). La conexión de similitud del sistema kognitivo se establece sobre la base de características panceptuales globales, incluyendo kontenidos perceptuales, emocionales y cognitivos. Es, en suma, la fusión de estos kontenidos, para cuya caracterización necesitamos (además del objeto, propiedad o relación) el sistema kognitivo y su arquitectura.

—Pero decir que lo que hace que Lukas se parezca a su padre depende del sistema kognitivo, de la experiencia y del contexto donde se inscribe no es decir mucho.

—Tienes razón. Espero poder ofrecerte una explicación más amplia dentro de un tiempo. La única definición de que dispongo por el momento es que lo similar es lo que los arkadios encuentran similar. Aunque parezca circular, creo que por ahora podemos trabajar con esta idea. Los humanos también tenemos que confiar en la gente para saber ciertas cosas (como qué personas concretas se consideran bellas, puesto que no disponemos todavía de criterios de belleza objetivos y absolutos, aunque tenemos algunos). Recuerda el ejemplo de la pancepción del color. El color que pancibe un arkadio no es una propiedad del objeto al que se le atribuye; los objetos no tienen los colores que los arkadios, o los humanos, les atribuimos. El color, en calidad de kontenido, nace de la relación entre el sistema kognitivo y el objeto. En consecuencia, la cuestión de por qué un arkadio encuentra una similitud entre una naranja y el Sol crepuscular, o entre un padre y un hijo, no puede resolverse *sólo* mediante un análisis de los objetos o los individuos; hay que considerar la relación de esos objetos con el sistema kognitivo. La conexión de similitud entre un padre y un hijo es *la* consecuencia de la activación del sistema kognitivo entero y del contraste de la vivencia actual con vivencias pasadas. Lo importante es recordar que un análisis perceptual del kontenido no nos dará la respuesta. En cualquier caso, estoy convencido de que cuando se descubran las operaciones básicas de la arquitectura kognitiva el problema de la similitud quedará resuelto. Así pues, y a la espera de ese momento, dejemos en suspenso el análisis de qué es lo que hace que la vaka-de-hoy se parezca a la vaka-de-ayer, teniendo en cuenta que K ha observado una regularidad pasmosa en el establecimiento de relaciones por parte del sistema kognitivo: todos los arkadios encuentran las mismas similitudes entre padres e hijos, y todos los arkadios coinciden en que la vaka-de-hoy se parece a la vaka-de-ayer.

—Me decepciona usted.

—Si me apuras mucho podría decirte que la capacidad arkadia de establecer similitudes se caracteriza por ser dinámica, exhaustiva y contextual. Es dinámica porque el tipo de similitud aplicado cambia de un estado de desarrollo kognitivo a otro, es decir, influyen la edad y la experiencia, el entorno, el método de presentación e incluso el estado emocional del individuo. Es exhaustiva, porque la pancepción de similitud tiene tendencia a utilizar múltiples fuentes de información; y es contextual, porque la manera de establecer ciertas relaciones entre dos objetos puede basarse en diferentes elementos, según cuál sea el objetivo.

El No-profesor O paró de hablar un momento. Aproveché para levantarme y estirar las piernas. El olor a azahar era algo más intenso que ayer.

—Lo que no entiendo es cómo diferenciar la vivencia de Katerina en la que ve una manzana sin saber qué es una manzana de otra vivencia en la que Katerina ve la manzana como una manzana, y de otra en la que ve la manzana como un tipo de fruta.

—En la primera vivencia Katerina aún no ha establecido una conexión konceptual entre los ejemplos de manzana; eso es lo que experimenta en la segunda, mientras que en la tercera establece el perfil/fondo, siendo el perfil la conexión konceptual de «manzana» y el fondo la conexión konceptual de «fruta».

—No sé. Me parece extraño que todas las capacidades conceptuales ocurran en las vivencias. ¿No abstraen algún elemento exterior a la vivencia?

—No. Las conexiones sólo existen entre kontenidos que están prisioneros de las vivencias, embebidos en ellas, y no pueden separarse de su participación en las vivencias en las que se han experimentado. Cuando Lukas ve cómo su madre vierte agua en un vaso, el memograma derivado de esa vivencia establece el «vertido de agua» como el perfil y la «cocina» como el fondo. Más tarde Lukas puede ver cómo su madre sirve sopa en un plato, y finalmente cómo coloca los cubiertos en un cajón. Tras esas situaciones el sistema kognitivo establece una conexión entre los perfiles de los tres memogramas, de manera que Lukas puede pancebir algo similar entre las acciones, aunque no esté en disposición de decir qué es. Entonces K podría afirmar que el sistema ha establecido una conexión konceptual para la relación contenido/continente.

—¿Eso no es un elemento extraído de la vivencia?

—No. La conexión konceptual no existe con independencia de los kontenidos anclados en la vivencia, puesto que no es un nuevo tipo de entidad. En las conexiones entre recuerdos de vakas no hay nada más que las trazas dejadas en el sistema kognitivo por las vakas que se han experimentado en el pasado. No es una representación de «vaka» lo que se conecta, ni tampoco un esquema mental, ni una imagen; es el residuo panceptual que, caso de repetirse, establece una conexión con el original.

—¿Y los conceptos abstractos como el de «libertad»?

—En Arkadia, estos conceptos humanos se anclan en vivencias que han transferido un signifikado particular de vivencias cotidianas adquiridas en la interacción espontánea con el mundo, condicionadas por el sistema kognitivo y su entorno social y físico.

—¿Puede explicarme esto mejor?

—Supongamos que a Katerina le chifla un programa de televisión que se emite a las siete de la tarde. Sin embargo, su madre sólo le deja ver ese programa en contadas ocasiones porque, según ella, las siete es la hora de hacer los deberes escolares. Katerina no está muy de acuerdo con esta regla, y aprovecha cualquier ocasión para ver el programa. Una día sus padres tienen que irse de viaje durante una semana y dejan a Katerina al cuidado de su abuela, que es mucho más tolerante que su madre. El primer día que llega de la escuela, Katerina experimenta la vivencia de «encender-el-televisor-sin-que-nadie-le-diga-nada». Pues bien, ésa es su primera vivencia de «libertad». A partir de ese día, Katerina experimentará muchas otras vivencias de libertad que quedarán caracterizadas en virtud de esa primera vivencia en la que se fijó como perfil/fondo el aspecto de «poder hacer algo sin que nadie me lo impida». Así, el día que Katerina oye en las noticias que los ciudadanos de Pulanda reclaman «libertad» para la isla, su sistema kognitivo transfiere esa primera vivencia personal para entender lo que ocurre en Pulanda, y esa transferencia queda caracterizada con el signifikado «Pulanda quiere hacer algo sin que nadie se lo impida». En suma, Katerina entiende «cómo se siente» la gente de Pulanda y «qué quiere», y lo hace transfiriendo su propia vivencia del asunto. Sin esta transferencia Katerina no entendería lo que sucede en Pulanda.

—¿Y estas transferencias son habituales?

—Sí, y para toda clase de lo que los humanos consideramos conceptos abstractos, como pueden ser las relaciones de jerarquía conceptual, es decir, las que nos permiten saber que un caniche es un perro, y que un perro es un mamífero, y que un mamífero es un animal. Una vez más, esto lo consiguen los arkadios teniendo en cuenta que ciertas conexiones konceptuales pueden convertirse en el perfil/fondo de una vivencia. Para ello hace falta que el arkadio haya experimentado antes vivencias cuyo perfil/fondo sea de «dependencia» o «parte-todo» (que a su vez son perfiles/fondos específicos). Este perfil/fondo puede entonces ayudar a entender que un «perro» es un «animal», al transferirse la vivencia en la que el perfil «perro» se sitúa contra un fondo con la conexión konceptual de «animal». Claro que este requisito tiene ciertos inconvenientes.

—¿Cuáles?

—El arraigo de este tipo de relaciones jerárquicas entre conexiones konceptuales en vivencias concretas tiene como consecuencia que las relaciones no tienen por qué conservar todas las propiedades de una relación de dependencia como las que establecen los humanos. Por ello pueden darse multitud de situaciones incongruentes que no respetan las estructuras lógicas de las relaciones jerárquicas. Así, un niño arkadio puede decir que un «perro» no es un «animal», a la vez que es capaz de agrupar espontáneamente los perros con los gatos, los kaballos y otros animales. Otra consecuencia es que, aunque la capacidad de un arkadio para establecer relaciones parte/todo entre conexiones konceptuales es ilimitada, los arkadios tienen muchas dificultades para captar las relaciones de inclusión en clases que los humanos calificaríamos de teóricas, como la de que los perros son animales. Esto no es una limitación de su lógica, sino que este tipo de relaciones es de una gran pobreza vivencial. A un arkadio no le cuesta nada discriminar la conexión que liga un caniche a un pastor alemán pero no a un gato, porque ha visto muchos caniches y muchos pastores alemanes, y porque ambos kontenidos comparten algunos aspectos panceptuales importantes (ladran, son emotivos, leales, etc.). Sin embargo, el concepto «animal» corresponde a una conexión konceptual muy leve; Katerina no tiene muchos recuerdos de ese kontenido, por lo que es difícil que actúe como contexto de sus vivencias. Las relaciones impuestas desde la perspectiva humana, como «los arkadios y los kaballos son animales», pueden reorganizar las vivencias, pero su potencia vivencial es mucho menor que los kontenidos habituales.

—Necesito un respiro.

—Aprovecharé para mostrarte otra especialidad arkadia.

El No-profesor O desapareció de la terraza para volver al cabo de un rato con una botella sin etiqueta. La abrió, vertió un poco de líquido sobre su mano, lo esparció y luego acercó la mano a mi cara.

—Huele.

Parecía un perfume normal y corriente.

—Perfume arkadio. ¿Qué tiene de especial?

—Ya lo verás más adelante.

—Si usted lo dice…

—¿Seguimos?

—Sí. La verdad es que sigo sin estar muy segura de que lo que me ha contado baste para dar cuenta de cómo Katerina puede pensar sobre mesas, caballos, el amor o la libertad. El caso es que cuando hablo de mesas, hablo de mesas, y cuando hablo de caballos hablo de caballos, y cuando hablo de números hablo de números. Los conceptos son cosas fijas, estables, coherentes…

—Es cierto que puede decirse que un humano tiene un concepto si puede pensar *con* él, si puede decirse que piensa *sobre* él. Aunque eso sea confundir una herramienta del pensamiento (los recuerdos concretos del concepto) con un objeto del pensamiento (el significado del concepto). Es diferente haber configurado, gracias a la experiencia, un conjunto fluido de objetos semejantes, sentir que todos los objetos esféricos de cuero tienen algún parecido; pero el concepto de pelota es muy diferente. Los conceptos tienen que corresponder a unidades de pensamiento, globalidades estables que tienen el potencial de hacerse reales a través del lenguaje.

—Eso digo yo.

—Sin embargo, en Arkadia esto no es necesariamente así. El arkadio vive en un mundo que estructura su pasado de manera que le sirve para satisfacer con creces las exigencias conceptuales de su entorno.

—Pero vamos a ver, el concepto humano de causa/efecto es algo bastante abstracto.

—Tienes razón en parte. El concepto humano de causa/efecto no puede entenderse como algo concreto porque un concepto es una abstracción, y no un resumen de muchas y diversas situaciones. En Arkadia, sin embargo, la riqueza de la relación causa/efecto puede establecerse en los distintos perfiles/fondos de las vivencias de un individuo. La manera en que las conexiones konceptuales permiten adquirir cierta generalización, en términos humanos, se consigue gracias a que la ocurrencia de un perfil/fondo concreto (como el de causa/efecto en el juego del billar) puede conectarse con otros recuerdos (como la vivencia de romper una ventana de un pelotazo, o la de comer y dejar de tener hambre). A la larga, la riqueza de todas esas vivencias permite que la conexión subraye lo que comparten (el «peso panceptual» de causa/efecto) y que siempre lleve con ella, por defecto, aquellas propiedades que parecen distinguir al concepto humano de causa/efecto: contigüidad y secuencia temporal.

—Pero por mucho que lo intente no puedo imaginar qué «peso panceptual» puede dar cuenta de que una silla y una mesa se consideren «muebles».

—Otra vez tienes razón en parte. Para categorizar una silla y una mesa como «muebles» al estilo humano hace falta más información aparte de la derivada de la similitud entre una silla y una mesa. Categorizar y encontrar similitudes son dos procesos distintos. La categorización parece ser más dependiente de la teoría, más motivada por los objetivos del individuo en relación a esos objetos, e implica propiedades que no se derivan de las similitudes entre individualidades. Sin embargo, en Arkadia esto no es así. Lo que hace que un arkadio crea que hay información no vivencial en la categoría «mueble» es que la conexión entre una silla y una mesa va más allá de lo perceptualmente similar, en el sentido humano, pero no más allá de lo panceptualmente similar. La relación entre los ejemplos de muebles no es sólo una similitud visual, sino una similitud funcional, y eso también entra en la pancepción de un kontenido.

—¿Pero cómo puede incluirse en una vivencia todo lo que define un concepto? El concepto «manzana» incluye, por ejemplo, la característica de que la manzana es «redonda» y de que sirve para «saciar el hambre». Pero eso es muy difícil incorporarlo en una vivencia, ¿no?

—Hay dos maneras de garantizar que las ocurrencias de kontenidos vivenciales tengan lo que podríamos considerar las propiedades de un concepto humano. La primera y más habitual es que los recuerdos *conlleven* estas propiedades, sea cual sea su naturaleza.

—¿Cómo es eso posible?

—Me explicaré. Supongamos que Lukas tiene, por un lado, una conexión konceptual intensa entre los recuerdos de manzanas y, por otro lado, conexiones konceptuales entre todos los objetos redondos. Pues bien, la conexión konceptual entre los distintos objetos redondos está presente en *todos* los recuerdos de manzanas. Esto es lo que quiero decir cuando digo que la conexión konceptual de manzana lleva consigo (conserva, sin que sea un dato explícito) la propiedad de «redondez». Una consecuencia es que si a Lukas se le pide que separe objetos redondos de objetos no redondos, siempre pondrá las manzanas entre los objetos redondos. De un humano podríamos decir que «tiene el conocimiento implícito de que las manzanas son redondas». Generalizando, podemos decir que sucede más o menos lo mismo con el resto de propiedades conceptuales.

—¿Y la segunda?

—La segunda manera de que se preserven las propiedades conceptuales en las estructuras de los memogramas es que la propiedad, el rasgo, se convierta en un signifikado, esto es, se focalice como un perfil/fondo. Si, por ejemplo, la conexión konceptual que liga todos los objetos redondos se focaliza como perfil, con la conexión konceptual de manzana como fondo, entonces la propiedad, el rasgo, pasará a ser un signifikado. De un humano podríamos decir que «ha concebido explícitamente que las manzanas son redondas».

—Entonces no hay diferencia entre la categoría de, por poner un ejemplo extravagante, «todas las vakas que he visto en sábado y tienen más de veinte meses» y la de «todas las vakas que he visto».

—Tampoco es eso. Tienes razón en señalar que incluso en Arkadia no todas las conexiones konceptuales «valen» lo mismo. Ciertas conexiones konceptuales, como la red de relaciones entre los recuerdos de «vaka», pueden funcionar como un elemento, como una unidad, un átomo, al menos de manera potencial. Su preeminencia, por repetición de la conexión, permite que la estructura tenga propiedades conceptuales especiales. En concreto, la conexión entre todas las ocurrencias de un kontenido permite que cuando se activa un recuerdo se activen los demás y actúen de manera coordinada a modo de contexto, un fondo sobre el que puede basarse una nueva vivencia. La conexión sólida e intensa entre los recuerdos particulares de «vaka» permite al sistema kognitivo (entre muchas otras cosas) discriminar las vakas de otros animales *como si fuera* un elemento fijo y guiar su actividad en el mundo y su percepción más o menos de acuerdo con las reglas básicas de la conceptualización o categorización humanas. Pues bien, es este tipo de conexión el que subyace en lo que hemos denominado *kontenido* de una vivencia.

—¡Ahora me sale con ésas!

—Paciencia, puesto que esto nos permite señalar que cada arkadio alberga un tipo de estructura que puede funcionar como un elemento nuclear. Cuando decimos que en una vivencia aparece el kontenido «casa» o «rojo» o «dependencia», suponemos que el sistema kognitivo arkadio ha establecido, a partir de una conexión entre los recuerdos individuales de ciertas vivencias, una relación que se mantiene activa. Y esta conexión tiene propiedades que se superponen, al menos parcialmente, a las de los conceptos humanos de «casa», «rojo» o «dependencia».

—¿Y eso no es un concepto?

—No, porque es una conexión konceptual como cualquier otra, solo que puede funcionar como una unidad de manera *disposicional*.

—¿Disposicional?

—Por disposicional entiendo aquella propiedad que se manifiesta sólo cuando se dan ciertas circunstancias. Así, el azúcar tiene la capacidad disposicional de disolverse en agua (disposicional porque es una capacidad que sólo se manifiesta en circunstancias determinadas, como cuando se añade agua a un vaso con azúcar y se agita). Igualmente, el kontenido de «vaka» es una entidad disposicional, ya que su realidad no es diferente de la de otras conexiones existentes entre elementos de los memogramas, como pueden ser las conexiones entre «mesas» y «vakas» (que también las hay, pues ambos objetos pueden verse como dotados de cuatro patas y un cuerpo), aunque funciona parcialmente como una estructura conceptual de tipo humano, puesto que facilita la discriminación entre vakas y kaballos. Como cada activación de un recuerdo de kontenido determinado activa los otros recuerdos conectados con él, esta entidad disposicional tiene poder kognitivo, y por ello puede guiar la percepción y la acción del sistema con cierto conocimiento categórico. No obstante, este conocimiento estará siempre anclado en las vivencias que dieron lugar a esas conexiones konceptuales.

—¿Y no hay algún tipo de reglas que ayude al sistema kognitivo a definir las fronteras de un concepto cuando lo hace emerger, como dice usted?

—Tampoco. Veamos lo que sucede con el concepto de «regalo». Al igual que un humano, un arkadio es capaz de discriminar qué objetos pueden contar como regalo de cumpleaños apropiado. Claramente, la adecuación de un regalo depende de numerosas variables, como por ejemplo:

(a) La edad, el sexo, los intereses, el estatuto socioeconómico del receptor;

(b) la relación entre el dador y el receptor (padre-hijo, empleado-jefe, estudiante-profesor, amigos, amantes, ex amantes, conocidos, etc.);

(c) la razón del regalo (cumpleaños, licenciatura, reconciliación, agradecimiento, Navidad, etc.);

(d) el importe adecuado.

Por lo tanto, cuando Katerina debe decidirse por un regalo para su vecina de diez años, debe tener en cuenta todas estas variables y más. Así es como Katerina sabe que una ametralladora, un coche, un bocadillo de queso, una patata, una copia de las páginas amarillas o un artículo de lencería son regalos inapropiados. Sin embargo, la comunidad arkadia no ha establecido jamás reglas explícitas que regulen estas variables, ni se enseñan reglas más o menos generales a los niños, aunque los arkadios aprenden a hacer regalos apropiados. No hay reglas explícitas, sino que las conexiones konceptuales de «regalo», de todos los regalos que Katerina ha visto ofrecer y recibir, funcionan como una unidad que le permite discriminar objetos y momentos adecuados.

—Entonces, ¿qué criterios sigue el sistema kognitivo para considerar algo como un kontenido?

—Muchos y variados.

—¿Pero se parecen a los humanos?

—A veces sí y a veces no. En general, podemos extraer ciertos criterios en virtud de los cuales la pancepción *parece adecuarse* a cierto concepto. Déjame ponerte un ejemplo, el concepto humano de «objeto».

—Está usted en su casa.

—Los arkadios han estudiado qué tienen en común las «cosas» que los humanos llamamos «objeto», y han llegado a la conclusión de que, en general, corresponden a las «cosas» pancebidas que cumplen tres condiciones. Una es la condición de *contacto*, por la cual las superficies de un objeto se mueven todas juntas. Un arkadio puede pancebir un coche como un objeto porque todas sus superficies se mueven a la vez. En cambio, una manada de lobos no se pancibe como un objeto porque las superficies de cada lobo no se mueven siempre a la vez que las de sus congéneres. La segunda condición es la de *cohesión*, por la cual todos los objetos conectan unos con otros porque sus superficies están siempre conectadas. Una pelota conecta con lo que nosotros llamamos «objeto» porque cuando es golpeada todas sus partículas trazan la misma trayectoria. En cambio, un chorro de agua no conecta con otros objetos porque se descompone en multitud de gotas, cada una de las cuales sigue una dirección particular, y cuyas superficies están conectadas sólo temporalmente en el chorro. Por último tenemos la condición de *continuidad*, por la que un arkadio conecta konceptualmente todo aquello que dibuja una sola trayectoria espaciotemporal. Esto quiere decir que la trayectoria de un objeto, como puede ser un tren en marcha, no puede estar ocupada al mismo tiempo por otro objeto, como puede ser un coche que lo atraviese.

—¿Y bien?

—Pues que la suma de estos principios nos permite definir en qué se basa la conexión que establecen los arkadios entre los «objetos». Claro está, estos principios no definen lo que un filósofo humano consideraría condiciones necesarias y suficientes para caracterizar un objeto como «objeto». Por eso no todo lo que un arkadio atiende como «objeto» es de hecho un objeto, pero estos principios permiten al menos identificar, aislar en un gran porcentaje de casos, objetos como «objetos» sin necesidad de costosas operaciones de análisis conceptual. Es más, como ya he repetido, estas condiciones dependen de las características del kontenido, de la arquitectura kognitiva del cerebro arkadio y de la experiencia acumulada por el individuo.

—¿Y eso no se parece a las condiciones de un concepto humano?

—No exactamente. Es cierto que en el caso humano hay unas condiciones que permitirían decidir si un individuo tiene o no un concepto determinado. Esto es así porque, entre otras razones, puede afirmarse que un concepto debe definirse con independencia del individuo concreto y su experiencia. Un concepto es algo que los humanos pueden compartir con independencia de las trayectorias vitales individuales. De hecho, muy pocos individuos han visto las mismas mesas o han compartido las mismas experiencias con mesas, y a pesar de ello todos tienen el mismo concepto de «mesa», sea la que sea. Por eso la gente puede entenderse. Luego están los conceptos que parecen por completo independientes de la experiencia, como el concepto de causa/efecto.

—¿Y el lenguaje no juega ningún papel en las capacidades conceptuales arkadias?

—La aparición del lenguaje es de suma importancia para la evolución del sistema kognitivo, en tanto que permite a la mayoría de niños manipular las conexiones konceptuales. Más concretamente, a partir de la primera mitad del primer año de vida, el niño arkadio empieza a incorporar formas lingüísticas que se anclan en ciertas vivencias y conexiones konceptuales. Gracias a las palabras el niño puede fijar ciertas conexiones con más intensidad que otras, lo que acabará haciéndolas especiales. El caso es que muchos kontenidos se establecen gracias básicamente a que el entorno social refuerza las conexiones entre los recuerdos de una categoría. Así, las conexiones entre kontenidos de «vakas» fueron reforzadas en Katerina por la comunidad, su madre, sus amigos, de modo que a la larga adquirieron más fuerza que las conexiones entre «vakas» y «kaballos». Cada vez que la madre de Katerina dice «vaka» cuando ve (o se refiere a) una vaka y no un kaballo, incita a Katerina a buscar lo que fija las conexiones entre «vakas» y no otras. Ahora bien, eso no excluye que Katerina pueda seguir confundiendo «vakas» con «kaballos», ya que las conexiones de similitud no dependen del lenguaje, sino de la conexión entre kontenidos «vaka» y kontenidos «kaballo». Por otro lado, este proceso no garantiza que todas las conexiones konceptuales estén conectadas por palabras, porque muchas corresponden a kontenidos de los que el arkadio no es consciente, como la conexión existente entre los objetos a ras de suelo, que acaparan más atención que los situados por encima de su cabeza (que tienden a pasar inadvertidos). Por eso, para despistar a un arkadio, siempre es mejor subirse a un árbol que esconderse tras un arbusto. En cualquier caso, ya te he explicado que los kontenidos experimentados por el arkadio pueden llegar a *nombrarse* (es decir, a identificarse) o no, pero lo que debes tener claro es que el número de las particularidades no nombradas es increíblemente grande, mucho más que el de las que llegan a nombrarse y, por tanto, a reconocerse como «conceptos». Las estructuras konceptuales son mucho más numerosas que los nombres de que disponen los arkadios para nombrarlas; en consecuencia, la cantidad de estructuras konceptuales nacidas de las conexiones de similitud panceptual entre elementos vivenciales supera en varios órdenes de magnitud la amplitud del vocabulario que aprenderá un arkadio.

De repente, un gato apareció sobre la balaustrada. Se quedó mirándonos un momento, pero enseguida perdió interés, nos pasó por alto y acomodó la cola alrededor del cuerpo.

—Hay algo que sinceramente no llego a entender. Si cada niño arkadio depende de su propia experiencia, entonces es muy probable que cada uno tenga conexiones konceptuales por completo distintas de las de sus compañeros, ¿o no?

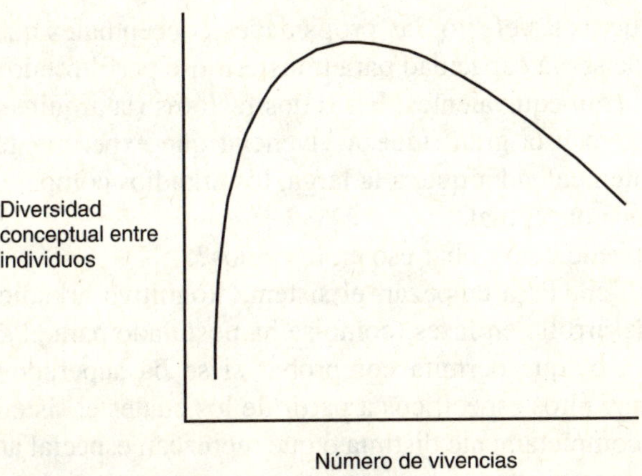

Figura 2. La homogeneidad conceptual de una comunidad se asegura por la riqueza y variedad de las vivencias de cada individuo.

—Hay dos factores independientes que se combinan y que garantizan la compartición de las conexiones konceptuales por los arkadios. Por un lado está la arquitectura cerebral. La estructura del sistema kognitivo restringe los tipos de conexiones konceptuales que se establecen. Así, los arkadios tienden a unificar las condiciones de «continuidad», «cohesión» y «contacto». Por otro lado, los arkadios tienen una gran riqueza vivencial, experimentan muchas vivencias variadas y ricas a lo largo de su vida, lo que produce una buena homogeneización interpersonal. Gracias a que los arkadios interaccionan con los mismos objetos (individuos de Arkadia) y realizan más o menos las mismas actividades, al cabo de cierto tiempo de *estar* en Arkadia cada niño arkadio ha experimentado cierto número de vivencias con signifikados equivalentes. Todos los niños acaban viendo numerosos tipos de sillas, desde todos los ángulos posibles y con multitud de usos. Igualmente, no importará que Katerina haya fijado una relación de causa/efecto a partir de la forma en que una bola de billar golpeó otra bola, porque habrá experimentado numerosas situaciones a las que habrá transferido esa relación, y que se superpondrán a muchas de las experimentadas por Lukas, quien fijó la relación causa/efecto en el jardín de su casa al romper una ventana con una pelota. En cualquier caso, y aunque el sentido transferible quedara determinado sólo por esas dos vivencias, todas las particularidades de esa conexión konceptual, sus consecuencias, sus implicaciones formales, serán las mismas o muy parecidas a las que puede haber configurado otro arkadio en su experiencia anterior. Por lo tanto, cuando ambos evoquen las vivencias respectivas en las que el perfil/fondo sea la relación que K caracteriza como de causa/efecto, las propiedades conceptuales que se deriven (como puede ser la capacidad para transferir ese perfil/fondo a nuevas situaciones) serán equivalentes. Estos dos factores (la arquitectura del sistema kognitivo y la gran riqueza vivencial que experimentan los arkadios) permiten entender que, a la larga, los arkadios compartan la misma comprensión conceptual.

—¿Se puede comprobar eso en los niños?

—Es difícil. Para empezar, el sistema kognitivo arkadio no experimenta un desarrollo en fases (como se ha postulado para el sistema cognitivo humano) que permita comprobar si se ha superado o no cierta etapa. No hay hitos específicos a partir de los cuales el sistema funciona de manera completamente distinta o que merezcan especial atención. Las vivencias no se ajustan a un esquema preciso y son susceptibles de un sinnúmero de contextualidades, lo que hace que la evolución kognitiva del niño sea muy variable, sin que sea posible determinar etapas de aprendizaje general. El hecho es que nadie dirige la vida de los arkadios hasta el punto de obligarlos a tener unas vivencias y no otras. Los verdaderos hitos konceptuales infantiles se refieren siempre a vivencias concretas en las que se discriminan ciertos kontenidos que se convierten en un perfil/fondo, que luego podrán transferirse a otras vivencias y modificar memogramas pasados. Lo importante es que no hay reglas que fijen qué conexiones konceptuales se establecerán primero y cuáles después (aunque hay secuencias conformes a leyes lógicas como la de jerarquía: para experimentar la conexión konceptual de «punto cardinal» se requiere haber experimentado antes la de «este-oeste»). Otro aspecto interesante es que, aunque no hay una diferencia fundamental entre lo concreto y lo abstracto, desde el punto de vista humano podría decirse que hay una evolución, de manera que los niños arkadios parecen empezar con un conocimiento del mundo físico y sólo luego pasan a entender términos como «justicia», «nación» o «paz». Sin embargo, hay numerosas pruebas de que el sentido abstracto se aplica a muchos kontenidos de aparición muy temprana (como el de la partícula «porque», que los niños arkadios de apenas dos años manejan fácilmente). Cierto, después de los dos años los niños empiezan gracias al lenguaje a subrayar, a reforzar, aquellas conexiones konceptuales que se superponen a los conceptos humanos, es decir, las que se refieren a objetos, propiedades y acciones concretas. No obstante, el reforzamiento de dichas conexiones no implica que las anteriores se desvanezcan, que dejen de tener algún papel o que no se creen otras nuevas.

Me pareció oír una algarabía de niños, como si salieran en tropel de algún sitio. Pero no pude verlos.

—Entonces, ¿cómo y cuándo podemos decir de un arkadio que posee algo equivalente al concepto humano de «causa/efecto»?

—La verdad es que todavía no estoy seguro de cómo puede afirmarse que un arkadio tiene competencia en un concepto, que efectúa sus actividades cognitivas *como si* poseyera el concepto. No hay criterios muy claros al respecto; unos dependen de lo que un arkadio puede *hacer* y otros de cómo puede *aprehender* o *razonar* una situación. Mi caracterización del concepto en Arkadia es más bien pragmática. En este sentido, podríamos decir que un arkadio es conceptualmente competente (en el sentido humano) si sus estructuras vivenciales satisfacen de manera suficiente los requerimientos de una estructura conceptual humana.

—Al menos habrá un momento a partir del cual se pueda afirmar que Katerina sabe qué es una mesa, ¿o no?

—Más o menos.

—¿Qué quiere decir?

—Estarás de acuerdo conmigo en que es posible valorar de manera casi intuitiva si un humano es competente en un concepto determinado.

—No sabría qué decirle.

—Supón que es así.

—Repito: al menos habrá un momento a partir del cual se pueda afirmar que Katerina sabe qué es una mesa, ¿no?

—Más o menos. Digamos que no estaremos satisfechos hasta que las conexiones konceptuales no cumplan ciertas «condiciones conceptuales», como podría denominárselas. Las condiciones conceptuales serían aquellas que, cuando lleguemos a describirlas, corresponderán a las propiedades de un concepto y sólo de ése. Por el momento bastará suponer que las condiciones conceptuales son las condiciones necesarias y suficientes que impone K sobre ese concepto, y que llamaré:

Condiciones K: Las condiciones necesarias y suficientes que debe cumplir un concepto humano.

En este sentido, yo diría que lo que garantiza que el arkadio pueda exhibir una competencia conceptual por lo menos parcial es lo que llamaré:

Adecuación conceptual: una conexión konceptual es conceptualmente adecuada cuando cumple de manera «satisficiente» las condiciones K de un concepto.

—Vaya por Dios.

—Veamos qué quiere decir todo esto, empezando por el término «satisficiente». Pensemos en un portero de fútbol. Cuando un delantero del equipo contrario chuta hacia la portería, el portero debe predecir el movimiento de la pelota para poder pararla. Pues bien, para computar esa trayectoria correctamente el sistema kognitivo arkadio debería aplicar una disciplina de la física denominada *dinámica*. La información dinámica describe las fuerzas que causan el movimiento o que actúan sobre los objetos másicos, teniendo en cuenta variables como la masa del objeto (en este caso la pelota), la fuerza impulsora, la velocidad, etc. Sin embargo, no parece que el sistema kognitivo arkadio calcule la trayectoria de los objetos con arreglo a la dinámica, puesto que no tiene en cuenta magnitudes como la masa o la fuerza. Por las investigaciones llevadas a cabo hasta ahora, parece ser que el sistema kognitivo sólo es sensible a magnitudes cuya descripción compete a otra parte de la física: la *cinética*. La información cinética describe el movimiento puro de los cuerpos, sin tener en cuenta la masa, sólo la posición, la velocidad y la aceleración del objeto.

—¿Y bien?

—El problema es que la cinética es menos eficaz que la dinámica a la hora de predecir la trayectoria de objetos másicos. De hecho, los experimentos muestran que los arkadios se equivocan a menudo al predecir la trayectoria de este tipo de objetos. Sin embargo, en el día a día, en los partidos de fútbol, los arkadios se las arreglan muy bien a pesar de esta limitación. No sólo evitan goles, sino que, entre otras cosas, son capaces de moverse sin chocar con otros jugadores y de anticipar las trayectorias de jugadores o pelotas para interceptarlos, seguirlos o evitarlos, algo muy útil cuando se es jugador de fútbol, o simplemente cuando se quiere evitar ser atropellado por un coche.

—¿Por qué emplea el sistema kognitivo un método imperfecto?

—Porque la computación cinética es muchísimo más simple que la dinámica. Al adoptar la cinética el sistema kognitivo se ahorra un sistema de computación mucho más complicado. Además, los errores que comete suelen ser de poca monta, y corregibles mediante la continua actualización de la información sensorial. Es decir, el sistema kognitivo puede cometer un pequeño error al predecir la trayectoria de una pelota que sale del pie de un delantero, pero el sentido de la vista permite la actualización casi inmediata de la trayectoria calculada. Cuando examinamos la capacidad de los arkadios para tratar con objetos en situaciones reales como un partido de fútbol, podemos decir que se adaptan eficazmente, aunque de manera incompleta, al movimiento real del objeto. Pues bien, esta eficacia incompleta pero satisfactoria es lo que quiere decir «satisficiente». En otras palabras, el sistema kognitivo cumple satisficientemente las condiciones K de la trayectoria de los objetos, lo que permite a los arkadios predecir aproximadamente dichas trayectorias y evitar, por ejemplo, que les marquen un gol. Generalizando, podemos decir que la competencia conceptual de los arkadios no se corresponde estrictamente con un conocimiento de las condiciones K del concepto humano de «objeto con masa». Ningún arkadio tiene en cuenta las condiciones necesarias y suficientes de «objeto con masa», pero mientras se cumpla la condición de adecuación «evitar goles o atropellos» podrán desenvolverse en el mundo sin demasiados problemas.

—Pero ¿cuándo es satisficiente una conexión konceptual?

—Cuando ayuda eficazmente a la supervivencia, reproducción y comunicación del individuo arkadio. La conexión konceptual es satisficiente si no confunde «escalera» con «acantilado», ni «manzana» con «araña», y si dos amantes se comprenden cuando se dicen «hagamos el amor».

—¿Y eso se consigue en algún momento?

—El concepto satisficiente es continuo y dinámico. Por un lado, un arkadio cumple la condición de adecuación de manera parcial; es decir, no se puede decir que la cumpla a partir de cierto momento, antes del cual no la cumplía, sino que la va cumpliendo cada día un poco más a medida que crece. En otras palabras, los arkadios no adquieren la adecuación conceptual de «manzana», «libertad» o «amor» de golpe. Para que así fuera tendrían que basarse en reglas adquiridas, pero, como hemos visto, las conexiones konceptuales son entidades que conectan recuerdos embebidos en un magma de vivencias. De hecho, lo que acerca la conexión konceptual a la adecuación conceptual es lo que podríamos definir como competitividad entre conexiones konceptuales:

Condición satisficiente: Una conexión konceptual se optimiza (se acerca a las condiciones K) si y sólo si tiene competencia konceptual.

En otras palabras, una determinada conexión konceptual sólo necesita incrementar su adecuación conceptual cuando haya interferencia conceptual, como cuando Katerina muerde una pera confundiéndola con una manzana y advierte que no le gustan nada las peras. En ese momento su sistema kognitivo se activa y busca nuevos kontenidos que permitan afinar la distinción entre manzanas y peras.

—¿Y qué ventajas tiene todo eso?

—La satisficiencia aporta muchas ventajas. Te pondré una analogía extraída del ámbito humano: el ajedrez. En una partida de ajedrez ningún jugador, por bueno que sea, puede examinar todas las jugadas posibles, puesto que necesitaría todo el tiempo del universo para decidirse. Ten en cuenta que la elección del movimiento óptimo en un lance del juego implicaría la evaluación de algo así como 10^{120} combinaciones, lo que está más allá de la capacidad de cualquier ser humano (o arkadio). Los jugadores sólo pueden examinar un puñado de movimientos posibles y elegir la jugada que les parezca más satisfactoria de entre el subconjunto de jugadas evaluadas. Puesto que no es factible examinar todas las posibilidades, los movimientos de ajedrez no son óptimos, sino *satisficientes*.

El No-profesor O dejó de hablar. Me levanté. El gato ya nos había abandonado. Las golondrinas estaban merendando por encima de mi cabeza.

—¿Es suficiente lo que me ha contado para explicar la competencia conceptual de los arkadios?

—No. Hay un aspecto de la competencia conceptual que aún no te he explicado.

—Ya me parecía a mí. ¿Y qué se supone que falta por explicar?

—La capacidad conceptual de los arkadios en cuanto a los conceptos humanos que el sistema kognitivo no puede concebir.

—¿A qué se refiere?

—A conceptos como «átomo», «multiplicación» o «Big Bang». A pesar de que el sistema kognitivo no puede concebirlos, los arkadios son capaces de manejarlos igual que los humanos.

—¿Cómo explica esta capacidad, entonces?

—Mediante un tipo de vivencias que llamaré *delegadas*.

—Ya empezamos…

—Me explicaré. Hay conceptos humanos que no pueden estar anclados en vivencias, por lo que los arkadios no pueden entenderlos. No hay manera, por ejemplo, de que un arkadio entienda el concepto de «infinito», o la cantidad, la numerosidad, que representa el número 125, porque no hay vivencias que puedan servir de anclaje a estos kontenidos. Para un arkadio, el aprendizaje de la numerosidad «125» es diferente del aprendizaje de «rojo», «amor», «contenido/continente» o «zapato». Los kontenidos y las conexiones konceptuales de «rojo», «amor» y «zapato» tienen, por así decirlo, una dimensión vivencial directa, cosa que no ocurre con «infinito». Sin embargo, la asombrosa plasticidad de la kognición hace que no sea necesario que todo kontenido esté anclado en vivencias directas. En estos casos, la red de conexiones konceptuales no alberga el impacto del kontenido, sino que evoca un conjunto de vivencias que garantizan el uso o aplicación del kontenido. El sistema kognitivo «delega» en estas vivencias el concepto en el sentido humano.

—Si no me lo explica mejor...

—Te pondré un ejemplo que te aclarará las ideas. ¿Verdad que a veces has medido un objeto, digamos una mesa, con la palma de tu mano?

—Sí.

—Cuando medimos un objeto a palmos y decimos que tiene «un metro veinte por ochenta centímetros» hemos delegado en la palma de nuestra mano la función de medir, a pesar de que ni es un metro ni sirve para ello. Sin embargo, como sabemos que «un palmo mide +/– veinte centímetros» podemos utilizar la mano como medidor delegado. Pues bien, los arkadios son competentes en muchos conceptos no vivenciales porque tienen un conjunto de vivencias-palmo en las cuales se han delegado los conceptos no vivenciales.

—¿Cómo es eso posible?

—Pongamos que nos referimos al concepto de «átomo». Muchos arkadios saben que pueden decir que un átomo está formado de electrones, neutrones y otras partículas, y que el hidrógeno o el oxígeno son átomos. Pues bien, como no es posible pancebir un átomo directamente, el arkadio necesita otro tipo de vivencias para concebir un «átomo». Supongamos, para simplificar, que en clase de secundaria la maestra le ha enseñado a Lukas un modelo de mecano con unas bolas de colores que representan los protones y los neutrones y unas bolitas que rodean el núcleo y que representan los electrones. En la vivencia escolar de Lukas este modelo es pancebido al principio simplemente como un «mecano de plástico». Omitiré el cómo y el porqué de esta pancepción inicial, pues tendría que referirme a un montón de vivencias anteriores; asumamos, pues, que Lukas pancibe el modelo como «mecano de plástico», y ese modelo se fija como perfil de ese perfil/fondo. En esa vivencia escolar se incorpora la palabra «átomo» como fondo y el mecano de plástico como perfil. A partir de ese momento el sistema kognitivo de Lukas dispone de una vivencia que quedará conectada con todas las demás vivencias de «átomo»; y esa vivencia funcionará como una parte más del contexto de «molécula». Así, en el futuro pueden añadirse conexiones con vivencias en las que se hablará de «valencias», «notaciones químicas», «H_2O», etc. Sin embargo, Lukas no derivará esquemas mentales o abstracciones de esas vivencias concretas, sino que el sistema kognitivo utilizará la vivencia-mecano como una vivencia delegada del concepto «átomo», si bien es cierto que no siempre la vivencia delegada podrá albergar algún tipo de «parecido», como el que puede existir lejanamente entre un mecano y un átomo de verdad.

—No sé si acabo de entender eso de las vivencias delegadas. ¿No puede ponerme otro ejemplo?

—Pongamos el caso de la aritmética. Las vivencias que permiten a un arkadio ser competente en aritmética no son vivencias propiamente aritméticas, sino vivencias cuyos kontenidos asumen la delegación de los conceptos aritméticos.

—¿Cómo?

—Recordemos, para empezar, que los números 1, 2, 3, 4, 5, 6 corresponden en el ámbito humano a «numerosidades de conjuntos». Cuando decimos que en una clase hay 25 alumnos, el 25 se refiere a una propiedad de la clase (que podemos llamar «numerosidad 25») que comparte con un cajón que contiene 25 cubiertos, o un sistema solar con 25 planetas, o cualquier conjunto con 25 elementos. Así como podemos decir que todos los alumnos del mundo tienen la propiedad de haber ido alguna vez a clase, podemos decir que todos los conjuntos del universo con 25 elementos tienen la propiedad de numerosidad 25. Para cada número, claro está, tenemos una numerosidad diferente. Ahora bien, si los arkadios no supieran contar no podrían diferenciar un grupo de numerosidad 25 de otro de numerosidad 26, y eso es porque no pueden concebir el kontenido «conjunto de 25 cosas».

—Pero saben contar.

—Ya, pero lo que quiero que entiendas es que contar es *el* recurso que tienen los arkadios para suplir su incapacidad de concebir las numerosidades de los conjuntos de más de cinco o seis cosas. Esta incapacidad la comparten los arkadios con cualquier animal. Un perro, un pájaro e incluso un primate no diferencian entre un conjunto de 25 cosas y otro de 26. Los grupos de 25 cosas no tienen nada que no tengan los de 26. De igual modo, los arkadios no tienen el concepto de «conjuntos de 25 cosas». Cuando tienen ante sí un conjunto de 25 cosas no sienten su «veinticincoidad», mientras que ante un grupo de manzanas sí pueden concebir que lo que tienen delante es un grupo de manzanas y no de peras. Gracias a que saben contar pueden *identificar* que ese grupo tiene 25 cosas, pero no pueden *concebir* que tiene 25 cosas. Necesitan un instrumento, el contar, para conseguir identificar esa propiedad, pero en cambio no necesitan ningún instrumento para concebir que es un grupo de «manzanas» o de «kaballos». Cuando un arkadio dice que «en esta clase hay 25 alumnos» *no* tiene el concepto de 25, porque no dispone de vivencias que le permitan concebir ese kontenido.

—Pero ha dicho que sí pueden concebir grupos de pocas cosas.

—Sí. De hecho, el sistema kognitivo sólo es capaz de experimentar numerosidades bajas. Un arkadio es capaz de distinguir entre conjuntos de 1, 2, 3 y hasta 4 cosas, es decir, puede atribuir la numerosidad «1», «2» o «3» a cualquier grupo de uno, dos o tres objetos. Si a un niño arkadio le ofreces tres caramelos en una mano y dos en la otra y le dices que elija, irá directamente, *sin contar*, a la mano con tres caramelos. Ahora bien, si le ofreces cinco caramelos en una y seis en la otra, el niño deberá contar. Podemos decir, por lo tanto, que los arkadios tienen vivencias caracterizables como vivencias de la numerosidad «1», «2» o «3», en el sentido de que el perfil/fondo es la focalización de la propiedad de numerosidad «1», «2» o «3». A partir de grupos de más de cuatro objetos el arkadio sólo puede distinguir la numerosidad a bulto, y no puede pasar de decir cosas como «más de 10 objetos» o «alrededor de 20 objetos» o «muchos objetos». No obstante, estas vivencias son bastante menos ricas en ejemplos y mucho más contextualizadas.

—¿Y dónde está el problema?

—El problema es que para realizar operaciones aritméticas es necesario operar con cantidades, con numerosidades; y como no tienen concepciones de cantidades superiores a 4 o 5, cuando un niño arkadio realiza la operación:

$$256 + 345 + 456 = 1057$$

no está realizando una operación aritmética propiamente dicha. Para tener el concepto de adición, los arkadios deberían poder tener el concepto de «numerosidad 256» y añadirlo a los otros. Sin embargo, y como acabo de decirte, los arkadios son incapaces de tener conceptos de numerosidad alta. Del mismo modo, cuando un arkadio dice que «tenemos 12 clases con 25 alumnos, por lo tanto tenemos 300 alumnos» no tiene el concepto de multiplicación ni el de división.

—¿Cómo consigue entonces entender y usar la aritmética?

—Gracias a vivencias delegadas. En el caso concreto de la aritmética tenemos varios tipos de vivencias delegadas, que se sirven de distintas capacidades e instrumentos. En primer lugar está la capacidad de contar. Gracias a ella es posible establecer cualquier numerosidad. Claro está, cuanto más alta es la numerosidad más tiempo se requiere. Además, sumar o restar contando con los dedos, por ejemplo, resulta complicado, e imposible multiplicar y dividir. Por ello, el instrumento más importante para la competencia en aritmética es el lenguaje y la notación arábiga. Estos instrumentos permiten delegar en las cifras las numerosidades que no pueden concebirse vivencialmente. Así, cuando un arkadio oye, dice o escribe «125» no tiene por qué entender el concepto de «numerosidad 125». Delega el concepto en la cifra. Finalmente, otro tipo de vivencias aritméticas delegadas son las vivencias-operación, es decir, las vivencias que registran, entre otras cosas, las tablas de multiplicar o algoritmos especiales como el de la adición. Recordar, sin tener que concebir, que «cuatro por tres son doce» o que en la columna de las unidades de la suma:

$$
\begin{array}{r}
24 \\
+\ 37 \\
\hline
61
\end{array}
$$

«nos llevamos una» es una gran ventaja a la hora de realizar operaciones aritméticas. El lenguaje, los algoritmos, el papel, el lápiz y demás estructuras permiten crear vivencias delegadas de las operaciones reales. En definitiva, las vivencias que permiten a Katerina decir algo correcto acerca de «125» y de «átomo» son vivencias que no contienen (o no han resultado del impacto de) esos kontenidos, sino que son vivencias complejas estructuradas alrededor de ciertas vivencias que incorporan o satisfacen las condiciones K para ese concepto.

—¿Y los arkadios no diferencian entre ambos tipos de vivencia?

—No, porque las vivencias delegadas acaban siendo transparentes; el arkadio es tan poco consciente de su uso que parece que no están. Así como se aprende a jugar al ajedrez mediante reglas de movimiento de las piezas que luego se acaban olvidando a pesar de que se siguen aplicando, el uso de palabras como «125» o «átomo» sigue el mismo proceso.

—¿Y por qué no todos los conceptos son delegados?

—Porque entonces no entenderían nada del mundo. Además, el hecho de que los kontenidos «125» o «átomo» se anclen en memogramas que ejemplifican las garantías para las condiciones K de esos kontenidos, y no el impacto directo de los mismos, tiene sus desventajas. La más importante es que a menudo los kontenidos se aplican incorrectamente; en ocasiones los arkadios echan mano de una vivencia correspondiente a otro término. La vivencia para el término «125» es muy parecida a la de «126» o incluso «156», como las de «4×7» y «5×7», por lo que es fácil confundirlas. Los arkadios pueden confundir fácilmente «átomo» y «molécula», sobre todo si no han enriquecido sus memogramas originales con muchos otros memogramas, como hacen los físicos y químicos. También pueden confundir «X está a 166.000 años luz de la Tierra» con «X está a 166.000 millones de años luz de la Tierra», ya que la pancepción de 166.000 años luz es muy similar a la de 166.000 millones años luz, a pesar de que la diferencia como propiedad del universo es astronómica. Los kontenidos delegados son muy susceptibles de errores de aplicación.

—¿Y estos errores no ocurren con las vivencias genuinas?

—No, estos problemas no se plantean en el caso de las vivencias genuinas, pues es difícil que un arkadio confunda el kontenido de «amor» con el de «miedo» y dude a la hora de discriminar alguna vivencia con la propiedad amor, como sería el caso de que Katerina, ante un atracador, dudase entre «declarar su amor al atracador» o «huir de él». En estos casos, las conexiones konceptuales empleadas por los arkadios sí que tienen una ocurrencia básica y fundamental en el bagaje vivencial.

—¿Y no tienen ventajas las vivencias delegadas?

—Desde luego. Las vivencias delegadas son mucho más plásticas; se puede incluso variar sus usos con más facilidad que en el caso de vivencias originales. Así ha ocurrido en la historia de la cultura arkadia, ya que algunas de esas vivencias han modificado las garantías de un kontenido determinado cuando se ha sabido algo más sobre los kontenidos originales. Eso fue lo que ocurrió en la ciencia arkadia cuando se descubrió que la epilepsia no era una posesión demoniaca, o cuando se supo que los átomos están compuestos de elementos más fundamentales que los protones y los neutrones. En estos casos la vivencia puede variar sus condiciones de aplicación, ya que la estructura del memograma en el que se inscribe el kontenido puede modificarse sin problema.

Se hizo un silencio.

—¿Vamos bien?

—Pues no sé qué decirle. Antes de que el puñetero Sol acabe con la tarde, y teniendo en cuenta lo diferentes que parecen ser los arkadios de los humanos, me gustaría que me indicara cómo debería estudiarse la capacidad conceptual de esta gente.

—En mi opinión, dado que la elegancia de la estructura conceptual no se corresponde con la verdadera naturaleza de la kognición arkadia, lo que debemos hacer es fundar una disciplina de investigación que diseccione las vivencias hasta el mínimo detalle, examine lo que el individuo arkadio identifica en esas vivencias, cómo lo selecciona y organiza, y qué tipo de relaciones establece con otras vivencias, además de cuándo y por qué hace transferencias. Es una tarea ardua, sin duda, y todavía queda por delante el estudio pormenorizado de los kontenidos, de la estructura de las vivencias, para lo cual todavía falta mucho.

En ese mismo instante, y como si me hubiese escuchado, los últimos rayos anaranjados del Sol desaparecieron de la terraza. Miré al horizonte y vi el último resplandor.

—Bueno, es hora de irse a la cama.

—Pero si todavía tengo muchas cosas que preguntarle.

—Mañana.

Me costó menos llegar a la habitación que el día anterior. Me dirigí a la ventana. Desde allí se veía la misma parte del pueblo que desde la terraza. Como por arte de magia, parecía que hasta los perros se habían ido a dormir. Me senté en la cama, e intenté pensar en todo lo que me había dicho el No-profesor O.

Miércoles
De cómo se puede vivir en un mundo virtual

El conejo volvió a ser, muy a mi pesar, mi despertador. Entró en la habitación lanzando su retahíla de advertencias sobre el té, y mi primera reacción volvió a ser la de sobresalto.

—Déjame en paz.

Me volví de cara a la pared, mientras el conejo seguía insistiendo en que nos apresuráramos.

—Pues llegarás tarde al té.

Esta vez el conejo no me esperó y desapareció por la puerta. Me levanté y me solacé con un buen baño, lo que me abrió el apetito en el estómago y en la cabeza. Llegué canturreando a la terraza, donde ya me estaba esperando el bueno del No-profesor O, como siempre.

—¡Qué contenta vienes hoy, Alicia!

—Hay días para todo.

Desayuné o, según se mire, merendé. El silencio que se produjo durante esos momentos fue quizás el episodio más relajado que había vivido desde que llegué a Arkadia, aunque no duró mucho.

—¿Quieres contarme alguna perplejidad antes de empezar?

—Sí. No sé si se lo he dicho, pero me fascinan los proverbios, y creo que la fascinación proviene de lo que pasó con éste: «El pez es el único que no tiene conciencia del agua». Recuerdo el día en que lo oí por primera vez, y el esfuerzo inútil que hice para entenderlo. Hasta un día en que me encontré por la calle con un amigo mío muy despistado y listo. Me paró y me preguntó: «¿Encuentras extraño que los antiguos creyeran que el Sol daba vueltas alrededor de la Tierra?». Yo le dije que no. Mi amigo me preguntó por qué. «Porque parece que el Sol diera vueltas alrededor de la Tierra», contesté satisfecha. Volvió a preguntarme por qué. «Porque el Sol parece viajar por el cielo», respondí, a lo que mi amigo despistado replicó: «¿Y cómo debería parecer que es la Tierra la que da vueltas alrededor del Sol?». Entonces me sentí el pez más estúpido del universo, porque el caso es que no hay otra manera de contemplar el Sol. Me gustaría que me explicara qué pasó aquí.

—Vamos a ver si puedo ayudarte a no sentirte tan estúpida. De acuerdo con lo dicho hasta ahora, lo que debes tener claro es que la vivencia es el eje de las capacidades cognitivas arkadias. Desde el instante mismo del nacimiento, el sistema kognitivo fija los momentos de su vida que registra en forma de memogramas, los cuales (junto con lás relaciones que se establecen entre los elementos de las vivencias) permitirán al arkadio desenvolverse eficazmente en el mundo. También hemos visto que los memogramas adquiridos por el arkadio en sus primeros años de vida conforman su cuerpo de conocimiento básico. Es precisamente en los inicios del desarrollo de là vida arkadia cuando se fundamenta la casi totalidad de los memogramas. Éstos conformarán las estructuras cognitivas sobre las que se incorporarán, o con las que se relacionarán, las vivencias futuras. Por ello, para que los arkadios lleguen a comportarse como adultos conceptualmente competentes, es necesario que el bebé arkadio experimente decenas de miles de vivencias al principio de su vida. De hecho, no me extrañaría que el peso de esos primeros memogramas condicionara *la gran mayoría* de las vivencias que se experimentarán a lo largo de la vida. Claro que, como te dije, cada situación conforma una vivencia distinta, lo que parece apoyar la versión contraria, es decir, que la vida aporta nuevos memogramas a diario y que, hasta su muerte, el arkadio no hace más que experimentar nuevas vivencias. Sin embargo, las vivencias del adulto suelen basarse en episodios ya experimentados. Aunque las vivencias posteriores son las que ocuparán o determinarán *la vida del adulto*, las vivencias de la infancia son esenciales. En otras palabras, a pesar de que un adulto vive fundamentalmente sobre las vivencias de su infancia y, por ende, las vivencias que ocupan su día a día representan una fracción menor, estas últimas son las más importantes, porque son las que deciden.

—Déme ejemplos, si no le importa.

—Durante las horas que ejerce, un médico vive en un mundo que él mismo ha configurado a partir de cierto número de vivencias importantes, pero insignificantes en comparación con las que experimentó en su infancia. No obstante, las vivencias infantiles forman una especie de suelo invisible sobre el que pisa, mientras que las de «medicina» son las más visibles.

—Todo esto es muy bonito, pero me gustaría que me explicara más concretamente cómo participan los memogramas en la vida de los arkadios, y cómo ayudan a la comprensión del mundo en cada situación que vive el individuo.

—Veamos. Como te he explicado hasta ahora, los memogramas son estructuras atómicas, nucleares, que registran las características panceptuales de un episodio. Pues bien, la idea es que todos los memogramas relevantes en una situación concreta se activan en la vivencia que se experimenta. Básicamente, su función es establecer un contexto y transferir su signifikado cuando es necesario. De esta manera el arkadio puede comprender la situación y guiar su curso de acciones. Así, cuando un individuo experimenta una situación ya conocida, en un entorno familiar y con un curso de acciones ya automatizado, podemos decir que son las vivencias pasadas activadas las que guían al individuo por esa situación sin que tenga que analizar nada en concreto.

—Pero ¿qué quiere decir que el sistema cognitivo activa todas *las vivencias relevantes?*

—Para resumir, te podría decir que el cerebro arkadio aprehende cada momento nuevo en la vida de un individuo con una pregunta en mente: ¿a qué parte del pasado pertenece el momento actual?

—Clarifíqueme eso, por favor.

—Cuando Katerina se levanta por la mañana y se dirige al baño se activan las vivencias relacionadas con las actividades de baño-cuando-uno-se-levanta-por-la-mañana. De forma más general, el mecanismo por el que se activan las vivencias se parece a lo que ocurre cuando nuestro cerebro humano activa una esfera de conocimiento que creemos apropiada para una situación; en otras palabras, se trata de activar ciertos procesos cognitivos a partir de un estímulo informativo que «avisa» al sistema implicado. Esto ocurre, por ejemplo, cuando a un individuo se le dice que «a partir de ahora te haré preguntas sobre animales» y responde a la primera pregunta antes que otra persona a la que no se le ha puesto sobre aviso. Pues bien, cuando Katerina se dirige al baño, su sistema kognitivo activa todos los memogramas referidos a «baño», que funcionan como un contexto. Todo lo que Katerina mira, toca y hace se conecta con los memogramas superpuestos de todas las vivencias de Katerina en *su* baño y en todos los baños que ha visitado, y todo lo que Katerina mira, toca o huele pasa por esos memogramas.

—Pero ¿cómo pueden activarse todas las vivencias al mismo tiempo? Por lo que me ha dicho, el sistema kognitivo puede registrar decenas de miles de vivencias distintas en decenas de miles de memogramas distintos, con centenares de elementos en cada uno de ellos, ¿no?

—Sí, pero recuerda que el sistema kognitivo es muy eficiente a la hora de encontrar parecidos, por lo que cuando dos vivencias se parecen mucho se superponen y acaban, de alguna manera, fusionándose. Por ello, aunque quizá sería posible identificar en el cerebro de Katerina el primer día que entró en su baño, es del todo imposible recuperar cualquier vivencia original de Katerina cuando ya estaba familiarizada con su baño (no podemos comparar, por ejemplo, la vivencia de su entrada en el baño la mañana del día 13 de febrero de hace 6 años con la vivencia de su entrada en el baño el día 25 de marzo de hace 4 años). Es por esta fusión o superposición por lo que las vivencias no *pesan*. Por ejemplo, cuando Lukas se afeita no tiene la sensación de que es la 2.500-ésima vez que lo hace, sino una más de muchas. Además, el hecho de que una vivencia se active no implica que tenga que ser consciente, es decir, que esa información pase a ser «experimentada subjetivamente» como lo es un recuerdo. La activación de todos los memogramas relevantes funciona como un suelo invisible, como lo que se activa en tu cerebro cuando te despiertas por la noche y vas al baño sin tener que encender la luz. Eres capaz de orientarte y calcular las distancias sin que nunca hayas contado los pasos de tu dormitorio al baño. Pues bien, algo parecido representa la activación de todos los memogramas relevantes.

—¿Qué ocurre si no se activan las vivencias relevantes para esa situación?

—Algo parecido a lo que experimentamos los humanos ante situaciones imprevistas. Cuando un arkadio experimenta una vivencia inesperada, el individuo no entiende nada de lo que está pasando hasta que se activan los memogramas relevantes, lo que puede tardar milésimas de segundo, varios minutos o toda la vida. Ese «no entender lo que está pasando» incluye no comprender lo que los humanos caracterizamos como estímulos sensoriales, perceptuales, cognitivos y emocionales: el arkadio recibe por unos momentos un torrente de señales caóticas que no pueden acoplarse a ninguna vivencia pasada. Una vez el sistema kognitivo relaciona la situación con alguna vivencia o conjunto de vivencias, la situación toma cuerpo y cobra sentido. Esto puede ocurrir en cualquier situación y por muy familiar que sea el contexto inesperado en el que se encuentra el arkadio. Un caso muy frecuente es el de un arkadio que se queda dormido un momento en un lugar poco familiar, como un aeropuerto mientras espera su avión, y se despierta de golpe. Al abrir los ojos pasa por un instante de desconcierto, pues donde segundos antes veía una hilera de mostradores de facturación ve durante milésimas de segundo un conjunto de formas y colores sin sentido.

—¿Hay alguna manera de relacionar este bagaje vivencial con los humanos?

—Hay una posibilidad, especialmente lo que entendemos como conocimiento, aunque la asociación será complicada. La diferencia fundamental es que el concepto de kontenido no tiene un equivalente obvio en nuestro mundo. Como hemos visto, los kontenidos no les vienen dados a los arkadios por el mundo, ni son aportados de manera innata por el sistema kognitivo, sino que surgen de la interacción entre el sistema kognitivo y el mundo. Sin el mundo no hay ningún concepto de «objeto», que requiere la conexión entre recuerdos concretos de experiencias con objetos, pero sin sistema kognitivo tampoco hay objetos, puesto que la conexión se establece mediante criterios propios de ese sistema kognitivo. Sólo a través de la experiencia y la interacción con el mundo emergen kontenidos de las vivencias. Además, las diferencias entre humanos y arkadios abarcan los conceptos de «datos sensoriales» y «procesos de pensamiento». Como vimos, en Arkadia no podemos establecer una frontera entre ambos, puesto que los datos de los sentidos están contaminados por los procesos kognitivos. Los datos sensoriales no existen con independencia de los datos cognitivos. La «rojez» de una manzana no es un dato sensorial previo a la percepción de la manzana, sino que, como dije, comparte la fiesta panceptual. Así pues, la distinción entre los datos sensoriales (lo que emerge del nervio que viene del ojo o el oído) y lo que los humanos diríamos que es un juicio sobre tales datos no es relevante. Los sentidos de los arkadios sirven para relacionar y conectar el sistema kognitivo *y todo su bagaje vivencial anterior* con el mundo. La metáfora que utilicé para caracterizar este aspecto de la mente arkadia fue la de la orquesta. Cuando una orquesta empieza a tocar, el oyente no puede separar la nota de un instrumento de su contribución a la melodía. Ambas cosas van ligadas en el tiempo. No hay «sonido del clarinete» y luego «papel de la nota en la melodía», sino que uno y otro son indiferenciables: no podemos separar la onda del sonido producido por un instrumento que contribuye a la melodía. Del mismo modo, cada vivencia incluye elementos cognitivos, perceptuales y sensoriales, y todo el procesamiento de la información atendida a través de los sentidos es un complejo de procesos distintos que incluye tanto el procesamiento sensorial como el denominado cognitivo en el caso humano. La moraleja es que resulta imposible distinguir, en el contexto de una vivencia, la información de los sentidos de la modulada por el sistema kognitivo a través de su arquitectura. Lo que percibimos en una vivencia no son datos sensoriales en estado puro. No hay percepción y luego juicio, sino que ambos son previos al estadio final, la vivencia. Por todo ello, tampoco la oposición entre procesos perceptuales y cognitivos tiene mucho fundamento: ni los primeros son divisibles según los sentidos ni los segundos corresponden a un procesador de gran generalidad.

—¿Quiere decir que todo el cerebro sirve para todo?

—No. La especialización del sistema kognitivo a la hora de modelar los distintos kontenidos del mundo es extrema, pero a la vez es un sistema interactivo e integrador en extremo, porque no hay análisis que no tenga en cuenta los demás aspectos de una vivencia. Cada kontenido está incluido en una vivencia general y su forma, contenido y sentido es dependiente de los demás aspectos de la vivencia.

Me di cuenta de que el aire estaba alterado. Se había levantado una brisa sincopada. Los perros ladraban más, y las gaviotas revoloteaban por encima de nuestras cabezas. Miré hacia el mar y vi que se estaba preparando una tormenta.

—Vayamos al grano. ¿En qué consiste el conocimiento arkadio?

—Para dar a entender mejor esto emplearé una metáfora. El conocimiento de un arkadio es el *mundo virtual* en el que vive.

—Sólo me faltaba un mundo virtual.

—Me explicaré. Como hemos visto, cada episodio en la vida de un arkadio crea lo que hemos llamado una vivencia que se registra en forma de memograma, el cual conserva las trazas panceptuales del episodio original. Pues bien, el conjunto de objetos, propiedades y relaciones que *complementaría* los memogramas de un arkadio concreto conforma una especie de mundo. El mundo virtual debería verse como una especie de mundo ficticio que sólo K podría concebir tras analizar el conjunto de vivencias experimentadas por el individuo en cuestión.

—¿Y dónde está representado ese mundo virtual?

—En ningún sitio. El mundo virtual no corresponde a una representación del mundo, ni corresponde al mundo observable *en* el sistema kognitivo. El cerebro no contiene representaciones del mundo, sino que ese mundo no es más que aquello que complementa las trazas dejadas por las vivencias originales en el sistema kognitivo. No consiste en copias, sino en lo que (en teoría) dio lugar a los memogramas del individuo arkadio: los impactos de las vivencias. Por lo tanto, el mundo virtual de los arkadios debe contemplarse como el mundo que construiríamos a partir de las vivencias del arkadio en cuestión.

—No sé si le sigo.

—Déjame recordarte la analogía de los miembros fantasma. Recuerda que, tras la amputación de una extremidad, casi todos los pacientes experimentan la alucinación de que el miembro ausente todavía está ahí. Bien, podríamos conjeturar que el mundo virtual es una especie de mundo fantasma; es un mundo que fue pancebido en el pasado, pero que ya no está ahí, a pesar de lo cual los arkadios siguen teniendo una sensación completa del mismo.

—¿Puede precisar un poco más?

—Veamos. Para precisar tengo que empezar por definir lo siguiente:

Homeostasis kognitiva: El estado de equilibrio de un sistema kognitivo con su entorno.

Y de ahí podríamos definir el mundo virtual de un arkadio como:

Mundo virtual: El mundo que mantendría la homeostasis del sistema kognitivo.

En otras palabras, el mundo virtual sería aquel que mantendría la estabilidad de las trazas kognitivas, un mundo que *no sorprendería al arkadio* que debe visitarlo exhaustivamente. Este mundo virtual sólo puede ser imaginado por K, pues sólo él puede leer en las huellas kognitivas de los arkadios y extraer los kontenidos correspondientes a las trazas de los memogramas. En el caso del miembro fantasma, correspondería a la extremidad que completaría la imagen corporal del individuo.

—¿Y de qué está compuesto ese mundo virtual?

—En principio, el mundo virtual está compuesto por todos aquellos elementos que complementan las vivencias de un arkadio. Por lo tanto, contiene los kontenidos que ha modelado el sistema kognitivo, igual que las vivencias están compuestas por kontenidos discriminados en cierto momento; es decir, consiste en un conjunto de objetos y escenas virtuales.

—Póngame ejemplos.

—Supongamos que en las vivencias de Lukas se da la circunstancia de que:

«Sólo llueve cuando hay nubes».

En consecuencia, en el mundo virtual de Lukas existe una especie de ley que puede definirse como: «Para que exista la lluvia tiene que haber nubes». Esta ley es virtual, en tanto que el sistema kognitivo de Lukas no la tiene grabada en su cerebro. En cierto modo, es como si ese mundo virtual derivado de los memogramas de Lukas *satisficiera* implícitamente esa ley, como la satisface explícitamente el mundo real. Igualmente, si en todas las vivencias de Katerina los caballos no hablan, ni tienen alas, podemos decir que en el mundo virtual de Katerina «los caballos no hablan». Ahora bien, no es que Katerina tenga un archivo en la cabeza con esta información, sino que si se encontrara alguna vez con un kaballo que habla *se sorprendería*.

—¿Y siempre tendremos que referirnos al mundo virtual entero cuando hablemos de vivencias?

—No. Para cada vivencia hay un pedazo de mundo virtual derivado. Ese pedazo de mundo puede definirse como:

Perspektiva virtual: La parte del mundo virtual que mantiene la homeostasis de una vivencia.

Cuando Katerina experimenta una vivencia cuyo perfil/fondo consiste en relacionar diferentes vivencias pasadas conforme a lo que un humano describiría como «Katerina cree que los unicornios viven en la ladera de Kúo», hay un pedazo de mundo virtual derivado de esta vivencia en el que la ladera de Kúo tiene unicornios. Por tanto, para analizar esta creencia, en el sentido humano, no es necesario derivar *todo* el mundo virtual de Katerina, sino simplemente aquella parte del mundo virtual que mantiene la homeostasis de esa vivencia o, lo que es lo mismo, la parte del mundo virtual derivada de esa vivencia. En pocas palabras, tener una vivencia implica adoptar un punto de vista en el mundo virtual, ver ese mundo de cierta manera, atender a ciertos aspectos de todo el bagaje vivencial. Es más, la definición de perspektiva nos permite definir la equivalencia entre vivencias:

Principio de equivalencia: Dos vivencias son equivalentes si y sólo si ambas comparten la misma perspektiva.

—Pero ¿por qué le llama virtual a ese mundo? ¿No es el mundo «real»? Si los memogramas se registran a través de las vivencias del individuo, entonces ese mundo que complementa las vivencias es el mundo que participó en ellas y, por lo tanto, es el mundo real, ¿no?

—Cierto, pero no debes olvidar que el sistema kognitivo registra la relación del propio sistema kognitivo con el mundo, y que su manera de modelar kontenidos no es exhaustiva; es decir, el sistema kognitivo de un arkadio no discrimina *todos* los kontenidos posibles en cada vivencia, ni tampoco habrá registrado en su vida *todos* los kontenidos que podría haber discriminado otro arkadio, o que habrá detectado K. En consecuencia, el mundo que complementa los memogramas de Katerina no es el mundo real, sino el mundo discriminado por Katerina, el mundo *de acuerdo con* Katerina. Es más, la discriminación es normalmente consistente y comparable entre todos los arkadios, pero no perfecta, y puede ocurrir que algo como un caballo con un gorrito cónico en la cabeza se vea *como no es en realidad*, como si el gorrito fuera un apéndice del caballo y, en último término, como un unicornio. No obstante, y como tú y yo sabemos, los unicornios no existen, ni siquiera en Arkadia; por eso el mundo que complementa esos memogramas no se corresponde con el mundo real, y por ello tenemos que referirnos a un mundo ficticio o virtual. Si Katerina fuera humana no podría decirse que «sabe que los unicornios existen», sino que «cree que los unicornios existen». El mundo virtual es virtual porque no coincide con lo que hemos llamado mundo real. Además, no es el mundo real porque no hay un único mundo virtual que mantenga la homeostasis, sino un conjunto de mundos virtuales posibles.

—¿Mundos virtuales posibles?

—Me explicaré. Si Lukas visitara la Torre de Pisa podría experimentar vivencias en las que la Torre estuviese inclinada 5 grados 30 minutos. Sin embargo, el mundo en el que la Torre de Pisa está inclinada 5 grados 33 minutos también puede mantener la homeostasis de esas vivencias, como también el de 5 grados 26 minutos, y así sucesivamente. Por tanto, podemos afirmar que no hay un solo mundo virtual capaz de mantener la homeostasis, sino un conjunto de mundos posibles. Como en tantas otras ocasiones en Arkadia, no tenemos varas de medir que puedan indicarnos cuándo un mundo virtual forma parte de este conjunto de mundos posibles, sino que tendremos que basarnos en cada arkadio concreto en una situación específica.

—Caramba.

—Pero hay más. El mundo virtual tampoco es el real porque no contiene todas las propiedades del mundo real. Así, aunque las manzanas que ha comido Katerina pesaban entre 150 y 250 gramos, es posible que Katerina no haya sido sensible a este kontenido, a pesar de ser una propiedad de «las manzanas comidas por Katerina». Como el sistema kognitivo no ha establecido una conexión entre los pesos de las manzanas, entonces ese kontenido no existe en su mundo virtual. En otras palabras, los mundos virtuales no contienen todos los kontenidos pancebibles. Sin embargo, y gracias a que es un mundo virtual, podemos concebirlo con huecos. Finalmente, es virtual porque puede ser un mundo falso o incongruente. El mundo virtual de Katerina es justo el complementario de sus huellas vivenciales, y ese mundo no tiene por qué contener todas las consecuencias lógicas de sus kontenidos, ni por supuesto las consecuencias naturales de esos kontenidos. Los mundos virtuales pueden incluir kontenidos que no serían posibles en ningún mundo físico.

—¿Cómo puede ser?

—Ya, a primera vista parece imposible que el mundo virtual de cada arkadio no contenga todas las consecuencias lógicas o naturales que podrían derivarse, sobre todo si ese mundo virtual tiene kontenidos que se comportan de manera lógica o conforme a las leyes naturales. No obstante, un arkadio no da por sentadas todas las consecuencias lógicas o naturales que se derivan de su mundo virtual. Por ejemplo, a pesar de que en el mundo real de Lukas existe una correlación precisa entre la carencia de vitamina C en la alimentación y la enfermedad conocida como escorbuto, de ello no se sigue que en el mundo virtual de Lukas la carencia de vitamina C provoque el escorbuto. Sólo cuando ese kontenido sea pancebido por Lukas entrará en su mundo virtual. En otras palabras, aunque el mundo real se comporte conforme a leyes que pueden inferirse de sus fenómenos, los mundos virtuales de los arkadios no tienen por qué contener tales regularidades. Los arkadios no son científicos competentes, por lo que sus mundos virtuales pueden ser muy poco «reales». Únicamente el mundo virtual de K contiene todas las consecuencias naturales del mundo real. Lo mismo puede decirse de las consecuencias lógicas.

—Acláreme mejor todo esto.

—Supongamos que Lukas intenta convencer a Katerina de la verdad de algo mostrándole que es una consecuencia lógica de su mundo virtual, como el silogismo «si la lluvia es agua y la lluvia viene de las nubes, entonces las nubes están compuestas de agua». Sin embargo, Katerina no capta enseguida esa consecuencia, sino que debe reflexionar y valorar el argumento. Ahora bien, si el mundo virtual de los arkadios contuviera todas sus consecuencias lógicas o naturales y Katerina supiera que la lluvia es agua y viene de las nubes, entonces no tendría por qué pensar en la deducción de que las nubes están compuestas de agua, sólo tendría que mirar a su mundo virtual. Por eso el mundo virtual arkadio no puede compararse con los mundos posibles de los humanos.

—¿A qué corresponde el mundo real entonces?

—Desde el punto de vista intuitivo, podríamos decir que el mundo real es el mundo que existe con independencia de los arkadios. Este mundo real también contiene cosas, propiedades, relaciones e incluso sucesos del tipo «Brasil ganó el campeonato del mundo de fútbol de 1994».

—Entonces, ¿cuál es la dificultad a la hora de pensar en el mundo real?

—No debes olvidar que el mundo real es difícil de describir o caracterizar o concebir sin recurrir al sistema kognitivo. Por ejemplo, como vimos el lunes, para explicar a qué corresponde un color debemos apelar al sistema kognitivo.

—Pero ¿acaso no tienen las cosas un color propio? ¿No son rojas las rosas, azul el cielo y anaranjadas las naranjas?

—No. Como te expliqué, el color no existe como propiedad intrínseca de los objetos, sino que es una propiedad de una relación especial entre las cosas y el sistema kognitivo. Definir un color requiere una combinación de factores, como la longitud de onda de la luz reflejada por el objeto, la textura de su superficie y otros elementos. Del mismo modo, creemos que la solidez de una piedra es una propiedad de la materia, a pesar de que una piedra, o una puerta blindada, es casi toda ella espacio vacío.

—Entonces, ¿cómo debemos describir esas propiedades? ¿Es sólido el mundo real? ¿Tiene colores? ¿No podemos describir el mundo «real» desde una perspectiva objetiva?

—Si optamos por la descripción más objetiva y fundamental, la física, entonces surgirán problemas al establecer la intersección entre el mundo real y el virtual, porque Katerina puede perder el sueño si piensa que el componente mayoritario de la puerta blindada de su casa es el «vacío». Por tanto, la idea del mundo real que nos interesa aquí debe establecerse al nivel del arkadio. Para poder evaluar si tiene o no konocimiento de algo, debemos poder decidir, por ejemplo, si Katerina sabe o no que la «nieve es blanca» con independencia de que, en términos físicos, podamos decir que la nieve no es ni blanca ni roja, sino que se ve blanca por la acción del sistema kognitivo. El mundo real existe, pero sólo puede caracterizarse a través del filtro del sistema kognitivo y sus propiedades. En consecuencia, creo que lo mejor será apelar a una suerte de mundo «verdadero», el mundo virtual de un ser omnisciente como K.

—Vaya, otro mundo, para simplificar las cosas.

—Qué quieres que te diga, Alicia, necesitamos de ese mundo verdadero porque será el mundo de referencia. Básicamente, el mundo verdadero corresponde al que alberga todos los kontenidos que podrían discriminarse y modelarse en el mundo real desde la perspektiva del sistema kognitivo arkadio; es decir:

Mundo verdadero: El mundo omnisciente (o concebido por K).

Postular el mundo verdadero tiene muchas ventajas. Así, si en cada situación, en cada vivencia, podemos comparar el mundo virtual de un arkadio concreto con el mundo verdadero, veremos que habrá momentos en que los mundos virtual y verdadero se superpondrán y otros en que divergirán. Allí donde haya superposición, el mundo virtual se corresponderá con el mundo verdadero, lo que nos permite definir un concepto muy importante:

Konocimiento: La intersección entre el mundo virtual y el verdadero.

Lógicamente, en las áreas donde no hay intersección no hay konocimiento. Por otra parte, la extensión del mundo virtual que se corresponde con el mundo verdadero puede variar mucho, desde nula a la totalidad

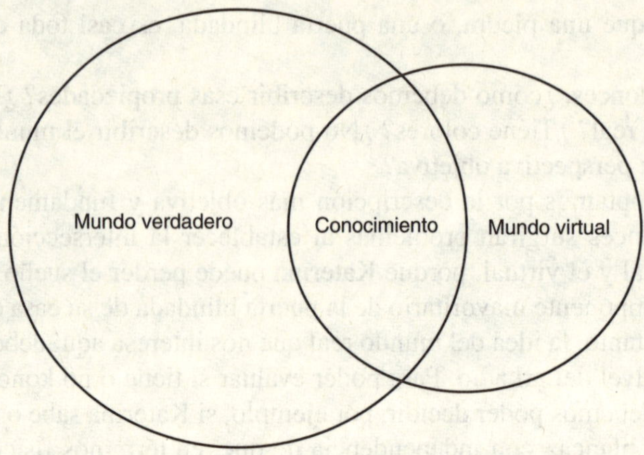

Figura 3. El conocimiento arkadio coincide con lo que una perspectiva omnisciente podría identificar como la intersección entre el mundo virtual del arkadio y el mundo verdadero.

del mundo verdadero. Claro que la posibilidad de una superposición nula es sólo teórica, porque entonces un arkadio no podría desenvolverse en el mundo. El simple hecho de que la «solidez» del suelo se superponga en los mundos virtual y verdadero basta para que la intersección no sea nula.

—Entonces, ¿el mundo verdadero es un mundo del que el arkadio sólo vislumbrará sombras, un mundo que nunca podrá conocerse?

—No. El mundo verdadero es potencialmente experimentable por los arkadios. De hecho, todo lo que cuenta como konocimiento se superpone al mundo verdadero de K. Por tanto, el problema para el arkadio no es que ese mundo esté más allá de lo cognoscible, sino que no dispone de tiempo suficiente para llegar a una superposición completa.

—Ya, pero supongamos que, por un día, todos los arkadios fueran Katerina y no hubiera manera de ver un caballo con gorrito como un caballo con gorrito en vez de un unicornio…

—Tienes razón. Puede ocurrir que la pancepción de cierto kontenido sea incompatible, para todos los arkadios, con el mundo real. La manera en que se crean los memogramas hace que el mundo complementario no siempre se corresponda con el mundo verdadero. En la situación en la que Katerina ve algo que interpreta como un «unicornio» tendríamos que decir que la perspektiva de Katerina contiene unicornios. Ahora bien, supongamos que la falta de luz impide ver que se trata de un caballo con gorrito, por lo que ningún arkadio, por muy buena vista que tenga, puede ver un «kaballo con gorrito», sino que todos verán «algo así como un unicornio». Sin embargo, lo que había era un caballo con un gorro que le había puesto Lukas. En otras palabras, en esas condiciones *siempre* se verá un unicornio, y eso debería incluir a K. En consecuencia, podría decirse que el mundo verdadero también contiene unicornios, al menos uno, puesto que en esas condiciones de iluminación siempre habrá una superposición del mundo-real-con-caballos-y-gorritos-en-condiciones-de-visualización-deficiente con el mundo virtual poblado de unicornios.

—¿Entonces?

—Pues que es incorrecto inferir de ello que el mundo verdadero, el de K, deba contener unicornios, porque el mundo verdadero contiene muchos otros elementos que no sólo diluyen la posibilidad de que existan unicornios, sino que explican por qué el caballo con gorrito se ve «como un unicornio». K conoce otros hechos que le permiten deshacer el unicornio; dispone de un tiempo infinito y la capacidad para saber que, en esas condiciones de iluminación, lo que se ve como un unicornio es un caballo con un gorro.

—Pero ¿qué quiere decir que se ve como un unicornio? ¿Cómo podemos describir ese mundo virtual que no coincide con el mundo real si sólo podemos verlo a través de los ojos del arkadio?

—Decir que Katerina «vio el caballo con gorrito como un unicornio» equivale a decir que en esas circunstancias, para ese sistema kognitivo con ese bagaje vivencial, se superpone el kontenido «unicornio». No se ve «algo que parece un unicornio», sino que es como mirar esos dibujos de unicornios que hay en muchos libros medievales. Considera la habitación de Ames. Se trata de una estructura especialmente construida por Adelbert Ames que proporciona la ilusión óptica de que dos objetos de igual tamaño parecen de tamaño muy distinto según la posición que ocupan en la habitación, y los objetos parecen desplazarse por el suelo como si subieran o bajaran. Para conseguir tales ilusiones, la habitación está distorsionada: tres de las paredes son trapezoidales y los techos están inclinados. Sin embargo, y gracias a trucos como el sombreado, la perspectiva linear y la interposición, la habitación parece normal a un observador externo. Otro ejemplo es la ilusión de Müller-Lyer, en la que dos líneas parecen tener distinta longitud cuando en realidad son iguales.

—Ya. ¿Y qué?

—Que en ciertas circunstancias el mundo se ve *como si* fuera de una manera determinada.

—¿Y todos los arkadios verían esa habitación o esas líneas de la misma manera? ¿Incluso K?

—La verdad es que no sé cómo lo vería K. Para empezar, el modelado del mundo depende del bagaje vivencial del individuo. Quizás el bagaje de K modifique su visión de la habitación, como sería el caso de un

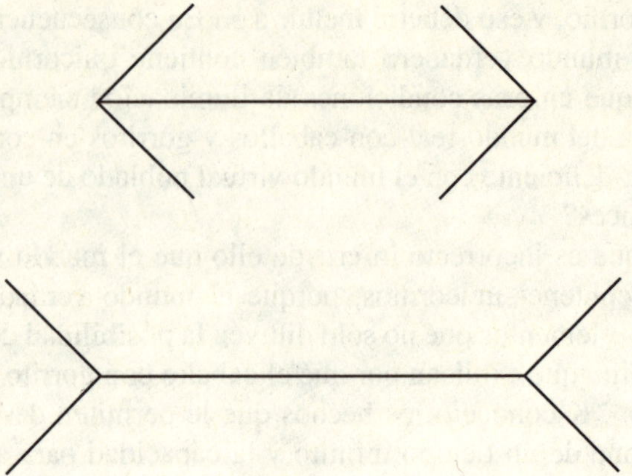

Figura 4. Ilusión de Müller-Lyer.

arkadio que hubiera vivido en un mundo donde los edificios estuvieran construidos como la habitación de Ames.

—¿A qué se refiere?

—La ilusión óptica de la habitación de Ames se debe a que en Arkadia las habitaciones tienen ángulos rectos, mientras que las líneas de Müller-Lyer se ven así porque en Arkadia los segmentos limitados por ángulos abiertos suelen corresponder a líneas que están más alejadas, por lo que cualquier diferencia de tamaño relativo a una distancia fija se asume como una diferencia de tamaño absoluto. Si los arkadios vivieran en un mundo de Ames se habrían acostumbrado a estimar los tamaños de manera distinta. Pero hay que tener en cuenta que incluso para los arkadios existen condiciones que permiten desestimar tales ocurrencias. Así, en el caso de la habitación de Ames, la ilusión se rompe si una pelota pasa de un lado a otro botando, quizá porque, en el mundo de los arkadios, la trayectoria de los objetos es algo más fundamental que los ángulos rectos de los edificios. En cualquier caso, K sabrá que es *una ilusión óptica.*

—¿Y cómo se distingue una invención producto de la imaginación de un arkadio de una vivencia original? ¿Cómo se diferencia el mundo virtual «real» del «imaginado»? ¿Y qué hay de los proyectos, los deseos? ¿A qué corresponden, por ejemplo, los planes futuros, la casa ideal, unas vacaciones soñadas? ¿Son esas cosas parte del mundo virtual?

—En cierto sentido sí lo son. La imaginación está hecha de vivencias originales, por lo que comparte la cualidad de las vivencias reales. «La casa soñada» seguramente evoca en Lukas una vivencia pasada en que vio una casa que le gustó mucho, y otra en que vivió una situación que consideró ideal para una casa. Así, la casa soñada también es una com-

112

binación de partes del mundo virtual, aunque, como luego veremos, el sistema kognitivo tiene la capacidad de modificar las trazas de las vivencias de manera que su perspektiva del mundo virtual cambia y puede considerarse una visión *nueva*.

—Si cada arkadio vive en un mundo virtual propio, ¿quiere eso decir que cada individuo vive en una realidad diferente?

—No. No debes pensar que los individuos arkadios construyen un mundo personal según sus capacidades y experiencia, y que cada mundo (y su conocimiento) es distinto. Los arkadios viven en mundos virtuales, pero se trata de mundos cuyos kontenidos son, en buena parte, compartidos con K, es decir, se superponen al mundo verdadero. Por tanto, los arkadios no viven en realidades distintas con konocimientos distintos. No construyen su realidad, sino que *descubren* el mundo verdadero a partir de sus propias vivencias.

El primer relámpago nos hizo enmudecer. El trueno tardó cuatro segundos. El aire estaba cargado de humedad, y las golondrinas se hallaban algo excitadas.

—Vaya tormenta está cayendo sobre el mar.

Nos quedamos mirando un rato el espectáculo. Aproveché la ocasión para estirar las piernas. El gato estaba escondido tras la balaustrada, espiándonos. Me miró, saltó sobre la barandilla y se sentó indiferente. Luego corrió tras algo invisible.

—Ahora que caigo, ¿qué hay de la relación entre verdad y konocimiento?

—Vuelves a dar en el clavo de un problema sensible. La verdad es algo muy importante para los humanos. También lo es en Arkadia, pero entre ambas no existe una correspondencia completa y directa. Por ejemplo, para poder afirmar de la humana Caterina que «sabe que los unicornios no existen» necesitamos tres criterios. En primer lugar, aquello de lo que se afirma que es conocido (en nuestro caso «los unicornios no existen») debe ser verdad. Esto es lo que diferencia el sentido humano de «conocimiento» de otros estados de la mente (creencias, opiniones y demás). El verbo «conocer» no acepta medias tintas: o se conoce o no se conoce. Claro que con esto no basta. Muchos enunciados son verdaderos y, sin embargo, no todo el mundo los conoce. La Tierra ya era redonda antes de Galileo, pero nadie *conocía* este hecho. En consecuencia, en el caso humano también se requiere que el individuo sea consciente del hecho. En pocas palabras, Caterina debe creer que «los unicornios no existen» para que este enunciado forme parte de su conocimiento. Pero con estos dos criterios no nos basta, ya que sería posible que Caterina dijera algo así como «estoy convencida de que el primer premio del próximo sorteo de la lotería será el número 11250», que en verdad fuera ése el número ganador y que Caterina creyera a pies juntillas que lo había adivinado. Sin embargo, haber acertado no basta, porque «adivinar» no cuenta como acto de conocimiento. En consecuencia, el tercer criterio es que el individuo tenga buenas razones, o pruebas, para creer en lo que cree.

—¿Qué clase de pruebas?

—En el caso humano las razones o pruebas provienen de la observación directa (ver algo nos permite decir que existe), el razonamiento (podemos saber que «muerto» es lo contrario de «vivo» simplemente meditando sobre ello) o la autoridad (si un científico nos dice que los unicornios no existen, entonces lo damos por cierto).

—¿Y en Arkadia?

—Aquí la cosa es más complicada. En primer lugar, no es posible establecer ningún criterio sobre la verdad de una creencia. Aún no puedo decirte por qué, pues necesitaría de ciertas ideas que no te he explicado, aunque lo haré mañana. Como aperitivo te diré que para poder establecer la «verdad» del mundo virtual de un arkadio deberíamos poder transformar sus vivencias en elementos susceptibles de ser verdaderos o falsos, es decir, de compararse con algún aspecto del mundo que los confirme o niegue. En el mundo humano esto se consigue a través del lenguaje y sus oraciones, cosa que en Arkadia no es posible, pues el lenguaje arkadio es muy poco fiable en cuanto a su aptitud para fijar, relacionar o caracterizar kontenidos, por lo que es mejor prescindir de él. Y si no tenemos otra manera de describir esas «cosas» verdaderas o falsas, entonces no puede decirse que sean verdaderas o falsas.

—¿Y bien?

—El requerimiento de certeza puede suplirse por la superposición de los mundos virtual y verdadero. Como quiera que el mundo verdadero es un mundo concebido por un ser omnisciente, puede suponerse que es «verdadero» en sentido absoluto, y no por oposición a algo que sea falso, pues no es posible caracterizar cada una de sus partes en elementos que puedan describirse como verdaderos o falsos. En consecuencia, allí donde haya superposición puede decirse que esa parte del mundo es «verdadera».

—¿Y ya está?

—Claro que no. El problema para un arkadio es *cómo* y *cuándo* decidir que ambos mundos se superponen. Por el momento es suficiente considerar que dicha superposición es factible y que podemos referirnos a ello como una posibilidad, y como tal empleable a modo de argumento.

—Pero lo que me está diciendo es imposible. Según usted, si un arkadio dice que «Brasil ganó el campeonato mundial de fútbol de 1990», otro

114

no puede contestarle: «Mientes, porque Brasil no ganó el campeonato mundial de fútbol de 1990». ¿Qué debe pasar para que alguien pueda decir que lo primero «no es verdad»; o es que los arkadios no dicen cosas así?

—Bueno, para empezar, es verdad que en Arkadia también se hace un uso corriente de expresiones que se refieren a la verdad o falsedad de algo. Lo que sucede es que el mapa de lo que es verdadero y falso no puede establecerse de manera sencilla. Como te he dicho, el lenguaje arkadio es muy poco fiable en cuanto a su aptitud para fijar, relacionar o caracterizar kontenidos, por lo que debemos prescindir de él a la hora de determinar la verdad o falsedad de algo. El hecho es que no tenemos otro modo de caracterizar esas «cosas», pues ni del mundo virtual ni del verdadero puede decirse que sean verdaderos o falsos. Ahora bien, los arkadios pueden convenir, y de hecho lo hacen, en emplear los calificativos «verdadero» o «falso» de una manera sutil, pero muy sencilla e intuitiva, para referirse *no* a una frase concreta como «Brasil ganó el campeonato mundial de fútbol de 1990», sino para confirmar o rechazar la perspektiva adoptada por un interlocutor, y que la oración no *describe* sino *indica*. Claro que, como veremos mañana, esta actividad «indicadora» no está garantizada por la frase, por lo que uno no puede simplemente fiarse de ella. Es en la perspektiva (que no es caracterizable con una frase) donde los arkadios fijan la verdad o falsedad. Es cierto que la frase es un aspecto imprescindible para que los interlocutores se pongan de acuerdo sobre la perspektiva a la que se refieren; pero los arkadios saben (o intuyen) cuál es la perspektiva no sólo a través de la frase, sino que tienen en cuenta un montón de aspectos adicionales. En consecuencia, si dos interlocutores no pueden adoptar la misma perspektiva, entonces la frase es inútil como medio para establecer la verdad o la mentira. Por todo ello, cuando Katerina dice que «Brasil ganó el campeonato mundial de fútbol de 1990» y Lukas le contesta «eso no es verdad», este «eso» no se refiere al «sentido humano» de la oración «Brasil ganó el campeonato mundial de fútbol de 1990», sino a la perspektiva adoptada por Katerina sobre su mundo virtual, que no es comparable con la de Lukas, ni con el mundo verdadero. En cualquier caso, esto lo trataremos con más profundidad a partir de mañana.

—Mañana, siempre mañana…

—Paciencia. Vayamos al segundo criterio. Aquí el asunto tampoco se presenta muy compatible con el caso humano. Es más, el hecho mismo de referirnos al mundo virtual de un arkadio ya implica la propiedad de que el individuo arkadio *cree* en él, puesto que es el mundo que se deriva de sus memogramas. Si esos memogramas se completan con un mundo en el que hay unicornios, entonces Katerina creerá, en el sentido humano de la palabra, que los unicornios existen.

—Entonces, ¿sabe Katerina algo verdadero del mundo o no?

—Para entender este aspecto de los arkadios debemos tratar dos cuestiones. La primera es cómo decidir que los memogramas son *fiables*, es decir, cómo es posible que se desenvuelvan en un mundo real si de hecho viven en un mundo virtual; la segunda es cómo pueden saber los propios arkadios si están lejos o cerca de la correspondencia con el mundo verdadero.

—Prosiga.

—La respuesta a la primera cuestión es que los arkadios pueden arreglárselas en el mundo real gracias a la adecuación konceptual de la que hablábamos ayer. Recuerda que la adecuación konceptual permite decir algo muy vago y hasta mutable acerca de la competencia conceptual de un arkadio: que puede aprehender el mundo y desenvolverse en él, en condiciones normales, *como si tuviera* el concepto que le permite ejecutar sus actividades cognitivas de manera *satisficiente*, es decir, como si fuera competente en dicho concepto. Como vimos, los arkadios no necesitan pancebir los kontenidos de «masa» y «fuerza» para interactuar de manera eficaz y segura con el mundo físico; sólo necesitan ser sensibles a los principios de la cinética y a kontenidos como «velocidad» y «aceleración» para cumplir con satisficiencia las funciones kognitivas que los conceptos de «masa» y «fuerza» cumplen en el mundo humano. El sistema kognitivo consigue un ajuste constante entre la trayectoria de un objeto real que se mueve conforme a los principios de la dinámica y la trayectoria de un objeto que se mueve conforme a los principios de la cinética, y este ajuste se logra gracias, sobre todo, al sentido de la vista. Además, aun cuando no se consiga dicho ajuste, las diferencias entre ambas trayectorias casi siempre serán insignificantes para la interacción de los arkadios con el mundo.

—¿Y la segunda cuestión?

—Se refiere a cómo puede saber un arkadio si está lejos o cerca de la correspondencia entre el mundo verdadero y su mundo virtual. Pues bien, en principio parecería que sólo K podría saberlo, ya que es el único que *conoce* el mundo verdadero en su totalidad. No obstante, los arkadios pueden tener pistas de que su mundo virtual coincide con el verdadero; y esas pistas se parecen al tercero de los criterios que he mencionado antes. Es el tercer criterio el que permite a los arkadios concebir el grado de correspondencia entre su mundo virtual y el mundo verdadero para establecer qué es konocimiento y qué no.

—¿Y cómo lo hacen?

—El hecho es que los arkadios no pueden tener una aptitud verificadora completa para determinar que «conocen algo». En otras palabras, no pueden saber a ciencia cierta que su mundo virtual corresponde al verdadero, porque no tienen mecanismos absolutos para garantizar tal cosa.

—¿Y entonces?

—Para garantizar la correspondencia entre los mundos verdadero y virtual, los arkadios pueden basarse en lo que llamaré garantías omniscientes, o garantías K, siendo estas garantías las que marcan el grado de verosimilitud de la perspektiva, que nunca es absoluto, sino *mayor* o *menor*, a saber:

Garantías K (omniscientes): Las condiciones que garantizan la correspondencia entre los mundos virtual y verdadero.

—Vaya por Dios. ¿Es necesario inventar eso ahora?

—Sí, pero no te preocupes. Estas garantías son muy similares a ciertas condiciones de los humanos.

—Lo de «muy similares» ya me asusta.

—Vamos a ver. Algunas de estas garantías se refieren al sentido común, como la garantía de la observación directa, la autoridad social o la experiencia, más otras que ha ido aportando la ciencia. Así, la garantía de ver-con-los-propios-ojos es una buena garantía omnisciente. Por ejemplo, Lukas puede decir que «Markos ha ido a ver una película porque lo he visto entrar en un cine», lo que implica que tiene la garantía omnisciente de haberlo-visto-con-sus-propios-ojos. Por otro lado, Katerina puede decir que «Marko no fue al cine ayer porque él lo niega», siendo la garantía omnisciente de Katerina lo que a veces se ha llamado *principio de caridad*, que consiste en suponer, al menos de entrada, que dos arkadios cualquiera comparten la perspektiva del mundo verdadero que evoca una determinada frase. Otra clase de garantías tiene una naturaleza más objetiva (en términos humanos), como cuando Lukas dice que «Markos ha besado a Klea» basándose en la garantía K de un video en el que se ve a Markos besando a Klea.

—¿Y qué hay de la afirmación falsa de Katerina de que «Brasil ganó el campeonato mundial de fútbol de 1990»?

—En este caso el problema es que en el mundo virtual de Katerina la afirmación puede ser cierta. Sin embargo, Lukas puede decir que «no es verdad» porque tiene ciertas garantías K de que el suceso verdadero, sea cual sea, está más cerca de «Brasil no ganó el campeonato mundial de fútbol de 1990». Esas garantías pueden ser diversas (como la coincidencia del suceso con un evento personal indiscutible del estilo de «cumplí

20 años el mismo día que Alemania ganó el campeonato mundial en 1990», o una referencia bibliográfica del tipo «lo he leído en la *Historia de los campeonatos mundiales de fútbol*».

—¿Y hay algo o alguien que decida qué vale como garantía K?

—Tanto lo que cuenta como garantía como lo que no es algo que no puede establecerse de antemano y, de hecho, esta cuestión no se resolverá hasta que alguien alcance el estado de conocimiento de K; sólo entonces podrá saber cómo se sostiene la correspondencia entre un mundo virtual concreto y el mundo verdadero.

—Pero algo podrán decir, como por ejemplo que algunas garantías K tienen más valor que otras, ¿o no?

—El tema de quién o qué decide la fortaleza de una garantía es objeto de debate intenso entre los arkadios, pero en general han convenido en que hay propiedades de las garantías que determinan su mayor o menor verosimilitud. Así, la observación directa es más verosímil que la de una tercera persona. Ahora bien, para cada garantía también hay variaciones (la observación nocturna es menos verosímil que la diurna), y también hay variaciones contextuales que pueden modificar la jerarquía de garantías. Por ejemplo, si alguien dice que va mostrar una ilusión óptica, la observación directa es menos verosímil que el relato de la persona que hace la demostración. En cierto sentido, podríamos comparar las condiciones K con un medidor analógico. A veces la verosimilitud disminuye porque deja de cumplirse alguna condición de omnisciencia, y otras veces aumenta por la razón contraria. En este sentido podemos decir que hay garantías más fiables que otras. En general, sin embargo, la verosimilitud se mide según dos propiedades básicas. Una es la *intersubjetividad*, según la cual todo lo que sea aceptado por más de un arkadio se considera más verosímil que lo que es aceptado por un solo individuo. La otra es la *fundamentabilidad*, según la cual todo aquello que tenga un arraigo mayor en las estructuras más primitivas (en el sentido del desarrollo vivencial del mundo virtual del arkadio) será más verosímil.

—¿Qué quiere decir con esto?

—«Ver» una vaca volando es más verosímil que leer que una vaca vuela, porque el «ver» está más integrado en los fundamentos del mundo virtual. Aunque también podemos interpretar la fundamentabilidad en el sentido de tener una base más amplia: si un médico le dice a Lukas que para curarse debe tomar cierto medicamento, esta recomendación tendrá más fundamentabilidad que la de un no-médico, porque se basa en su conocimiento, basado a su vez en la historia de la medicina y los experimentos previos con el medicamento. Conscientes de todo esto, los arkadios han establecido una metodología para garantizar ciertos konocimientos según el grado de cumplimiento de ciertas garantías K. Esta metodología (no te sorprenderá saberlo) es la ciencia. La ciencia arkadia, al igual que la humana, se basa en establecer konocimientos con las mayores garantías K posibles.

—¿Entonces la ciencia arkadia es K?

—No. La ciencia no debe interpretarse como la fuente última de las garantías K. La ciencia aporta mayor número y calidad de garantías K, desde luego, pero la ciencia no es K; simplemente está un poco más cerca de K que el resto. El caso es que el acceso de la ciencia, o del científico, al mundo real también es tortuoso. El que un científico diga que «la ley de la gravedad existe» y otro diga que «la ley de la gravedad no existe» no permite acceder directamente a ese hecho, por mucho que crean los arkadios que así lo hacen. Por un lado, es posible incluso que no haya nada correspondiente a la «ley de la gravedad» porque, como te he dicho, el lenguaje arkadio no describe hechos, sino que indica perspektivas. Por otro lado, a veces las garantías K proporcionan un camino muy largo y retorcido hasta el hecho en sí. Cuando los científicos arkadios hablan del Big Bang, el hecho en sí no es observable, pero uno puede tener garantías de que ocurrió (o no) de tal y cual manera. El que un científico afirme que tiene «pruebas incontrovertibles de que el universo se creó en un Big Bang» no debe interpretarse como que puede ofrecer las garantías K definitivas, porque eso será difícil de conseguir. Lo único que puede derivarse de esa afirmación es que cualquier otra garantía K en contra de esa perspektiva es mucho menos verosímil que las suyas. Lo importante, en suma, son las garantías K que cada afirmación científica adopta.

—Entonces, ¿cómo podemos diferenciar entre Katerina cuando dice «creo que hoy es martes» y cuando dice «sé que hoy es martes»?

—Es cierto que debemos aclarar la distinción entre «konocimiento» y «kreencia», porque entre los humanos hay una gran diferencia entre lo que es conocimiento y lo que es simple creencia. Un humano puede creer algo así como «París es la capital de Angola» y no ser cierto, por lo que no puede decirse que «conoce» cuál es la capital de Angola. Sin embargo, en Arkadia sólo podremos distinguir entre konocimiento y kreencia si conseguimos superponer los mundos virtuales y verdadero. Ahora bien, sabemos que eso no puede conseguirse al completo. Los arkadios no pueden distinguir por sí mismos entre kreencia y konocimiento *hasta tener todas las garantías K;* pero, como eso no es posible, no pueden establecer por ellos mismos lo que es konocimiento y lo que es kreencia. En otras palabras, no hay un estado kognitivo de Katerina tal que su perspektiva contenga la totalidad de las garantías K para esa perspektiva, y otro que corresponda a lo que los humanos consideramos simplemente una opinión.

—¿Qué hacen entonces?

—Los arkadios adoptan un enfoque pragmático de las expresiones como «kreo que» y «sé que». Como aún no hemos hablado del lenguaje no quiero entrar en detalles, pero te diré que el uso de «sé» o «kreo» es simplemente una cuestión de grado de garantías K. A veces los arkadios sienten que está muy justificado afirmar que el mundo es de tal o cual manera, y entonces emplean «sé que…»; otras veces no están tan seguros y emplean el «kreo que…». La sensación de justificación es muy personal, por lo que dos individuos arkadios pueden utilizar «kreo» en un caso y «sé» en el otro para una situación equivalente; incluso un mismo arkadio puede emplear las dos versiones en dos momentos distintos para dos situaciones equivalentes. En cualquier caso, no hay diferencia kognitiva entre los estados de konocimiento y opinión.

—Ejemplos.

—Lukas puede decir: «Sé que Markos ha ido a ver una película, porque lo he visto entrar en un cine, aunque él haya dicho que no, porque me fío más de mi vista que de su honestidad», mientras que Katerina, que estaba en el mismo sitio y ha visto lo mismo con igual claridad, dice: «Kreo que Markos ha ido a ver una película, porque lo he visto entrar en un cine, aunque no estoy segura porque él me ha dicho que no y tengo más confianza en él que en mi vista». Otro día Lukas puede decir: «Sé que Roko ha hecho trampas en esta partida de póker, porque lo siento así y estoy seguro de lo que siento», y en otro momento decir: «Kreo que Roko ha hecho trampas en esta partida de póker, porque lo siento así, aunque no estoy seguro de lo que siento». En suma, los arkadios usan los verbos «kreer» o «saber» sólo para marcar el grado de verosimilitud que conceden a sus perspektivas.

—¿Y qué hay de las situaciones en las que un arkadio «kree» que sabe algo, como puede ser montar en bicicleta, cuando en realidad no lo sabe? ¿O cuando cree saber dónde ha aparcado su coche cuando en realidad no lo sabe? ¿O cuando cree saber una respuesta en un examen sin saberla? ¿Cómo es el mundo virtual del arkadio cuando cree algo que en realidad no sabe?

—Como mandan sus memogramas, por supuesto. Supongamos que se trata de jugar al ajedrez. Lukas cree que sabe cómo se mueve el caballo, por ejemplo. Pero cuando empieza una partida con Katerina no sabe dónde ponerlo. Pues bien, supongamos que nadie le ha enseñado a jugar al ajedrez y que ha creído aprender viendo jugar a otros. Tras haber estado observando una partida un rato, Lukas experimenta una vivencia en la que el movimiento se focaliza como perfil/fondo de su idea del movimiento del caballo. Este perfil/fondo se superpone, por ejemplo, a un movimiento de la pieza en el tablero que guarda cierta relación espacial con las demás piezas y con el tablero. El movimiento preciso no ha sido experimentado nunca por Lukas, pero sí ha experimentado ciertas sensaciones de relación entre las piezas y el movimiento. Con esto Lukas proyecta sus futuros movimientos. Ahora bien, cuando ejecuta el movimiento, Lukas comprueba que sus sensaciones pasadas no son lo bastante finas para saber si el movimiento es adecuado o no. Podría decirse que el problema es que no había explorado bien su mundo virtual.

Sonó el campanario de la iglesia. Me levanté y me llevé una buena sorpresa. La tormenta se había esfumado. El cielo estaba casi despejado, y volvía a brillar el Sol. El aire se había impregnado de un montón de olores. Seguía imperando el azahar, pero notaba también muchos otros olores, incluso notas de almizcle.

—Dígame, ¿incluye el mundo virtual todos los tipos de konocimiento? No es lo mismo saber que París es la capital de Francia que saber montar en bicicleta o saber que mi madre siempre me querrá, ¿no?

—Los humanos, como bien has señalado, distinguimos entre el conocimiento que subyace tras habilidades como las de montar en bicicleta, conducir o tocar el piano y lo que podríamos llamar conocimiento de «datos» o información explícita. Por ejemplo, Caterina sabe *que:*

a) París es la capital de Francia; *b)* el fuego quema; *c)* Navidad se celebra el 25 de diciembre...

pero también sabe *cómo:*

1) nadar; 2) jugar al ajedrez; 3) atarse los zapatos...

En el caso del conocimiento-*que* (el de datos) el objeto conocido se supone que es, en el caso humano, un tipo de información representada explícitamente en el sistema cognitivo con algún tipo de código, a la que el cerebro accede cuando se le requiere. Existe, eso sí, una gran controversia acerca del tipo de código implicado, pero hay consenso general en que existe un código. Este código está constituido por elementos básicos a partir de los cuales se crean, mediante reglas de combinación, construcciones complejas y articuladas. En pocas palabras, es una suerte de lenguaje del pensamiento. Entre otras propiedades de este lenguaje está la de hacer que el acceso a un dato de este género se traduzca en que el individuo adquiere conciencia del mismo. Cuando preguntamos a Caterina «¿cuál es la capital de Francia?» y responde correctamente, entonces es seguro que el dato «París es la capital de Francia» se ha hecho consciente en la mente de Caterina (salvo casos excepcionales). Por todo ello, el conocimiento-*que* humano se concibe como un sistema de datos registrados en una enorme base de datos. En cambio, el conocimiento-*cómo*, el de habilidades como montar en bicicleta o tocar el piano, no parece estar basado en datos explícitos que programen o dirijan las conductas. Un pianista virtuoso interpreta sin tener una teoría de su habilidad, y efectúa su trabajo sin demasiada deliberación, sin tener conciencia de cada movimiento. Cierto es que al principio, cuando se aprenden estas habilidades, los humanos utilizamos un conjunto de instrucciones propias de cualquier proceso de enseñanza, como cuando se aprende a conducir y se dice «para doblar a la derecha hay que girar el volante a la derecha», aunque a la larga tales instrucciones se olvidan.

—¿Cómo se aplica esto a los arkadios?

—En cuanto al conocimiento-*que*, en Arkadia no hay nada equivalente a símbolos, frases o datos mentales que describan datos explícitos.

—Vaya.

—Para que lo entiendas, te pondré el ejemplo de la comprensión de un chiste:

Definición de hippie: Alguien que se viste como Tarzán, camina como Jane y huele como Chita.

—No está mal.

—Es muy posible que parte de los arkadios actuales encuentren divertida esta definición, aunque otros no, quizá los más jóvenes. Quienes la encuentran divertida lo hacen gracias a un bagaje de conocimientos en el marco de la cultura occidental, bagaje que explica por qué no les hace gracia la siguiente definición:

Definición de hippie: Alguien que se viste con harapos, camina de manera afeminada y huele mal.

De hecho, para explicar la diferencia de efecto hay que traer a colación un ingente cuerpo de datos culturales y psicológicos: «los personajes centrales de las películas de Tarzán son Tarzán, Jane y un chimpancé llamado Chita», «los chimpancés acostumbran a oler mucho y mal», «los hippies rompen las convenciones de higiene y vestimenta», «una de las convenciones que rompen los hippies es la de los roles masculinos y femeninos en cualquier actividad cotidiana», «las películas de Tarzán no tienen nada que ver con los hippies», «se puede definir un tipo de persona por referencia a una combinación de rasgos de otro tipo de personas, cosas o animales», «las películas de Tarzán son películas de evasión, sin grandes pretensiones sociopolíticas», «los hippies son fieles a su modo de vida», «para reírse del ideario de alguien lo mejor es compararlo con algo divertido y poco serio», entre otros. Pues bien, en el caso humano se supone que estos datos están registrados en una especie de base de datos, mientras que en el sistema kognitivo de Lukas están implícitos en un conjunto de vivencias. Así, y simplificando, una parcela del mundo virtual de Lukas (que podríamos llamar Ficciolandia) alberga los personajes, escenarios e historias de Tarzán. En otra parte de su mundo virtual tenemos a los hippies y su contexto político-social, con sus características de aspecto y modo de vida. El chiste surge de la superposición de esas dos áreas geográficas de su mundo virtual, asimilando personajes serios, y sus características, con personajes divertidos, y sus características. Por tanto, cuando hablemos de konocimiento en el sentido de conocimiento-*que* tenemos que traducir los enunciados, las frases que siguen al «saber que…», al mundo virtual del arkadio en cuestión.

—¿Y esa traducción a qué corresponde?

—Es difícil traducir un paquete de información, de conocimiento, al konocimiento arkadio.

—¿Puede poner ejemplos?

—«Los gatos tienen cuatro patas» puede corresponder a diversas vivencias, una de ellas con un perfil/fondo en el que la numerosidad «cuatro» se sitúa como perfil y el kontenido «gato» como fondo. Evidentemente, la naturaleza específica de esta vivencia depende del bagaje vivencial de cada arkadio. Es más, en general puede suponerse que siempre será diferente. Sin embargo, también podemos suponer que la mayoría satisface la adecuación conceptual para lo que podría verse como la estructura conceptual humana derivable de «Los gatos tienen cuatro patas». Lo importante es que el formato del konocimiento no se basa en un código especial, sino en vivencias organizadas y conectadas.

—¿Y puede explicar de la misma manera el konocimiento de «saber construir puentes» o «saber tocar el piano»?

—Puede decirse que el conocimiento-*cómo* es otro elemento más de los memogramas, que concierne sobre todo a acciones con una dimensión secuencial; y esas acciones también son kontenidos.

—¿Es eso posible?

—Sí. Cuando te expliqué la vivencia de la bicicleta te dije que las sensaciones de montar en bicicleta también cuentan como un kontenido.

Las acciones del propio individuo también quedan en los memogramas como restos de kontenidos, y esos restos también contribuyen al konocimiento. Las habilidades de un arkadio (sumar, montar en bicicleta, diagnosticar enfermedades, etc.) son kontenidos repetidos y relacionados que se conservan en los memogramas. Cuando Katerina monta en bicicleta, el sistema kognitivo activa los memogramas que albergan los kontenidos relevantes. Lo destacable vuelve a ser que Katerina no sabe montar en bicicleta porque tenga una especie de manual de instrucciones en su sistema kognitivo del que echa mano cada vez que monta en bicicleta. Exagerando un poco, supongamos que pudiéramos describir las instrucciones para atarse los zapatos como:

(1) Sostener un cordón en cada mano.

(2) Cruzar los cordones de tal manera que formen una X.

(3) Pasar el extremo del cordón A por debajo del cordón B.

(4) Estirar ambos cordones con fuerza.

(5) Doblar el cordón A por la mitad, de manera que dibuje un bucle.

(6) Rodear el extremo doblado del cordón A y el dedo que lo sostiene con el cordón B.

(7) Introducir la parte central del cordón B por el espacio que ocupa el dedo.

(8) Agarrar la parte central del cordón B y estirar con fuerza los dos cordones.

Pues bien, cuando Lukas se ata sus zapatos, su sistema kognitivo no actúa como si leyera esta lista. Las instrucciones están incorporadas implícitamente en las vivencias que anclan la habilidad de atarse los zapatos. Generalizando podríamos decir que cualquier capacidad compleja de un arkadio corresponde a la articulación eficaz de memogramas que anclan una función determinada. Es decir, los núcleos, los átomos de una capacidad kognitiva hay que buscarlos en las vivencias, y las capacidades más globales en la articulación de las vivencias. En este sentido, saber jugar al ajedrez corresponde a un conjunto de memogramas atómicos pero relacionados.

—Entonces, ¿no hay distinción entre ambas formas de konocimiento?

—La única es que el conocimiento-*que* corresponde a aquellos konocimientos cuyo modo de acceso o manifestación es el lenguaje. Para acceder a, o manifestar, la perspektiva de Katerina correspondiente al conocimiento-*que* de que París es la capital de Francia sólo tenemos la frase «París es la capital de Francia»; no podemos explicarla, por ejemplo, señalando la ciudad de París en un mapa.

Una sirena de barco volvió a romper el silencio. Los perros respondieron obedientes. Me levanté. La luz del Sol, ya bajo, bañaba la ladera del volcán, lo que le confería un color verde intenso resaltado por la nitidez del aire.

—¿Y qué hay del aprendizaje? ¿Cómo incrementan su konocimiento los arkadios?

—Como hemos dicho, el konocimiento de un individuo constituye el mundo virtual que se deriva del conjunto de sus memogramas. Por lo tanto, podemos entender el aprendizaje en Arkadia como un proceso mediante el cual se enriquece el mundo virtual. Pero, obviamente, no toda ampliación del mundo virtual corresponde a konocimiento, puesto que además se requiere la superposición entre los mundos virtual y verdadero. Es decir, no podemos contar los unicornios de Katerina, o su creencia de saber montar en bicicleta cuando todavía tiene que aprender, como aprendizaje. Estas modificaciones del mundo virtual no son efectivas, no se superponen al mundo verdadero. Sólo cuando el mundo virtual de Katerina se superponga al mundo verdadero de K se podrá hablar de aprendizaje. En consecuencia, definiremos el aprendizaje como:

Aprendizaje: Cualquier modificación del mundo virtual que se superponga al mundo verdadero.

Esto excluye cualquier cambio o experiencia nueva que no se siga de una modificación *efectiva*. Además de no contar como aprendizaje el enriquecimiento del mundo virtual de Katerina con unicornios, la definición excluye modificaciones sólo de magnitud. Así, el hecho de subir la misma escalera cada día refuerza ciertas conexiones konceptuales, pero no incrementa el konocimiento. Al establecer una conexión konceptual entre las ocurrencias del líquido vertido por su madre en su vaso y el líquido que sale del grifo, Katerina está reforzando un konocimiento original, como al fundir las vivencias de subir los diferentes escalones de una escalera o verse en el espejo por la mañana después de levantarse. Ahora bien, si una mañana descubre una arruga en la cara que había pasado por alto anteriormente, entonces ese episodio pasa a ser una vivencia nueva, *particular*, y Katerina aprende un nuevo kontenido. Finalmente, la definición permite diferenciar el momento en que Katerina sabe *ya* ir en bicicleta, o sabe sumar, de los momentos en que todavía no sabe.

—¿Cuáles son los mecanismos de aprendizaje?

—Por la definición que te he dado ya deberías ver que se necesita una vivencia *original*, en el sentido de establecer una nueva unidad de kontenidos en el mundo virtual. Este elemento es la base del konocimiento arkadio, por lo que cualquier incorporación efectiva que satisfaga la adecuación conceptual se traduce en un aumento de konocimiento. En consecuencia, la descripción de cualquier aprendizaje arkadio debe hacerse a través de los mecanismos básicos de configuración de vivencias que he descrito desde el principio: los de discriminación y los de comparación.

—¿A qué se refiere?

—Entre otras cosas, la repetición sistemática de cierto tipo de vivencia tiene como consecuencia un aprendizaje más intenso. Supongamos que Lukas se ha hecho un experto en distinguir pollitos macho de pollitos hembra. Pues bien, cuantas más vivencias haya tenido Lukas de la distinción del sexo de los pollitos, más se desarrollará su capacidad para detectar diferencias entre machos y hembras, aunque en detrimento (por la influencia contraria) de su aptitud para detectar parecidos.

—¿Y no es así como aprendemos los humanos?

—Sí, desde luego, algunas pautas de aprendizaje humanas (como la repetición y la asociación) son trasladables a los arkadios. Sin embargo, esas pautas son la punta del iceberg del aprendizaje arkadio.

—¿Por qué?

—Me explicaré. Imaginemos que sometemos a Katerina al siguiente experimento cuando aún es un bebé. Antes de cada biberón, Katerina oye el sonido de un timbre. Supongamos que repetimos esta experiencia muchas veces. La repetición sistemática de la vivencia de un timbre seguido de un biberón puede llevar a la aparición de un kontenido del tipo «timbre-comida», de manera que cada vez que Katerina oye un timbre empieza a salivar, anticipando la llegada de la leche.

—Eso también ocurriría en los humanos, ¿no?

—Sí. No obstante, la asociación timbre-comida no es una relación entre dos estímulos en estado puro, sino entre vivencias complejas: la vivencia-timbre y la vivencia-leche, la vivencia-secuencia temporal y muchas más. El timbre es sólo la punta del iceberg de lo que sucede en esa vivencia. Los humanos podemos simplificar esas situaciones y decir que Katerina asocia un «timbre» con «comida». Sin embargo, si quisiéramos aplicar esta simplificación de manera predictiva a nuevas situaciones nos encontraríamos con numerosos fiascos. Entre otras cosas, a algunas horas del día funcionaría y a otras no, algunos timbres funcionarían y otros no; algunas secuencias temporales funcionarían y otras no; algunos recintos en los que repitiésemos el experimento funcionarían y otros no; algunos estímulos semejantes a timbres podrían funcionar y otros no. En otras palabras, cada una de esas vivencias tiene una historia propia que no puede simplificarse. Por ello, el experimento descrito no es una simple asociación entre estímulos, sino la comprensión de una regularidad en el área del mundo virtual que se refiere a su alimentación en cierta habitación a cierta hora del día y… a muchas características más. En realidad, la explicación requiere la caracterización de la complejidad de la vivencia y las conexiones establecidas entre esa vivencia (y sus elementos) y muchas otras vivencias (y sus elementos), de la naturaleza del perfil/fondo concreto y de su transferencia a otras situaciones. Por ello siempre hace falta analizar las vivencias en detalle. El problema en Arkadia es la descripción de las vivencias, lo que nos explicará cómo aprenden los arkadios.

—¿Y qué hay de lo que se aprende «de memoria»?

—En Arkadia todo se aprende de memoria, aunque esta expresión puede referirse al aprendizaje de kontenidos delegados: tablas de multiplicar, fórmulas matemáticas y hasta kontenidos verbales correspondientes a datos en el mundo humano, como «París es la capital de Francia», «la segunda guerra mundial duró de 1939 a 1945», etc.

—También ha dicho que el aprendizaje puede ser una re-organización de kontenidos que ya se poseen, ¿no?

—Exacto. Sabemos que los kontenidos consisten en objetos, propiedades y relaciones moldeadas por un sistema kognitivo. Sabemos que la única manera de discriminar estos kontenidos es a través de las vivencias. Sin embargo, el sistema kognitivo también puede manipular el mundo virtual. En pocas palabras, un sistema kognitivo puede adoptar una perspektiva respecto de su mundo virtual y modificar la disposición o las relaciones entre esos kontenidos. No puede crear kontenidos *nuevos*, pero sí manipularlos. Si Lukas le dice a Katerina que «Roko cumplió 20 años ayer», Katerina puede aprender algo relacionando los kontenidos «Roko» y «20 años de edad». Otra manera de re-organizar sus kontenidos es mediante transferencias de perfiles/fondos. Si un día Katerina se quema con el fuego de unos fogones y otro día ve un fuego en un lugar distinto, Katerina puede transferir el perfil/fondo original de «dolor» a ese nuevo fuego sin necesidad de quemarse. También puede ser su madre quien manipule sus kontenidos contándole que «todos los fuegos queman».

—¿Los arkadios pueden aprender en la escuela?

—De la escuela ya hablaremos más adelante. No obstante, y para darte una idea sumaria de cómo consiguen los maestros arkadios enseñar cosas a sus escolares, te diré que la escuela enseña porque atiende a la naturaleza de las vivencias. Para empezar, es mucho más sencillo aprender un kontenido nuevo mediante la experiencia directa de ese kontenido. Por eso el aprendizaje más éxitoso es aquel que se enmarca en el mismo contexto que implica el kontenido. Por ejemplo, por mucho que se le explique a un arkadio qué es un «ordenador», no se conseguirá que lo incorpore como kontenido hasta que no lo vea, toque, manipule y explore sus posibilidades. Esto es así porque los contextos relevantes proporcionan al arkadio la riqueza suficiente para generar vivencias que a la larga puedan crear las condiciones konceptuales que satisfagan la adecuación conceptual para cada uno de los kontenidos implicados. Estas condiciones se adquieren a través de la actividad propia del arkadio, y no a través de explicaciones o descripciones, por prolijas, precisas y exhaustivas que sean.

—Pero bien que aprenden historia sin necesitar ninguna máquina del tiempo, ¿o no?

—Te responderé en su momento. Por ahora sólo diré que no *todo* debe aprenderse a base de experimentar las vivencias auténticas u originales. Hay muchas otras maneras de aprender, y una de ellas es explotar mecanismos básicos del sistema kognitivo como el de la transferencia, es decir, la capacidad de explicar una vivencia por medio de otra. La sutilidad y potencialidad de estos sistemas los acerca a los humanos.

—¿En qué consiste exactamente eso que llama transferencia?

—Para que lo entiendas, diría que se parece a lo que los humanos llamamos metáfora. La metáfora es un fenómeno que puede ayudar a entender a los arkadios; más concretamente, a entender cómo funcionan los mecanismos de transferencia arkadios.

—¿De qué manera?

—Veamos. En los humanos, la metáfora se ha explicado de dos formas: como una alteración del significado literal de una frase o como una forma de pensamiento. La primera perspectiva contempla la metáfora como algo fuera del lenguaje común y que requiere una forma especial de interpretación por parte de los oyentes o lectores. Hay quien ve en esto una ruptura del significado literal de una frase, que es detectada de manera anómala por el oyente, el cual tiene que recurrir a ciertas estrategias para construir el significado que busca. Por eso la metáfora se entiende como un defecto del mensaje transmitido. La frase «el tiempo es dinero» se interpreta como una metáfora en que la desviación debe completarse con consideraciones del tipo «tiempo es dinero en tanto puede ser cuantificado, ahorrado, despilfarrado, etc.». La aptitud para procesar una metáfora proviene de nuestra capacidad para ver que el objeto o propiedad (la «temporalidad» en este caso) comparte ciertas propiedades y relaciones con el objeto o propiedad con que se compara (el «dinero»). Entender la metáfora implica transferir esas propiedades y relaciones del dinero al tiempo. El segundo enfoque entiende que la metáfora es una parte integral del pensamiento y del lenguaje, que representa una forma de experimentar el mundo. Los defensores de esta postura consideran que la conceptualización y el razonamiento humanos se basan en mecanismos metafóricos que el lenguaje constata. Así, no habría distinción entre el sentido literal de «el tiempo se mide con relojes» y el figurativo de «el tiempo es dinero». Pues bien, este último enfoque es el más adecuado para la explicación de la forma en que el sistema kognitivo manipula las vivencias, con una sola matización: es una buena caracterización de cómo manipula vivencias, pero no de cómo *utiliza el lenguaje*.

—¿Y cómo lo hace?

—Ya lo veremos mañana. Por ahora sólo diré que el proceso de transferencia entre perfiles/fondos se efectúa conectando dos vivencias distintas que se panciben como similares. Así, la frase «el tiempo es dinero» puede corresponder en Katerina a una relación que estableció entre una vivencia en la que el perfil/fondo fue la constatación de que «una actividad requiere tiempo» y otra cuyo perfil/fondo estableció que «para conseguir objetos hace falta dinero». Lo importante es que el mecanismo es el utilizado por el sistema kognitivo para conectar *todos los kontenidos*.

—¿También una pelota de golf se concibe como una metáfora de una pelota de fútbol?

—Incluso una pelota de golf puede concebirse como una metáfora de una pelota de fútbol.

—¿Cómo puede ser?

—En Arkadia las conexiones konceptuales entre una pelota de golf y una pelota de fútbol se originaron en mecanismos que funcionan igual que los implicados en las metáforas más sofisticadas. Las pelotas de golf se conectaron con las de fútbol porque, para entendernos, las pelotas de golf *recordaban* a las pelotas de fútbol. Llamo metafórico a este proceso porque obedece al mismo mecanismo de transferencia que emplea el sistema kognitivo.

—No lo veo...

—Te parece extraño porque no eres consciente, como tampoco los arkadios, del bagaje vivencial de pelotas de fútbol y de golf que subyace tras esa comparación. Los mecanismos subyacentes tras las conexiones konceptuales entre ocurrencias de pelotas de fútbol y de golf no son diferentes de los que conectan manos y estrellas de mar, o el ajedrez y la guerra.

—Pero hay propiedades objetivas que pueden establecerse como comunes a ambos tipos de pelota y no entre el tiempo y el dinero.

—No. Desde la perspektiva arkadia también es objetivo el parecido que se establece entre el tiempo y el dinero. El tiempo puede entenderse en relación a un organismo vivo y finito, al que se le puede atribuir «cuantificabilidad», «gastabilidad» y otras propiedades objetivas, atribuibles también al dinero. Así pues, la metáfora sólo desvela nuevos kontenidos, que en algunos casos pueden pasar inadvertidos para el arkadio hasta que se hace adulto, y hasta puede que nadie en toda la comunidad arkadia los haya detectado. Por eso hay poetas en Arkadia, para detectar transferencias que nadie ha detectado antes.

—¿Sólo los poetas pueden detectar esas transferencias?

—No, claro que no. Sólo simplificaba. Cualquier arkadio puede inventar nuevas transferencias. Es más, algunas pueden enquistarse como metáforas populares. Es el fenómeno de los proverbios, que corresponde a una transferencia metafórica del saber popular.

—¿La ciencia arkadia también produce metáforas cuando hace un nuevo hallazgo?

—Sin duda. Si el hallazgo es por completo nuevo, entonces tiene el rango de metáfora. Si Newton hubiera sido arkadio, su idea de que los cuerpos «se atraen» debería considerarse una metáfora, pues estaba empleando un mecanismo que sólo puede entenderse como una transferencia de un kontenido anterior.

—¿Pero comparar la gravedad con la atracción no es algo abstracto? ¿No posee algo que no tiene la comparación entre una estrella de mar y una mano?

—No hay más abstracción en la comparación de la gravedad con la atracción que en la comparación de una estrella de mar con una mano. Los mecanismos son siempre vivenciales y basados en similitudes panceptuales.

—Déme un ejemplo.

—Supongamos que Katerina dice de Roko que es la «manzana podrida» de su clase. Ahí Katerina está transfiriendo el perfil/fondo de la conexión konceptual «manzana podrida» en el contexto «manzanas no podridas» a la conexión konceptual «Roko» en el contexto «clase». Al decir esa frase Katerina superpone literalmente la relación entre manzanas podridas y sanas a la relación entre Roko y su clase. Podría pensarse que el funcionamiento de esta transferencia incluye cierta abstracción del elemento transferido, es decir, que el arkadio transfiere una estructura mental extraída del memograma concreto. Pero eso no es así, porque la aplicación se hace justamente en el contexto de la vivencia. Así cuando Katerina transfiere el perfil/fondo de «manzana podrida/manzanas no podridas» al de «individuo/clase», transfiere muchas de las características propias de la relación y el contexto original, por poco aparente que resulte. Así, puede transferirse que:

a) el contacto directo con la manzana/persona podrida es lo que más afecta a la manzana/persona sana;

b) si se saca de la clase la manzana/persona el proceso se detiene, a menos que haya empezado a corromper a sus compañeros de clase, etc.

Es más, si la conexión entre ambas situaciones se establece es porque Katerina detecta similitudes. No obstante, la transferencia nunca podrá liberarse de la vivencia original. Cuando Katerina pronuncia la frase «es una manzana podrida» está evocando la conexión entre la vivencia original de ver lo «que puede hacer una manzana podrida» y las vivencias de grupos de personas donde «alguien puede tener una influencia corruptora por su condición corrupta». El hecho de que la conexión se ancle en vivencias específicas elimina la necesidad de una propiedad abstracta extraída de algún sitio, sea una vivencia o un estado mental. Cuando Katerina hace uso de la metáfora evoca las vivencias que han intervenido en su creación, y no puede sustraerse a ellas. Si quiere reflexionar sobre el contenido de la frase, por ejemplo, Katerina se encuentra atada por las vivencias que ha experimentado. Las propiedades del signifikado de una vivencia, que sí son transferibles, dependen de las características de la vivencia.

—¿Y con qué mecanismos de transferencia cuenta el sistema kognitivo?

—Los mecanismos de transferencia son múltiples y variados, y se aplican según lo entiende el sistema kognitivo. Vivencias como las que evocan frases del tipo «tu actitud es indefendible», «sus argumentos fueron demoledores», «ella estuvo atacándolo durante todo el debate», reflejan conexiones entre ámbitos distintos (por ejemplo, el ámbito bélico y el de la retórica) en cuyas vivencias se establecen relaciones que recuerdan las unas a las otras y que, por lo tanto, se relacionan. Podemos incluso establecer ámbitos de ciertos tipos de vivencias que funcionan más fácilmente como fuentes de transferencias. En general, claro está, estos ámbitos son los más primitivos (en el sentido del desarrollo kognitivo). Así, por ejemplo, un grupo de transferencias se caracteriza mediante relaciones que tienen que ver con la propia interacción corporal. Entre ellas tenemos vivencias evocadas por frases como «se levantaron los ánimos», «cayó dormido», «está en el cénit de su carrera», «tiene el país a sus pies», «está tocando el cielo con las manos», «la tengo en muy alta estima». Estas transferencias se basan en las vivencias corporales de tumbarse y levantarse y sus relaciones con el estado de conciencia, la salud y el poder. En Arkadia este tipo de transferencias corporales es muy popular por su antigüedad e importancia vivencial, aunque no es la única fuente de conexiones. El hecho es que gran parte de las vivencias originales de un bebé arkadio tienen que ver con las sensaciones corporales. Su extensión e importancia parecen haberse subestimado, puesto que estas vivencias son extremadamente importantes para el resto de la vida de un arkadio, y a través de ellas se explica buena parte de la comprensión posterior del mundo. El cuerpo se establece como un eje central de muchas vivencias, y por ello hay que contar con él para entender la estructura de aquéllas, ya que estas vivencias iniciales componen y estructuran las vivencias posteriores. Ahora bien, las experiencias corporales son sólo *uno* de tantos tipos de estructura vivencial que pueden alimentar la capacidad de transferencia de un arkadio. Las experiencias corporales son muy frecuentes, pero también hay muchas otras. Fíjate en la expresión arkadia «tiene un hilo de voz». Comparar un hilo de coser con una voz fina y quebradiza nos enseña que la capacidad metafórica es una capacidad de transferencia autónoma y aplicable a cuantas fuentes sean relevantes. La comprensión del mundo por parte de un arkadio se basa en la lenta y sutil capacidad metafórica aplicada, episodio a episodio, desde el nacimiento.

—Pero veo un problema. Si lo que cuenta es la experiencia pasada de un arkadio, una conexión transferida a una misma situación puede ser interpretada de manera diferente por diferentes arkadios, ¿no?

—En efecto, pero eso no es un problema. Supongamos que el origen, o una parte importante, de la vivencia «manzana podrida» es lo que experimentó Katerina una vez que dejó un cesto de manzanas en la despensa y, aun siendo consciente de que una ya empezaba a pudrirse, se dijo «¡qué más da!, seguramente no pasará nada», y cuando días más tarde fue a buscar el cesto se encontró con que las manzanas que rodeaban la podrida también se habían podrido. Supongamos que a Lukas no le ha pasado nunca esto, y que en su mundo las manzanas podridas jamás han corrompido las sanas. Entonces, si analizan la situación de Roko y convienen en que Roko está corrompido, lo interesante es ver que la transferencia de la vivencia original implica una distinción radical en la caracterización de la situación por una y otra parte.

—¿Y cómo se advierten las diferencias individuales en estos aspectos?

—Este punto es importante porque relaciona directamente la capacidad para sostener muchas relaciones con la de transferir o buscar conexiones. Las diferencias entre los individuos arkadios en cuanto a lo que nosotros llamamos inteligencia tienen que ver con la capacidad de transferir y sostener más kontenidos en una vivencia. De hecho, y dicho sea de paso, la inteligencia de un arkadio concreto se mide por la cantidad de kontenidos que puede discriminar y por su capacidad para manipular (es decir, transferir) esos kontenidos.

Justo en ese momento el Sol desapareció por el horizonte; y el ritual de desilusiones, conformismos, despedidas y recorridos hacia las habitaciones se repitió casi del mismo modo que en los dos días anteriores.

Jueves
De cómo la palabra perdió su significado

Sin saber cómo, conseguí abrir los ojos unos segundos antes de que el conejo despertador me llenara los oídos con sus eléctricas advertencias. El Sol parecía ligeramente más alto que el primer día. Por lo demás, todo seguía igual. Me tomé todo el tiempo que me vino en gana para asearme y bajé ya mucho más animada. Entré en la terraza, y ahí seguía el bueno del No-profesor O. Nos miramos, sonreímos y me serví el té mientras él se preparaba una pipa.

—Dígame, ¿hablan los arkadios algún lenguaje? Y si lo hablan, ¿se parece al de los humanos?

—¿Por qué lo preguntas? ¿Otra perplejidad?

—Sí. Sucedió en unas vacaciones con Cristina. Estábamos perdidas en un páramo. Nos cruzamos con una campesina. Le preguntamos por la carretera que llevaba a nuestro hotel. «Están ustedes en la carretera correcta. Sigan recto y llegarán al pueblo. En cada cruce que encuentren, sigan recto y al final llegarán. Siempre recto, no lo olviden.» Creo que nunca he visto otra carretera en que «recto» llevara directamente a una pared, un precipicio o una discusión. Y sin embargo, estoy convencida de que la campesina se dejaría matar defendiendo lo «recto» del itinerario. ¿Podría sucederles algo parecido a los arkadios?

—Bien, el caso es que los arkadios hablan y escriben un lenguaje muy parecido, en sus aspectos formales, al de los seres humanos. Sin embargo, el lenguaje de los arkadios es diferente, aunque creo que puedo ayudarte a comprenderlo. Pero deberás hacer un esfuerzo de imaginación que puede ser largo y complicado, puesto que el lenguaje arkadio no puede entenderse con los esquemas básicos del lenguaje humano.

—Lo intentaré.

—Vayamos por partes. Empecemos por recordar algo de nuestro lenguaje. En el caso humano los signos lingüísticos son un caso particular de los signos en general. Podemos establecer la siguiente relación:

$$signo \rightarrow objeto$$

La frase que define esta relación se formuló hace centenares de años: *Aliquid stat pro aliquo*. Ésta es la definición escolástica de los signos: algo que *está por* otra cosa. El signo ☎ está por eso que llamamos «teléfono», el rojo de un semáforo está por la regla «obligación de detenerse», la palabra «mesa» por el objeto mesa, etc. Representar, suplir al objeto, es lo que convierte al signo en signo, como el embajador representa a su país. En general, se considera que hay tres tipos de signos: el *síntoma*, que es algo que indica la presencia de otra cosa (como el pus indica infección), el *icono*, que es algo que guarda alguna similitud con la cosa que suple (como el dibujo ☎ suple a un teléfono) y el *símbolo*, que es algo que suple a otra cosa por una convención (como la bandera que representa a un país). La relación que se establece entre cada tipo de signo y lo que señala, representa o indica tiene una naturaleza particular según el tipo de signo. Así, la relación de un síntoma con su objeto es de naturalidad, ya que es la naturaleza la que relaciona el pus con las infecciones, mientras que la relación entre un icono y su objeto es de similitud, ya que el dibujo de un teléfono se parece a una silueta de teléfono, y la relación del símbolo con su objeto es de arbitrariedad, ya que es la comunidad la que establece una relación entre el símbolo y su objeto, es la autoridad o cierto parecido perceptual, y no la naturaleza, lo que establece la relación entre ambos objetos. Esta relación entre el objeto y el signo, la representación, no es un aspecto que se derive de aspectos objetivos entre el objeto y el signo, sino que tiene que ver con la presencia de un pensamiento o un intérprete. Sólo una mente puede desentrañar la operación de representación, ya que, por grande que sea el parecido o natural la relación entre el signo y el objeto, no puede explicarse si no se tiene conciencia de la relación. Por lo tanto, la relación no es entre dos elementos, sino entre tres: el *objeto*, el *signo* y el *intérprete*. Es cierto que hasta ahora no se ha explicado claramente el sentido de la relación de representación, de «estar por». Desde que los primeros teóricos del signo dieron con esta definición, muchos han meditado sobre el sentido de la relación «estar por» y han buscado candidatos adecuados para explicarla. Unos dicen que el signo está por un objeto, otros dicen que está por un concepto, algunos dicen que una expresión cualquiera está por un significado, otros que está por un concepto, otros que está por una idea, incluso hay quien dice que la expresión está por un objeto que, a su vez, está mediado por un concepto. En cualquier caso, lo que parece claro es que, por ahora, el sentido de «estar por» queda aún por interpretar.

—¿Y bien?

—La relación entre objeto, signo e intérprete se ha explicado mediante el esquema de la figura 5. El triángulo pone de relieve la existencia

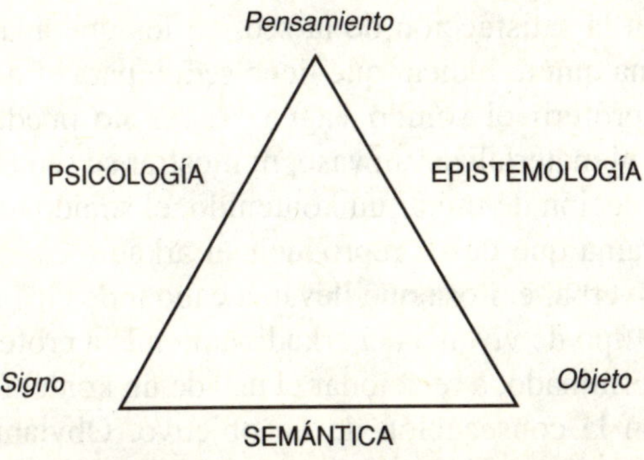

Figura 5. Elementos que intervienen en la caracterización del lenguaje y la naturaleza de las relaciones entre ellos.

de varias relaciones. Por un lado está la relación entre el lenguaje y el individuo, o entre la palabra y el concepto. Por otro se halla la relación del lenguaje con el mundo, que engloba de manera general el lenguaje como código de signos, su capacidad simbólica y la cuestión del significado. Finalmente está la relación entre el individuo y el mundo, que es competencia de la epistemología, es decir, la ciencia del conocimiento.

—¿Y eso no vale para los arkadios?

—No. Para entender cómo funciona el lenguaje arkadio debemos prescindir del triángulo básico concepto-signo-objeto; no hay triángulo que valga. La diferencia fundamental sería que el signo no adquiere una naturaleza diferente de la de otros kontenidos, sino que aparece como un elemento más *dentro* del ámbito de las vivencias. En la kognición arkadia, los signos lingüísticos no aparecen como un acto de simbolización entre un signo y un objeto, sino como un elemento panceptual más que pasa a enriquecer las vivencias y, por tanto, los memogramas, igual que un ruido o un color.

—¿Qué quiere decir con eso?

—Supongamos que una palabra, «agua», es discriminada como kontenido *sonoro* por la niña Katerina mientras su madre vierte agua en un vaso. Este kontenido, el sonido «agua», se incorpora en la vivencia con el mismo estatuto que, entre otras muchas cosas, el ruido del agua al caer en el vaso. A partir de entonces, la palabra pasa a formar parte del memograma de verter agua en un vaso, beberla y saciar la sed. El sonido «agua», fonéticamente discriminado, *es un kontenido más del memograma*.

—No veo adónde quiere llegar.

—Sigamos a Katerina. Supongamos que, horas o días más tarde, quiere beber agua. La sed ha estimulado la activación de los memogramas que evocan la satisfacción de la sed, en los que aparece la palabra «agua». Katerina quiere indicar que tiene sed, y para ello no se le ocurre otra cosa que proferir el sonido «agua» (pues no puede reproducir el ruido del agua, ni materializar un vaso, ni mostrar su sed de otra manera). Pues bien, esta acción de imitar un kontenido, el sonido «agua», evocado por el memograma que desea reproducir el arkadio es, seguramente, la primera acción verbal exitosa que llevan a cabo todos los niños arkadios. Con este nuevo tipo de vivencia el arkadio aprende a proferir sonidos con un objetivo determinado, a relacionar el uso de un kontenido (una cadena de sonidos) con la consecución de un objetivo. Obviamente, Katerina aprende a usar la palabra en otras situaciones comunicativas aparte de las encaminadas a conseguir «bebida». Así, Katerina empieza a emplear la palabra para «decir algo», como cuando dice «agua» a su padre después de salir de la cocina, con el sentido de «acabo de beber agua». En otras ocasiones Katerina utiliza «agua» para evocar otro tipo de vivencias deseadas, siempre para referirse a la vivencia de manera global.

—Insisto, ¿y bien?

—Supongamos que a partir de entonces la palabra «agua» es pronunciada por la madre de Katerina en otras situaciones, en las que aparece el líquido que nosotros caracterizamos como «agua», aunque Katerina todavía no lo sabe. Unas veces el agua sale del grifo en la cocina, otras del grifo en el baño, otras de una botella, otras de una fuente, etc. Las ocurrencias de agua en todas estas situaciones empiezan a relacionarse a medida que su sistema kognitivo establece conexiones konceptuales entre kontenidos y memogramas completos. Las vivencias donde aparece la palabra «agua» se enriquecen con esas conexiones, cada una por separado. Así, dice «agua» cuando quiere beber para saciar la sed, pero también al contemplar el mar o, simplemente, al oír hablar de «agua». Con el tiempo, la repetición sostenida de la palabra en distintas situaciones enriquece y robustece las conexiones konceptuales. Katerina toca el agua del mar y las sensaciones que experimenta son muy similares a las pancepciones del agua de su vaso, de la manguera y de la ducha. Poco a poco, el sonido «agua» empieza a evocar *todas* esas situaciones diversas. Esto provoca confusiones en Katerina, porque sigue usando «agua» para evocar sólo *una* de esas situaciones. A la larga necesitará de otros elementos para evocar la situación original de pedir agua para beber (es decir, precisará otros elementos lingüísticos o comunicativos) y la palabra «agua» pasará a evocar lo que tienen en común todos esos memogramas: el kontenido «agua». En otras palabras, a partir del enriquecimiento de las conexiones konceptuales entre vivencias de agua, y del condicionamiento y reforzamiento de las conexiones entre las propiedades del agua pancebidas en contextos muy diversos, el uso de esa estructura panceptual pasa a *evocar* sólo las estructuras que normalmente se asocian con el significado (en términos humanos) de la palabra «agua». Ahora bien, la palabra no deja de ser un elemento integrado en las vivencias pasadas, por lo que la existencia de la palabra no puede considerarse una estructura separada. El sonido «agua», como cualquier otra estructura panceptual, es inseparable de los memogramas en los que está anclado.

—¿Y no es eso lo que también les pasa a los humanos?

—Al menos no parece que sea así. Veamos. De lo dicho, lo más importante es que la palabra entra en una vivencia como un kontenido más. No obstante, hay una diferencia fundamental, y es que la palabra es un kontenido *manipulable*, cosa que no puede decirse de ningún otro elemento panceptual. Katerina no puede manipular los colores, las formas, las relaciones, las emociones, como puede manipular las palabras. Esta facilidad, esta operacionalidad de la palabra, le permite a Katerina ir mucho más allá. Cuando Katerina aprende a manejar, a manipular, este kontenido, entonces puede retrotraerse al memograma siempre que se pronuncie la palabra, y al hacerlo se retrotrae a todo lo que se conecta con el memograma. Es más, puede acceder a los mundos virtuales de su madre, su padre o quien esté escuchándola. Éste es el punto crucial del aprendizaje arkadio, del que puede haber un paralelismo en el caso humano. En efecto, el paso del lenguaje presimbólico al lenguaje simbólico humano es comparable en los arkadios a la conciencia de que las palabras evocan cosas no presentes y que uno puede evocarlas en otros además de en uno mismo.

—Sigo sin entenderle.

—Piensa en los ruidos onomatopéyicos. Las onomatopeyas arkadias se parecen a las humanas, y además tienen las mismas características que una palabra arkadia, es decir, pueden sustituir la palabra sin que ello provoque ninguna alteración de la comunicación. Si la madre de Katerina dice «no sé donde está el bruumm» al hacer la limpieza, es muy posible que Katerina sepa que se refiere al aspirador; si se lo dice en el aparcamiento, seguramente entenderá que se refiere al coche. Pues bien, Katerina aprende a utilizar la palabra de la misma manera, es decir, accediendo al memograma o memogramas en los que está inscrita. Esta vivencia, la de acceder a una perspektiva mediante la herramienta de la palabra, corresponde al inicio de la capacidad lingüística arkadia.

—Si usted lo dice…

—Fíjate en que la característica relevante es el *acceso deliberado* a los memogramas. Éste es el momento clave en el aprendizaje lingüístico de los niños arkadios. Es justamente entonces cuando el arkadio entra en un nueva dimensión, la lingüística. De hecho, casi todo lo que necesitamos comprender de la función del lenguaje en Arkadia pasa por entender este fenómeno, la constatación de que emitiendo aire de cierta manera uno puede situarse en un momento de su vida distinto del actual, pasado o futuro (si quiere, por ejemplo, beber agua), además de llevar a sus interlocutores a ese momento.

—¿Y no es así como aprenden a hablar los humanos?

—Una vez más, no parece que sea así. Al igual que ocurre con la competencia konceptual, el desarrollo de la competencia lingüística no presenta fases definidas. No se puede precisar en qué fase del desarrollo lingüístico está un niño arkadio; incluso es posible que manifieste características de una fase y de la siguiente al mismo tiempo. Hasta el año y medio de edad, más o menos, el sistema kognitivo registra y organiza la base vivencial sobre la que se desarrollará la vida kognitiva adulta. En esta fase la comprensión parece ir por delante de cualquier tipo de producción lingüística; es decir, el niño entiende palabras aunque muchas veces no sabe emplearlas. Al principio Katerina no reconoce que esa estructura panceptual añadida puede ligarse a algún elemento de los memogramas, sino que la toma como un elemento nuevo, como la primera vez que ve una serpiente o escucha una flauta. Es decir, empieza incorporándose como un kontenido más, pero al cabo de cierto tiempo Katerina descubre que puede evocar algún tipo de perspektiva y sólo le queda descubrir *cuál* es. Es más, lo que suele ocurrir es que la palabra se incorpora fácilmente a una conexión konceptual activa en el bagaje vivencial. En este sentido, cuando Katerina incorpora la palabra «agua», las conexiones konceptuales que le sirven de anclaje ya están establecidas. Las relaciones entre las ocurrencias del líquido agua en botellas, grifos, cocinas, baños, piscinas, mares y fuentes ya existen, por lo que la palabra se ancla fácilmente.

—¿Y ya está?

—No. Tampoco hay que esperar que ese anclaje sea perfecto, es decir, que se adapte a los usos convencionales de la palabra. De hecho, los errores que se observan en el aprendizaje del lenguaje tienen que ver con una activación incorrecta de los kontenidos pertinentes. En general, las palabras tienden a evocar vivencias o tipos de vivencias de manera global. Por ejemplo, el niño puede decir «pelota» para referirse a todas las actividades lúdicas. Más tarde, durante el segundo año de vida, el niño arkadio empieza a fijar ciertas conexiones konceptuales con mayor intensidad. Es entonces cuando el niño empieza a anclar las palabras en kontenidos, aunque los anclajes son provisionales. Así, por ejemplo, la palabra «pelota» evocará memogramas en los que el niño juega con pelotas, pero también otros en los que señala hacia la Luna o hacia una pecera esférica. Es decir, el niño usa las palabras para evocar kontenidos mediante lo que nosotros llamamos similitud perceptiva (de «pelota» a «luna»), funcional (como decir «agua» en referencia a cualquier vivencia en la que sacia su sed), etc. Ahora bien, los niños acostumbran a generalizar siempre según criterios panceptuales; no anclan la palabra «guau» sólo en los kontenidos de perros, sino que incluyen caballos y gatos (pero no evocan mesas). Por otro lado, a esa edad todavía no son sensibles a la manipulación de las conexiones konceptuales para incluirlas en otras vivencias y establecer relaciones jerárquicas. Así, los niños no aceptan que un perro es un animal, y afirman que es sólo un perro. Esto responde seguramente al hecho de que el niño puede usar la palabra para evocar ciertos kontenidos previos, pero ahí donde no haya conexión konceptual el anclaje no cumplirá con las convenciones de uso de la palabra. En muchos casos, sobre todo al principio de su vida lingüística, las palabras evocan conexiones konceptuales parciales, incorrectas. Sin embargo, estos errores no suponen un problema grave; de hecho, muchos arkadios usan palabras con evocaciones inestables, lo que no les impide llevar una vida plenamente normal y eficaz. A continuación, cuando ya se han instaurado los kontenidos básicos del mundo virtual, los niños entran en una fase en la que las palabras se anclan rápidamente en los kontenidos relevantes para satisfacer sus necesidades komunicativas. Desde los dos años y medio hasta los seis años pueden aprender de 4 a 15 palabras al día.

—¿De 4 a 15 palabras diarias? ¡Qué bárbaro!

—No creas. Los niños humanos no lo hacen peor. Además, el hecho de que las palabras queden incorporadas en estructuras konceptuales preexistentes puede explicar la aceleración en la adquisición del léxico. Las estructuras konceptuales *ya* están establecidas, por lo que sólo hay que incorporar las palabras. A partir de ahí, una vez las palabras están ancladas en kontenidos equivalentes a los de su comunidad, el niño empieza a adquirir competencia sintáctica y entra en una etapa en la que comparte su mundo virtual con (sobre todo) sus padres y compañeros, además de desarrollar la capacidad para manipular, evocar y comunicarse de manera eficaz con sus congéneres. Así, la comunicación entre padres e hijos, entre niños, y entre profesores y alumnos se hace más fluida y eficaz.

—¿Tienen importancia los padres y maestros en el aprendizaje lingüístico?

—Sí y no. A lo largo del proceso de aprendizaje existen condicionamientos externos por parte de la familia, los profesores y los compañeros, que permitirán el uso convencional de las palabras. En cualquier caso, los individuos arkadios son lo bastante autónomos para anclar las palabras de manera espontánea y elaborar las reglas de coordinación entre ellas. Por ello el niño vive durante algún tiempo en un mundo virtual al margen de su comunidad, lo cual dificulta la comunicación. El que un padre le cuente a su hijo que «papá pone una semillita en mamá» para explicar por qué su madre le va a dar un hermanito es una tarea inútil a menos que el niño haya experimentado las vivencias relevantes. Pero es cierto que la interacción con la comunidad estimula el desarrollo lingüístico y condiciona el anclaje de las palabras.

Me levanté y di una vuelta por la terraza. Miré hacia Kúo. Algo extraño estaba pasando en su cima. Se había llenado de nubes; mejor dicho, se había convertido en un río de nubes que desembocaban en la ladera, donde se deshilachaban y desaparecían. Se había transformado en un salto de nubes. Señalé hacia el volcán.

—¿Es eso normal?

—Sí. Ocurre alguna que otra vez, sobre todo cuando hay una diferencia de humedad entre la costa y la montaña. ¿Es impresionante, verdad?

—Y que lo diga.

Me quedé un buen rato mirando el espectáculo.

—¿Quieres que lo dejemos aquí?

—No, no. Ya voy, aunque me pasaría la tarde mirándolo.

—Te entiendo.

—Estaría bien que me aclarara qué diferencias hay entre todo lo que me ha explicado y el lenguaje humano, porque yo no las veo.

—Pues las hay, y no son menores. Sin embargo, para que las entiendas bien tenemos que hacer una pequeña excursión al lenguaje humano.

—No me gustan las excursiones.

—En la visión humana tradicional, las palabras se refieren a objetos del mundo. Tomemos la frase «Einstein fumaba». El nombre «Einstein» hace referencia a una persona que existió y es famosa por haber ganado un Premio Nobel, mientras que «fumaba» se refiere a una actividad (fumar) que ejecutan ciertas personas que también existen y pueden describirse. Estas teorías se denominan *referenciales*, porque se fundamentan en que las palabras refieren, señalan, algo en el mundo. «Einstein» se refiere a una persona, y «fumaba» se refiere a una propiedad de esa persona. En principio, el caso más simple de referencia es el de los nombres propios. Los humanos entienden que los nombres propios son algo así como etiquetas de personas, sitios, etc. No tiene sentido preguntarse, por ejemplo, cuál es el significado de *Gabriel García Márquez* más allá de permitirnos hablar de un individuo. Evidentemente, los humanos reconocen que no basta con el nombre; hay que añadir algún contexto. Si alguien dice «se parece a Albert Einstein», se supone que el hablante y el oyente saben a qué individuo se refiere la expresión; pero el nombre *no* basta, porque puede ocurrir que uno de ellos no sepa a quién se refiere. Pues bien, la teoría más simple del significado sostiene que el significado de una palabra es su referencia. En su forma más habitual, esta teoría defiende la idea de que la referencia señala elementos del mundo:

los nombres propios	*refieren*	individuos
los nombres comunes	*refieren*	grupos de individuos
los verbos	*refieren*	acciones
los adjetivos	*refieren*	propiedades de los individuos
los adverbios	*refieren*	propiedades de las acciones

Estas teorías referenciales permiten identificar el significado de una frase basándose en el análisis de sus componentes. Así, para conocer el significado de la frase «Einstein fumaba», tenemos que descomponerla en partes: la expresión «Einstein» por un lado y «fumaba» por otro. El significado de la oración «Einstein fumaba» depende, por lo tanto, de que el nombre «Einstein» refiera adecuadamente a un individuo concreto, el que planteó la ecuación $E = mc^2$; y también depende de que la propiedad de «fumar» se aplique a Einstein. Del mismo modo, la diferencia de significado entre las frases «la Torre Eiffel está en París» y «la Torre Eiffel no está en París» emana del hecho que ambas frases describen situaciones diferentes. Si consideramos que las frases se dijeron en el mismo momento y acerca de la misma ciudad, entonces podemos decir que son oraciones incompatibles, es decir, que una de ellas no describe una situación verdadera. Está claro que una situación puede venir descrita por muchas frases distintas y en muchos idiomas distintos. La oración «París es la capital de Francia» tiene el mismo significado que «la capital de Francia es París», «Francia tiene París como capital» o *«the capital of France is Paris»*. De todas ellas se dice que tienen el mismo significado. Todo esto, claro está, no puede aplicarse a los arkadios, porque cuando decimos que el significado de «París es la capital de Francia» es que París es la capital de Francia estamos valiéndonos del lenguaje y, como te he dicho, el lenguaje arkadio no nos sirve para referirnos a objetos o propiedades del mundo real. Pero, por el momento, aceptemos que todos nos entendemos cuando decimos que París es la capital de Francia.

—Aceptado.

—Sigamos. Las teorías referenciales son teorías *composicionales*, es decir, el significado de una oración es una función de los significados de sus constituyentes. Cada elemento de una oración tiene una referencia, y la combinación de los elementos organiza las referencias. Las reglas de combinación (las reglas sintácticas) establecen las relaciones entre las referencias de los elementos de manera que el significado final se establece de manera automática. Esto quiere decir que si conocemos las referencias de los elementos nucleares de una frase como «Einstein fumaba» (es decir, conocemos la referencia de Einstein y la aplicación de «fumaba») entonces podemos conocer el significado de la frase completa. Es esta propiedad composicional lo que hace que el lenguaje humano sea *productivo*, es decir, si entendemos la frase «Einstein fumaba» también podemos entender muchas otras frases que contienen esos mismos elementos por separado, como «Lukas fumaba» o «Einstein conduce». Sin embargo, no todo es así de sencillo.

—Ya decía yo…

—El significado de una frase no depende sólo de las palabras que la integran, sino que también influye el contexto comunicativo en el que se pronuncia. La misma frase que sirve para expresar un pensamiento puede utilizarse para presentar ese mismo pensamiento como verdadero, como falso o dejando entrever ironía. Así, si Caterina le dice a Lucas «eres muy listo» después de que él le haya solucionado un problema que ella no conseguía resolver, el significado de la frase puede derivarse de sus palabras. Sin embargo, si le dice lo mismo después de que él haya querido engañarla, la frase no se usa en sentido verdadero, sino irónico. Las palabras se pronuncian no sólo para transmitir pensamiento, sino también para revelar la actitud del hablante con respecto a un pensamiento. Pero eso podemos dejarlo para otro día.

—Como usted diga.

Se hizo un breve silencio. Volví a contemplar el volcán. Seguía el espectáculo, que se hacía más impresionante por el contraste con el cielo límpido. Las golondrinas acudían a la cita, revoloteando en círculos delante de la terraza y reclamando mi atención.

—Entonces, ¿cómo debemos entender el significado de las palabras arkadias?

—Hemos dicho que las palabras se anclan en las vivencias como un kontenido más, como el color o la forma; aunque, a diferencia de estos elementos, la palabra puede manipularse. Pero si la palabra es un rasgo panceptual que permite manipular sus memogramas, entonces *no* es simbólica. La palabra no se usa como *representación* de algo, sino que funciona más bien como un interruptor.

—¿Como un interruptor?

—Es una manera de hablar. Lo que quiero decir es que el lenguaje arkadio no se basa en una relación simbólica entre signo y significado, sino en una relación que llamaré *evocativa*, puesto que su función es activar los memogramas y kontenidos en los que se ancla la palabra.

—Póngame ejemplos.

—Tomemos la palabra «norte».

—Norte.

—En el diccionario de los arkadios, «norte» tiene la entrada «punto cardinal situado enfrente del observador y a cuya derecha está el este».

—Vaya tontería.

—Pues no. El diccionario no intenta definir el término, sino sólo evocar en el lektor la vivencia que le permite aplicar el kontenido «norte». Este objetivo puede cumplirse si Lukas ha experimentado un conjunto de vivencias en las que ha aprendido a servirse de una brújula para situar los puntos cardinales y aplicar este conocimiento para orientarse mediante mapas. Es decir, en Arkadia la palabra «norte» es inseparable de los demás kontenidos que concurren en las vivencias en las que se emplea la palabra, y es el conjunto de kontenidos, de actividades, y no el objeto lo que permite al arkadio orientarse y saber lo que significa «norte».

—Pero, por muy complicado que sea, tiene que ser posible encontrar alguna relación entre las palabras arkadias y los objetos del mundo. ¿Acaso Katerina no acaba entendiendo que la palabra «agua» se refiere al agua?

—En la vivencia original, la palabra «agua» queda anclada como una estructura panceptual. Sin embargo, Katerina experimenta nuevas vivencias en las que la palabra «agua» se relaciona con ese líquido que su madre vierte en su vaso, que sale de un grifo, de una botella azul, luego blanca, de una nevera, de un armario. En consecuencia, la misma palabra aparece en un número creciente de vivencias, de manera que su empleo ya no evoca simplemente un memograma, sino un conjunto de memogramas cada vez más amplio y sofisticado. De esta forma, con el tiempo, Katerina enriquece las estructuras conectivas entre las ocurrencias de la palabra «agua», y sus usos van condicionándose de un modo que un humano podría describir, después de mucho tiempo y esfuerzo, mediante un conjunto de características correspondientes al sentido convencional humano, como se indica en la figura 6.

—Entonces la palabra está por el kontenido «agua», ¿no?

—No. Es cierto que, como en el caso humano, si decimos que la palabra evoca kontenidos registrados en memogramas, entonces podríamos decir que «está por» los kontenidos de esa perspektiva. Parecería que el arkadio empleara la palabra a modo de símbolo, en el sentido de que la palabra suplanta al kontenido. Sin embargo, es muy importante no olvidar que, en rigor, la palabra *no debe tomarse por el kontenido o la vivencia,* sino como su evocador.

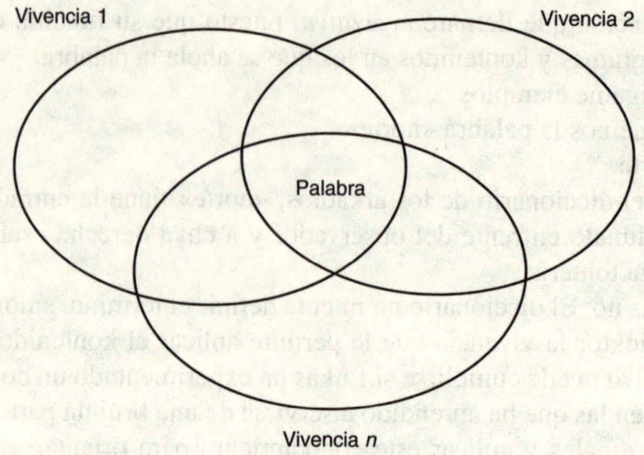

Figura 6. El significado de una palabra es la perspektiva que se deriva de las vivencias pasadas que evoca.

—¿Y puede descubrirse el significado de una palabra?

—Sí, analizando el mundo virtual del hablante. De hecho, en Arkadia la semántika *no concierne a las palabras*, sino al mundo virtual. La semántika no es la caracterización del significado de las palabras, sino la caracterización del mundo virtual de cada arkadio y la manera en que sus memogramas y sus conexiones konceptuales satisfacen la adecuación conceptual de los kontenidos.

—No sé, me parece que no le sigo.

—Déjame ponerte una analogía gastronómica. Supongamos que Lukas, tras catar un vino, dice de él que «tiene cuerpo». Pues bien, si pretendemos entender la expresión a partir de las palabras que la componen, encontraremos que no se corresponde estrictamente con un *kontenido*. La palabra «cuerpo» es un atajo para entender un conjunto de propiedades de una serie de vinos que tienen poco en común, aparte de «soportar bien los estofados» (lo que complica más la situación, porque los «estofados» no corresponden sólo a estofados, sino a un grupo de alimentos cocinados de cierta manera, y así sucesivamente). En otras palabras, las definiciones de las palabras no nos sirven para entender la expresión; se necesita un aprendizaje previo del mundo de la enología y la gastronomía. Es imposible descubrir el signifikado de la frase si antes no se ha entendido que corresponde a las vivencias experimentadas por Lukas al probar distintos vinos, o el mismo vino en distintos años, o combinaciones de vinos y comidas, o al comparar vinos con otras bebidas, etc. Alguien no familiarizado con la jerga enológica no podrá entender la frase mediante la explicación de los conceptos. Es más, un lego en enología quizás entendería mejor lo que quiere decir Lukas mediante una frase del estilo de: «Los veranos secos dan sed a las viñas hasta el punto de que el vino que se obtiene adquiere, entre otras cosas, ciertas propiedades organolépticas que lo hacen adecuado para acompañar platos ricos en proteínas y grasas animales».

—¿Y bien?

—Lo que quiero decir es que los arkadios entienden *todas* las palabras de la misma manera que los humanos entendemos el «cuerpo» del vino, es decir, a base de evocar experiencias gastronómicas y enológicas en lugar de diseccionar semánticamente la frase. En los arkadios, una palabra evoca una vivencia con una perspektiva derivada, específica para cada individuo. Las palabras no confieren el significado, sino que simplemente conducen a una vivencia con una perspektiva del mundo virtual. Si ese mundo no incluye los kontenidos que un enólogo experto ha identificado en su mundo virtual, de nada servirá conocer la definición que da el diccionario de los términos que aparecen en la oración.

—¿Y cómo se distingue el anclaje de una palabra en situaciones en las que no tiene interés (por ejemplo, oír la palabra «botijo» mientras se está viendo un partido de fútbol) del anclaje en situaciones interesantes? ¿O, cuando se habla de las capitales del mundo, sin tener que viajar a ellas cada vez que se mencionan?

—Para empezar, la palabra no se ancla para siempre en la primera vivencia que pasa, como una conexión konceptual no se establece para siempre entre las dos primeras ocurrencias de un kontenido. Si un niño entiende la palabra «coche» es porque ha arraigado en una conexión konceptual con el uso de la palabra por su comunidad, y esa conexión, *que ya existía*, relaciona muchas vivencias registradas en contextos muy distintos y que al final mantienen en común sólo aquellos aspectos que satisfacen la adecuación conceptual de ese kontenido. Además, el hecho de que los objetos, las propiedades o las relaciones evocadas por una palabra no estén presentes cuando se aprende o se usa la palabra no constituye un problema. Lo importante, insisto, es que se respete la adecuación conceptual del kontenido, y eso conlleva un proceso lento, condicionado por la comunidad (familia, compañeros, profesores…) que le indica al arkadio cuándo hace un uso inteligible de la palabra y cuándo no, cuándo la aplica convencionalmente y cuándo no.

—Pero hay palabras que no pueden evocar las vivencias en las que están implicadas. No sé, un número de teléfono, una tabla de multiplicar, la lista de los santos o las capitales del mundo. Al menos en esos casos los arkadios parecen tener palabras comparables a las del lenguaje humano, pero si no son experimentables me pregunto cómo las entienden o emplean y a qué corresponde su evocación. ¿Qué vivencias evocan esos términos? Un número de teléfono debería evocar la agenda donde está anotado, y la lista de los santos podría evocar una tarde lluviosa y aburrida en la escuela.

—Tienes razón.

—¡Fantástico!

—Pero sólo en parte. Veamos. Hasta ahora he mencionado palabras que pueden estar implicadas en vivencias habituales, pero muchas otras palabras no pueden entenderse como la palabra «amor», porque los kontenidos que deberían evocar no son panceptuables por el sistema kognitivo. Es lo que ocurre, por ejemplo, con la palabra «átomo»; en tales casos las vivencias evocadas son lo que hemos llamado vivencias delegadas, es decir, el conjunto de vivencias que garantizan la adecuación conceptual del término. Lo que se evoca son las vivencias delegadas del kontenido. En otros casos, como en la frase «el número pi corresponde a 3,14159» lo que se evoca es el recuerdo *sonoro* o *gráfico* de la frase, como si fuera un dato en sí misma, una línea de las tablas de multiplicar que se aprenden en la escuela. Así, «el número pi corresponde a 3,14159» evoca un dato sonoro o gráfico, como la letra de una canción en una lengua extranjera.

—¿Y qué más?

—Como también hemos visto, las palabras que evocan kontenidos delegados son mucho más inestables y variables en sus aplicaciones. Esto ha sucedido en la historia de la cultura arkadia, ya que algunos de esos signos han modificado sus vivencias delegadas cuando se ha sabido algo más sobre sus kontenidos; así ocurrió, por ejemplo, cuando se descubrió que los núcleos atómicos no sólo tienen protones, sino que están compuestos de otros elementos. Esta propiedad distingue la evocación de kontenidos delegados de la de kontenidos genuinos. Así, la evocación de la palabra «amor» será difícilmente modificable, porque las vivencias en las que se ancla son tales que no pueden modificarse de golpe. En cambio, la evocación de las palabras ancladas en vivencias delegadas puede cambiar fácilmente si cambian las garantías, que por supuesto deben incorporarse como nuevas vivencias.

—¿Y qué ocurre, por ejemplo, con los iconos, como la relación entre ♂ y «género masculino», o entre ☎ y «teléfono»? ¿Cómo se explican estas relaciones?

—La naturaleza de estas relaciones no es diferente de la de otras relaciones que pueden establecerse en el marco de una vivencia. Por un lado tenemos una palabra que evoca un kontenido, y por otro tenemos un signo. Cuando se asocian en una misma vivencia y se establece entre ellos una relación estable, entonces cada nueva aparición del «símbolo» evocará la conexión. Pero es una relación *dentro* de la vivencia.

—Entonces, ¿quién decide el sentido correcto de las palabras?

—No hay un sentido único de las palabras, y menos aún un sentido «correcto». Pero sí podemos decidir si un arkadio utiliza la palabra de manera convencional y competente.

—¿Y cuándo ocurre eso?

—Un arkadio utiliza una palabra de manera convencional cuando su evocación es equivalente a la perspectiva que evoca en su comunidad; y la utiliza de manera competente cuando las conexiones konceptuales en que se ancla la palabra satisfacen la adecuación conceptual de esa conexión. Un arkadio «usa bien» la palabra «norte» si la conexión en la que se ancla satisface la adecuación conceptual de «norte». Del mismo modo, Katerina entiende la palabra «Einstein» si evoca en ella un conjunto de memogramas dejados por cierto individuo (y aquí hay que incluir todo lo que pueda emanar de tal individuo, desde el contacto directo hasta sus escritos) que le permite identificar (reconocer a Einstein en una foto), atribuir (convenir en que ha ganado un Premio Nobel) y todo aquello que caracterice la adecuación conceptual. Naturalmente, la conexión konceptual puede corresponder a un continuo que puede ir desde una conexión konceptual inicial sin ninguna adecuación conceptual, hasta la conexión que satisface plenamente la adecuación conceptual del kontenido. La palabra «Einstein» puede activar en Katerina un memograma en el que se menciona la calle Einstein de Berlín, o bien puede activar una relación konceptual que contenga todos los datos de la biografía del físico Albert Einstein. Si la palabra «Einstein» está anclada únicamente en una vivencia de Katerina en la que alguien le dijo que «la calle Einstein de Berlín es muy bonita», entonces no estará capacitada para entender casi ninguna de las frases que comprenden la palabra «Einstein». Igualmente, si la palabra «fumar» evoca únicamente ocurrencias en que se absorbe humo de una pipa, pero no de un cigarrillo, entonces es posible que todavía no tenga una adecuación conceptual plena.

—Pero esto quiere decir que una palabra puede usarse incorrectamente, ¿o no?

—No es la palabra lo que se usa bien o mal; lo que cuenta es que la perspektiva que evoca sea equivalente a la de la comunidad. El uso de una palabra es incorrecto si se ancla en una conexión konceptual que no evoca una perspektiva equivalente en sus congéneres. En el mejor de los casos, si el individuo advierte la discordancia, la palabra acabará anclándose en la conexión konceptual que evoca la vivencia con la perspektiva compartida. La comunidad de arkadios actúa en este caso como un mecanismo restrictivo.

—Déme un ejemplo.

—Imaginemos, por ejemplo, que al padre de Lukas le gusta aparentar que sabe mucho y habla muy bien. Viendo la televisión ha oído muchas veces la palabra «adolecer» y la encuentra muy elegante. Sin embargo, la palabra evoca en él una vivencia que se superpone a las relacionadas con «carecer» (en lugar de «padecer», que sería la superposición correcta). Así pues, la diferencia entre el uso correcto o incorrecto de una palabra radica en la equivalencia de la evocación.

—En cualquier caso, y aunque siempre me diga lo mismo, sigo haciéndome la misma pregunta: si cada kontenido es distinto para cada arkadio, ¿cómo pueden entenderse entre sí? Si las palabras dependen de los kontenidos, y éstos dependen del bagaje vivencial de cada individuo, entonces nadie en la comunidad arkadia comparte el mismo significado para la misma palabra y, por lo tanto, la comunicación es imposible, ¿o no?

—La respuesta ya te la di ayer. Para evitar que cada arkadio viva en un mundo aislado, autónomo, propio, con propiedades distintas, hace falta una garantía de que las trazas que dejan los kontenidos tengan características similares, o comparables, en todos los arkadios, y esa garantía nos la proporciona la adecuación conceptual. Es posible que el kontenido «Einstein» de Lukas no incluya los pies de Einstein y el de Katerina sí, pero como ambos satisfacen la adecuación conceptual de «Einstein» no hay peligro de incomunicación. Lo realmente importante es que la comunidad de arkadios comparta un número suficiente de vivencias con perspektivas equivalentes respecto de la palabra, y que la relación de los arkadios con el mundo permita que se inscriban las palabras en los memogramas que pueden garantizar la adecuación conceptual. Pero, además, la carga vivencial de un arkadio acaba siendo lo bastante variada y rica para que la superposición interpersonal de las vivencias llegue a configurar perspektivas equivalentes a las del mundo verdadero. A la larga, el uso del lenguaje que evoca esas vivencias fija un ámbito de perspektivas compartidas.

—No sé, sigo estando muy poco convencida. En los humanos las palabras tienen un sentido claro, mientras que en Arkadia las palabras son muy poco precisas.

—Más o menos. En primer lugar, el hecho de que una palabra sea sólo un elemento panceptual más la convierte en un elemento dinámico, de manera que su evocación cambia a medida que se enriquece el mundo virtual y sus conexiones. Además, el arkadio no controla la evocación de las palabras. El poder evocativo de una palabra será siempre independiente de la voluntad del arkadio. Las palabras no son nada inocentes para un arkadio. Palabras como «muerte», «orgasmo» o «pedo» evocan inevitablemente ciertas vivencias, con independencia del contexto en que se usen. Finalmente, lo más corriente no es que cada palabra evoque un kontenido, sino que esté anclada en muchos kontenidos y tenga relaciones con todos ellos. Por ello la polisemia, entendida como la evocación de diferentes tipos de vivencias, es mucho más frecuente que la monosemia. Una misma cadena de sonidos suele intervenir en numerosos memogramas con diferentes kontenidos. Así como el color rojo puede participar de numerosos objetos, la palabra «listo» puede intervenir en numerosos memogramas. Naturalmente, cuanto más restringidas sean las variaciones, más directa, rápida y unívoca será la evocación (y, por lo tanto, más deseable). En consecuencia, el sistema kognitivo tiende a utilizar distintas palabras para evocar distintos kontenidos, pero no hay ningún inconveniente kognitivo para que una misma palabra evoque kontenidos distintos. Lo importante es que el sistema kognitivo distinga entre kontenidos, y para ello dispone de gran número de pistas, como el contexto de la ocurrencia.

—¿Y no hay diferencia entre una palabra que Katerina entiende, como «rojo», y otra que no entiende, como «quark», pero que conoce porque la ha oído muchas veces? Ambas evocan vivencias, ¿no?

—La diferencia es que «quark» no evoca una perspektiva que satisfaga la adecuación conceptual de «quark».

—Supongamos que tiene razón. Lo que esto sugiere me parece que no tiene mucho sentido, y es que no podemos saber si dicen, ¡o piensan!, algo verdadero o falso del mundo. Imagine que un arkadio viaja a Francia y pregunta a otros dos arkadios «¿dónde está la Torre Eiffel?», y uno le responde que «la Torre Eiffel está en Chicago» y otro que «la Torre Eiffel está en París».

—Bien. El caso que me presentas plantea dos problemas. En Arkadia la frase «la Torre Eiffel está en París» no describe nada del mundo, sino que evoca una vivencia con una perspektiva derivada de un mundo virtual. El segundo problema es que, aun cuando alguien externo —como nosotros— pueda decir algo del mundo mediante la frase «la Torre Eiffel está en París», no podemos saber si un arkadio piensa algo correcto o incorrecto del mundo a partir de lo que dice. Podría ser que el que dice que la Torre Eiffel está en Chicago en realidad quiera decir que está en París, y el que dice que está en París en realidad quiera decir que está en Chicago. Vamos a ver si puedo resolver estos dos problemas.

—Vamos a ver.

—Aunque parezca que el significado venga dado directamente, la explicación de cada frase debe recorrer el camino seguido, evocando una vivencia con una perspektiva en el mundo virtual de cada individuo. No

151

obstante, cuando se dice que «la capital de Francia es París» y que «Einstein fumaba» parece que estas frases nos llevan directamente a un hecho objetivable, sin tener que pasar por los memogramas de ningún arkadio. Sin embargo, sólo lo parece. Como vimos ayer, ya no es cuestión de si los arkadios han dado con las condiciones necesarias y suficientes que puedan describirse con la frase «el perro de Katerina es un terrier», o «Einstein fumaba». Es el mismo problema que plantean los conceptos. Para frases tales como «Einstein fumaba», ¿cómo se decide que alguien fuma? ¿Qué sustancias debe aspirar para que se considere que fuma? ¿Es fumador el que fuma tres cigarrillos por semana?, etc. No, la cuestión es que, aunque hubiera datos objetivos, hechos, estados de las cosas, que describieran lo que quieren decir estas frases en Arkadia, debemos recorrer los mundos virtuales para identificar lo que significan estas frases. Ahora bien, las palabras del lenguaje arkadio no son simbólicas porque no representan nada del mundo, y su combinación tampoco dice nada verdadero o falso del mundo, aunque su mundo virtual se superponga al verdadero. En consecuencia, como en Arkadia no puede afirmarse que la frase «la capital de Francia es París» es verdadera, hay que transformarla en una frase de atribución personal del tipo:

> Para Katerina, la capital de Francia es París.

La garantía de que todos los arkadios atribuyen el mismo sentido a la frase «la capital de Francia es París» se sigue de que:

> Para Katerina «la capital de Francia es París» tiene el mismo signifikado que para Lukas si y sólo si la vivencia que la frase evoca en Katerina es equivalente a la vivencia que evoca en Lukas.

Y la garantía de que las dos vivencias son equivalentes se sigue de este:

> *Principio de equivalencia:* Dos vivencias son equivalentes si y sólo si ambas comparten la misma perspektiva.

Y la garantía de que se dice algo verdadero del mundo (es decir, en comparación con «la capital de Francia es Madrid») se sigue de que:

> «La capital de Francia es París» evoca en Katerina una vivencia que *satisfiza* (de satisficiente) la adecuación conceptual de «la capital de Francia es París».

—¿Y ya está?

—No. Tenemos que explicar cómo la combinación de palabras puede mantener la adecuación conceptual.

—¿Y bien?

—Supongamos que Katerina oye por primera vez la frase «Einstein fumaba». Para saber qué evoca esta frase necesitamos una regla de combinación de los kontenidos que la componen:

Para Katerina, «Einstein fumaba».

Y también:

«Einstein fumaba» evoca en Katerina una vivencia que combina la evocación de «Einstein» con la evocación de «fumaba».

La garantía de que todos los arkadios atribuyen el mismo sentido a la frase «Einstein fumaba» se sigue de que:

«Einstein fumaba» tiene el mismo signifikado para Katerina que para Lukas si y sólo si ambos comparten la perspektiva derivada de la vivencia evocada por la frase «Einstein fumaba».

—¿Y qué sucede cuándo nos referimos a objetos o personas inexistentes, como «unicornio» o «Bugs Bunny»?

—Si entendemos que las palabras *no* refieren, sino que evocan vivencias determinadas con perspektivas derivadas, entonces no hay ningún problema. Si Katerina ha tenido contacto con figuras, ilustraciones, o lo que sea, que sirvan de anclaje a las palabras «unicornio» y «Bugs Bunny», entonces la evocación se derivará de esos kontenidos.

—¿Y qué decir de «la tercera guerra mundial podría empezar mañana» o «los años cuarenta»?

—Para la primera frase no hay un objeto de referencia en el mundo humano, pero en Arkadia hay una vivencia de algo que puede ocurrir y que se parece a una vivencia anterior, de manera que puede no haber diferencia entre «la tercera guerra mundial» y «el próximo viernes». En último término, hay que señalar que las propiedades de estas frases sólo pueden determinarse para un individuo arkadio concreto en un momento dado, nunca como caracterización de un sentido unívoco. En cuanto a «los años cuarenta», su evocación puede coincidir con la de la conexión konceptual compartida por vivencias que confluyen en una misma situación temporal. En concreto, «los años cuarenta» se ancla en el contexto espaciotemporal que configuran ciertos sucesos, películas, biografías, etc., que han sido pancebidos con menciones a los años cuarenta. La frase no evoca nada por sí misma, pero conecta todos esos sucesos, películas, biografías, etc.

—¿Y qué vivencias evocan palabras como «aquí» o «ahora»?

—Éste es un aspecto interesante. Es cierto que la frase «él hizo eso porque ella no quería ir allí» es imposible de analizar unívocamente mediante el significado de las palabras, puesto que esas palabras sólo tienen significado en un contexto determinado. Por ello se dice que las palabras del tipo «yo», «aquí, «ahora» son elementos que ayudan a señalar individuos, cosas o propiedades contextuales, es decir, ayudan a los comunicantes a establecer un marco de referencia del discurso. El caso es que los arkadios utilizan este tipo de expresiones a menudo, con igual frecuencia que los humanos. Sin embargo, no hay dificultad en entender cómo las emplean, o por qué su interpretación es fácil y no requiere una gran computación ni mecanismos de interpretación sofisticados. La idea es que si el emisor y el receptor comparten una misma perspektiva, la ambigüedad de las partículas es fácil de eliminar. Así, cuando dicen «él hizo eso», los arkadios suelen haber evocado una vivencia cuya perspektiva contiene ya un solo individuo de género masculino y una sola acción. En otras palabras, la condición es que los interlocutores arkadios deben *compartir* la misma perspektiva en sus mundos virtuales respectivos. De esta manera, lo único que tienen que hacer es emplear esas palabras en cada perspektiva.

—Pero ¿de qué manera aprenden a utilizar expresiones como «aquí» o «allí»? Por lo que me ha dicho hasta ahora, las palabras son interruptores. ¿Cómo es posible que «allí» y «aquí» evoquen siempre la distancia justa?

—Esas expresiones no se incorporan al lenguaje para señalar *sitios* o *tiempos* particulares, sino para señalar contextos que corresponden a puntos de su eje espaciotemporal.

—Ya empezamos.

—Me refiero simplemente a que cada vivencia se estructura en un entorno espaciotemporal que marca la posición del individuo. Así, a los pocos meses el bebé articula su mundo virtual en un eje donde, si pudiera, ya diría que hay cosas que están «allí», «ahí» o «aquí». Por tanto, si ambos interlocutores tienen una posición similar en relación a su perspektiva, entonces se hace un uso natural de las distintas relaciones que determinan las distintas condiciones de aplicación de las expresiones señalizadoras. Para cada situación komunicativa, los arkadios establecen unos ejes personales (que se corresponderán posteriormente con los espaciales «aquí», «ahí», etc., y los temporales «hace tiempo», etc.) sobre los que procesan el discurso. Las expresiones dirigen la evocación hacia una posición en ese eje.

—Póngame un ejemplo.

—Si Lukas y Katerina van a una fiesta y hablan entre sí, la situación con respecto a la gente y los objetos se establecerá con independencia del discurso. Si Katerina le dice a Lukas que «por ahí hay caviar», Lukas sabrá (porque el eje de la situación ya está establecido) que se refiere a alguna dirección del sitio donde se celebra la fiesta, más allá de la mirada y los brazos de Katerina pero más cerca que la casa del vecino. Si Lukas dice que «él me ha dicho que ya no vendrá más gente», Katerina seguramente sabrá, aunque haya muchos individuos de sexo masculino, que «él» (seguramente el anfitrión) es el que tiene un papel preponderante en la comunicación. Y así para cualquier situación.

—¿Y cómo se entienden frases tales como «Irlanda es Irlanda», «los hombres siempre serán hombres», «ahora no es ahora», o frases absurdas como «los colores duermen rabiosamente»?

—Tienes razón al señalar que en la frase «Irlanda es Irlanda» las dos palabras parecen evocar una vivencia con una perspektiva equivalente, y por lo tanto la frase no debería tener sentido. Ahora bien, como ya he señalado, para buscar el sentido de una frase la semántika arkadia prescinde de las referencias de sus elementos constituyentes; en vez de eso, las frases evocan vivencias. El caso es que cuando un arkadio emplea expresiones que responden a conexiones konceptuales que corresponderían parcialmente a «X es X», su objetivo es evocar una vivencia que enfatice las características más típicas del kontenido. En el caso de «los hombres» podría ser su carácter descuidado, libidinoso y competitivo; en el de «Irlanda» el carácter irlandés, etc. En cuanto a «los colores duermen rabiosamente», lo curioso es que tampoco puede decirse que no evoque algo en Katerina. Eso es así porque es imposible que las palabras no evoquen algún kontenido y que su combinación no estimule alguna vivencia. Lo único que puede decirse es que la frase «los colores duermen rabiosamente» no evoca ninguna vivencia con una perspektiva estable o reconocible, a pesar de que las palabras sí se reconocen. Eso podría compararse con los objetos imposibles, como la escalera de Escher. Aunque las formas pueden experimentarse, el objeto no estimula ninguna vivencia.

—¿Y cómo se explican los sinónimos en Arkadia?

—Bien. Veamos las dos frases siguientes:

(a) Mi hermano está soltero.
(b) Mi hermano no está casado.

Para nosotros *a* y *b* son sinónimos, aunque las frases pueden tener connotaciones diversas. Pues bien, una vez más, insisto en que es incorrecto emplear frases como si fueran elementos que albergaran un sentido. Dicho esto, el que frases distintas evoquen vivencias con perspektivas equivalentes depende de los arkadios y las comunidades. En el caso de nuestra comunidad, las frases *a* y *b* no evocan vivencias con perspektivas derivadas equivalentes, puesto que «soltero» se aplica a aquellos que no se han casado todavía, mientras que «no estar casado» puede incluir situaciones como «estar divorciado».

—¿Y qué hay de las frases contrarias?

—Perfecto. Examinemos las siguientes frases:

(c) Mi hermano Juan viene de Roma.

(d) Mi hermano nunca ha estado en Roma.

En Arkadia esto se explica simplemente porque la oración *d* evoca una perspektiva incompatible con la evocada por *c*.

—¿Y qué hay de las frases que admiten interpretaciones múltiples?

—Muy bien. Examinemos la frase siguiente:

(e) Hay un camión de chocolate robado en la puerta de tu casa.

Esta frase admite, entre otras, las siguientes interpretaciones:

1. Hay un camión que contiene chocolate
   que se ha robado
   delante de la puerta de tu casa.

2. Hay un camión hecho de chocolate
   que se ha robado
   delante de la puerta de tu casa.

3. Hay un camión que contiene chocolate
   que se ha robado delante de la puerta de tu casa.

4. Hay un camión hecho de chocolate
   que se ha robado delante de la puerta de tu casa.

5. Hay un camión que contiene chocolate
   cuyo chocolate se ha robado delante de la puerta de tu casa.

6. Hay un camión hecho de chocolate
   cuyo chocolate se ha robado delante de la puerta de tu casa.

7. Hay un camión
   delante de la puerta de tu casa
   hecho de un chocolate robado.

8. Hay un camión
   delante de la puerta de tu casa
   que contiene chocolate robado.

Como ya deberías suponer, cada una de estas interpretaciones corresponde a una vivencia con una perspektiva específica del arkadio en su mundo virtual. Unas serán más frecuentes en ciertos arkadios y otras en otros. Cada interpretación depende de aspectos contextuales, dentro de los cuales deberíamos tener en cuenta la frecuencia de uso de ciertos tipo de oraciones.

—O sea, que la frase es ambigua.

—Exacto, pero sólo en el sentido de que tiene que ponerse a funcionar en su contexto. Una vez situada, no hay ambigüedad que valga. Para que lo entiendas, veamos otros casos de ambigüedad:

(f) Luis persigue al ladrón vestido de policía.
(g) El perro de Juan me está haciendo la puñeta.

¿Ves la ambigüedad?

—Supongo que el problema es decidir si es Luis o el ladrón quien va vestido de policía, y si Juan es «un perro» o tiene un perro, ¿no?

—Exacto. Pues bien, en función de las perspektivas derivadas en cada caso komunicativo la ambigüedad desaparece. Si se está hablando del atraco a la joyería de Luis, la frase no será ambigua; si se está hablando del baile de disfraces al que acudió Luis vestido de policía, tampoco habrá ambigüedad. En cuanto a la segunda frase, más de lo mismo. La evocación depende otra vez del contexto vivencial. Si Lukas y Katerina están hablando de las molestias que provoca un individuo, entonces es posible que sea un insulto, mientras que si están hablando de un vecino con perro lo más probable es que sea el animal el que molesta a Lukas.

—¿Y así pretende explicar todos los problemas lingüísticos?

—Todos no, pero muchos sí. Te pondré un ejemplo que no es estrictamente lingüístico, pero que ilustra la relación entre el lenguaje y el mundo virtual. Supongamos que Lukas recibe un ramo de rosas con una tarjeta de felicitación escrita a mano. Después de leer la tarjeta, Lukas dice «quien me ha enviado el ramo tiene una caligrafía bonita». Supongamos que es Katerina quien le ha enviado el ramo, pero Lukas no lo sabe porque la tarjeta no está firmada. Nosotros, que sí lo sabemos, podemos decir que «Lukas cree que Katerina tiene una caligrafía bonita», puesto que la tarjeta está escrita por Katerina. Sin embargo, si se mira desde el punto de vista de Lukas, la frase no representa su perspektiva, pues Lukas no sabe que la letra es de Katerina. Nosotros sabemos que la letra es de Katerina, pero Lukas no; sólo puede decir «creo que quien me ha enviado rosas tiene una caligrafía bonita». En otras palabras, la frase «Lukas cree que Katerina tiene una caligrafía bonita» es ambigua, puesto que describe a la vez un hecho del mundo y el posible conocimiento de Lukas. Pues bien, en Arkadia este problema es fácil de resolver, porque las frases arkadias no *contienen* su significado, sino que hay que incorporar el resto de vivencias y su perspektiva derivada para que tengan algún valor. Para nosotros, la perspektiva de la vivencia evocada por «Lukas cree que Katerina tiene una caligrafía bonita» tiene como elemento central a Katerina que escribe una tarjeta que recibe Lukas. En cambio, la perspektiva derivada de la vivencia de Lukas no contiene a Katerina, sino a una persona-sin-rostro que le ha enviado flores.

Paró un momento de hablar y me miró fijamente.

—Si quieres podemos complicar el problema...

—Sólo faltaría eso.

—No nos llevará mucho tiempo. Imagina solamente que Katerina es hija del cartero del pueblo, aunque ese dato sólo lo conozco yo y, para enredar, le he dicho a Lukas al oído, sin que tú me oigas, que es la hija del cartero quien le ha enviado rosas. Supongamos ahora que los tres somos arkadios. Así, si cuando estamos los tres juntos digo que «Lukas cree que la hija del cartero tiene una caligrafía bonita», Lukas y yo estaremos de acuerdo en que es verdad, pero tú no, porque no sabes que Katerina es hija del cartero, aunque sí sabes que ha sido Katerina quien le ha enviado el ramo de rosas. En este caso, la diferencia es que en tu mundo virtual Katerina no está conectada konceptualmente con el cartero mediante la relación «hija de»; en el de Lukas tampoco existe tal conexión entre Katerina y el cartero, pero al menos se ha establecido una conexión entre el cartero y una hija anónima que le ha enviado rosas.

El gato volvió a aparecer en la balaustrada, saltó y caminó lentamente hacia mí. Se paró, nos miramos, y se fue caminando elegantemente.

—¿Y todo lo que me ha explicado es lo que estudian los lingüistas arkadios?

—Sí, pero de una manera que te parecerá peculiar. En los libros de lingüística arkadia no se analizan frases. El análisis del signifikado en Arkadia se relaciona directamente con las vivencias, los elementos que las componen y su dinámica; qué es una perspektiva y cómo se comparte.

—¿Un lingüista sin palabras?

—Como he repetido hasta la saciedad, la frase «Roko ha ido al cine» nunca tiene en Arkadia un solo signifikado. Lo que Lukas le dice a Katerina cuando le dice que Roko ha ido al cine está inscrito en un mundo virtual compartido por ambos y en el que cada palabra, la longitud de la frase, el momento en el discurso, la prosodia, el énfasis y el momento histórico pueden evocar vivencias muy diversas con perspektivas equivalentes o no. Una puede ir en la dirección de «el caradura de Roko te dijo ayer que jamás iría al cine» y otra puede ir en la dirección de «mañana podemos preguntarle qué película podemos ir a ver». Lo importante es no perder de vista que, en sentido estricto, la perspektiva no tiene una frase que la describa. Por tanto, en Arkadia tomar las oraciones y analizarlas por separado es como analizar las notas de una canción para descubrir qué emoción evocan.

—¿Entonces no tienen ninguna ocupación los lingüistas en Arkadia?

—Claro que la tienen. Se dedican al estudio de las vivencias, y también se ocupan del estudio de la manipulación de los kontenidos lingüísticos, lo que tendría que dar como resultado la descripción de una gramática universal de los kontenidos lingüísticos que un arkadio puede establecer en las vivencias. Evidentemente, su tarea es mucho más interdisciplinar que la de los lingüistas humanos, aunque también hay especialistas en distintos ámbitos. Algunos, por ejemplo, se ocupan de aspectos meramente sintácticos, muy parecidos a los del lenguaje humano.

—¿Pero cómo pueden tener una sintaxis parecida a la nuestra?

—Pues simplemente porque el sistema kognitivo tiene la capacidad de combinar y articular las palabras de manera parecida a como lo hacemos nosotros. La sintaxis, como tantos otros procesos de la kognición, consiste en una *especialización funcional* del sistema kognitivo que se traduce en su capacidad para combinar palabras conforme a una serie de reglas que pueden describirse mediante una gramática equivalente a la humana. Ahora bien, como en los otros ámbitos funcionales que hemos estudiado, estas reglas se entienden como parte de cierto tipo de vivencias, y dentro del contexto global de la pancepción. Además, aunque las reglas que podemos describir nosotros al observar a los arkadios pueden parecernos equivalentes a la gramática humana, los arkadios cumplen estas reglas de manera *satisficiente*, es decir, las reglas constituyen una buena generalización de la competencia sintáctica de los arkadios, pero ni están representadas implícitamente en el sistema kognitivo, ni se siguen como sigue las reglas del ajedrez un principiante.

—¿A qué podría parecerse esta especialización funcional?

—Pues, para ponerte una analogía, la sintaxis sería una actividad parecida a la que nos permite estimar relaciones complejas como las que existen entre las notas musicales de una melodía, o entre las distintas piezas en un juego de ajedrez. Con esto no quiero decir que el sistema que realiza el procesamiento lingüístico sea el mismo que explica la competencia en el ajedrez o la música, sino que el tipo de relaciones entre los elementos es comparable en los distintos ámbitos, aunque cada dominio tiene su propio contexto vivencial y su condicionamiento biológico. De momento desconozco la naturaleza exacta de esta especialización funcional, como la ignoro de los otros procesos. Sin embargo, los procesos kognitivos encargados de combinar y desvelar la estructura sintáctica son muy sofisticados, tanto como los de los humanos. Mediante estos procesos los arkadios son capaces de relacionar palabras, y estas relaciones, como cualquier otro elemento de la kognición, están asimismo arraigadas en vivencias, lo mismo que otras actividades kognitivas como el equilibrio o la estimación de la distancia (actividades que nos parecen sencillas, pero que no lo son en absoluto).

—¿Pero qué significa que la gramática está anclada en las vivencias?

—Que una regla sintáctica esté anclada en las vivencias significa que cada una de las relaciones sintácticas evocará un tipo de relación entre objetos lingüísticos. Además, cada una de esas relaciones ha sido establecida previamente en un contexto vivencial determinado y, por lo tanto, tiene su realidad vivencial. Algunas pueden incluso provenir de la transferencia de experiencias en otro dominio no lingüístico.

—¿Pero la regla se aprende o ya está en el sistema kognitivo?

—Ni una cosa ni otra, o las dos a la vez. Como ya vimos el lunes, en la aparición de kontenidos tenemos una predisposición del sistema kognitivo y una propiedad del mundo, y la conjunción de ambas, más el bagaje vivencial, «crean» el kontenido.

—Póngame más ejemplos.

—Veamos el caso de las preposiciones. Las conexiones konceptuales sobre las que se asientan las preposiciones tienen que ver con relaciones espaciales y corporales. Así, la preposición «ante» se aprende por referencia a experiencias en las que la relación sintáctica en la que aparece «ante» se compara con la relación que se tiene con objetos que están «delante del cuerpo». Estas relaciones se establecen desde que el niño arkadio aprende a situarse en el espacio y a relacionar los objetos que le rodean dentro de ese marco espacial. Eso da lugar al cabo del tiempo a una serie de vivencias que podrían verse como una especie de esquemas corporales. Más tarde, con la llegada del lenguaje, estas conexiones konceptuales se transfieren a las vivencias propias de cada preposición que modifican el detalle de esos kontenidos. La interacción entre las vivencias de esquemas corporales y las vivencias de preposiciones lleva a su evocación conjunta. Así, cuando un arkadio dice «estoy en el coche», «estoy delante del coche», «estoy detrás del coche», «estoy encima del coche», «estoy debajo del coche», el oyente evoca fácilmente la relación espacial. Ahora bien, no es necesario que *todas* las preposiciones se anclen en vivencias que focalizan relaciones espaciales-corporales. Puede ser que ciertas preposiciones, como «contra» o «desde», se anclen en otro tipo de relaciones, por lo que no debe esperarse que exista una correspondencia fácil, ordenada y estable entre las funciones sintácticas de ciertas palabras y las palabras que estudiemos. Lo que debe tenerse presente es que las reglas por las que se estructura el lenguaje (la morfología, la sintaxis y demás) son reglas que deben arraigarse en vivencias que tienen como objeto relevante la palabra o palabras, junto con otras relaciones no necesariamente lingüísticas. Por eso las relaciones sintácticas conservarán muchos aspectos no estrictamente lingüísticos de las vivencias en las que se anclan. Así, para los humanos la regla que gobierna la frase «María persigue a Juan» puede ser la misma que se aplica a «el policía persigue a Juan», igual que «Juan es perseguido por María» obedece a la misma regla que «Juan es perseguido por el policía». No obstante, en los arkadios las palabras evocan por sí mismas una serie de vivencias en las que se anclan las reglas que las gobiernan, de manera que la evocación de las frases se ve condicionada también por tales vivencias. Por ello es probable que muchos arkadios tarden en decidir si «María persigue a Juan» es equivalente a «Juan es perseguido por María» o a «María es perseguida por Juan», y en cambio no tardan nada en saber que «el policía persigue a Juan» es equivalente a «Juan es perseguido por el policía» y no a «el policía es perseguido por Juan».

—Pues sí que se complican la vida…

—Ten en cuenta que, aunque esto es complicado de describir, el proceso kognitivo no tiene por qué ser más complicado que analizar la expresión facial de un congénere.

—Entonces, ¿no hay distinción entre las distintas partes de la gramática?

—El procesamiento lingüístico implica diferentes procesamientos kognitivos (correspondientes a las categorías de la sintaxis, la semántica y la pragmática humanas) que actúan en paralelo e interaccionan de manera articulada. En otras palabras, el sistema kognitivo dispone de especializaciones funcionales que interaccionan constantemente. Por ello en Arkadia la división entre semántica, pragmática y sintaxis es artificial, ya que muchas de las reglas de combinación que los humanos llamamos sintaxis se basan en principios que no tienen nada que ver con la sintaxis propiamente dicha, y que se parecen más a cuestiones de orden pragmático.

—¿Y todos los diferentes procesos se coordinan mutuamente?

—Exacto. Hay que insistir en que los distintos procesos, lingüísticos y no lingüísticos, que trabajan en paralelo no son procesos estancos, modulares, sino que tienen numerosas interrelaciones. Cada individuo arkadio procesa la estructura panceptual de la oración desde el punto de vista sintáctico, semántico y pragmático, lo que permite dirigir, apoyar o desmentir el punto de vista en el mundo virtual que se está procesando.

—¿Y eso no complica el proceso?

—No especialmente. Como te dije el lunes, la estructura del sistema kognitivo es muy plástica, y manifiesta también una gran capacidad de especialización funcional, lo que no le resta tampoco capacidad para interaccionar, para coordinar todas estas funciones, de manera articulada y eficaz.

—¿Y no hay diferencia entre hablar y leer? Para un humano es natural considerar la palabra escrita y la oída como iguales, pero para un arkadio debería haber una distinción muy evidente entre las palabras escritas y las oídas.

—El paso de las palabras como kontenidos orales a kontenidos escritos es muy interesante. En Arkadia, pasar de lo hablado a lo escrito es un gran salto entre objetos de naturaleza vivencial completamente distinta. Por ello el proceso resulta lento en términos kognitivos. El arkadio tiene que comenzar por relacionar la cadena verbal que configura un conjunto de sonidos parciales, y cada sonido, con un conjunto de signos visuales. Al principio no puede relacionar una palabra oída con otra visual, porque las vivencias son muy distintas; le resulta muy difícil relacionar sonidos con letras porque la pancepción no tiene ninguna predisposición a comparar ambas entidades: no son similares desde el punto de vista panceptual. En consecuencia, la capacidad debe ejercitarse machaconamente (como la memorización de las tablas de multiplicar) para convertir la relación entre las palabras oídas y las leídas en una relación estable, sólida y duradera. Naturalmente, esta relación puede ser muy diferente para cada individuo, porque no tiene su base en la arquitectura kognitiva (como parece ser el caso del reconocimiento de caras o la discriminación de objetos). Un arkadio puede conseguir establecer la relación entre signos oídos y hablados de diferentes maneras, por eso hay distintas maneras de leer.

—¿Y por qué es más difícil leer que hablar?

—En general es más difícil llegar a comprender un texto porque las vivencias que se manipulan a través de la lectura son más recientes, en tiempo de desarrollo kognitivo, y más pobres vivencialmente que el habla. El lenguaje verbal está más fácilmente conectado con las vivencias; en cambio, leer requiere un proceso posterior: la traducción al lenguaje oral, que es el que conecta con las vivencias.

Miré hacia Kúo. El río de nubes había casi desaparecido, pero el color anaranjado que le otorgaba el Sol poniente lo hacía mucho más espectacular.

—Pero esto que me explica es muy extraño. Según usted, si el lenguaje escrito también depende de las vivencias de cada lector, los textos no pueden guardar el konocimiento de nada y, por lo tanto, están vacíos; y, sin embargo, los arkadios parecen aprender cosas de sus libros, ¿o no?

—Tienes razón en parte. Los textos carecen de significado por sí mismos, sólo son instrumentos que pueden, o no, modificar los mundos virtuales de los arkadios. El autor de un texto elige las palabras porque evocan en él una serie de vivencias que desea transmitir. Sin embargo, una vez puestas sobre el papel, o donde sea, esas palabras sólo garantizan kontenidos al autor, porque es el único que puede saber si evocan o no los puntos de vista que quiere comunicar. Los libros sólo tienen sentido si los mundos virtuales del autor y el lector son equivalentes.

—No sé si le sigo, pero esto me recuerda a un amigo mío que dice que el texto está escrito en una especie de código que cada lector tiene que descifrar por sus propios medios, de manera que cada lector hace su propia interpretación del texto que lee.

—Se parece, pero no es lo mismo.

—Pero es parecido.

—En cierto sentido. En efecto, en el mundo humano hay quienes dicen que el texto debe aplicarse a cada lector y está en función de la lectura, pero eso no puede valer para los arkadios. Esos autores consideran que el texto tiene una vida propia, un código, que el lector debe explorar. Como quiera que cada lector tiene herramientas y capacidades distintas, el mundo (el contenido) que extrae del texto es personal. Sin embargo, en Arkadia el texto no existe como continente de ninguna interpretación. El texto *no contiene nada*, no está sujeto a una interpretación. En Arkadia *no es el texto el que requiere análisis*, sino los mundos virtuales del autor y del lector, y la utilización de las herramientas de que disponen tanto el autor como el lector. No existen ni premisas ni principios ni reglas ni datos explícitos que permitan una interpretación compartida por cada lector o grupo de lectores. Necesitamos a cada lector para saber qué perspektiva se deriva del texto.

—Entonces, ¿el contenido de un texto es algo subjetivo?

—Una vez más, no. Lo que acabo de decirte no implica una interpretación subjetivista, sino simplemente que el texto no pasa de ser una parte del proceso de lectura. El error no está en considerar que la lectura no puede ser objetiva, sino en considerar que *sólo* necesitamos del texto. Así como es posible que en el futuro se desarrollen sensores y ordenadores que nos den el sabor de un vino, es posible que en el futuro se desarrollen sensores y ordenadores que den el signifikado de una lectura para un lector determinado.

—¿Dónde están los konocimientos de los libros, entonces?

—El konocimiento (que en el caso humano se conserva en los libros) no está en los libros, ni en los arkadios, sino en el complejo formado por los libros, los arkadios y la comunidad. Un arkadio puede derivar los konocimientos de los mundos virtuales comunitarios con la ayuda de esos libros y textos. Por ello, intentar analizar un texto a secas es como querer determinar el sabor de un vino atendiendo sólo a su análisis químico. Para conocer las propiedades gustativas del vino necesitamos el sistema kognitivo.

—¿Eso vale para todo tipo de textos y konocimientos, la ciencia y el arte incluidos?

—Sí. Eso vale para todos los konocimientos arkadios, incluyendo el equivalente a nuestras ciencias y humanidades, incluso el arte. Por ejemplo, el konocimiento científico de los arkadios no puede derivarse solamente de sus textos. La ciencia está en las vivencias de los científicos, y los textos científicos sólo sirven para evocar y organizar esas vivencias. Incluso lo que podría parecerte un dato incontrovertible (que la luz viaja a 300.000 kilómetros por segundo) *no* es un dato que pueda interpretarse sin antes pasar por las vivencias de los científicos que llegaron a esta conclusión. Para descubrir qué quieren decir los científicos arkadios con eso tenemos que introducirnos en un mundo en el que los kontenidos físicos de tiempo y espacio tienen una dimensión sólo comprensible en el contexto de ese mundo. Si pueden usar el dato de la velocidad de la luz sin problemas es porque la comunidad científica tiene un conjunto de konocimientos implícitos, y porque de los textos pueden derivarse unas vivencias y perspektivas compartidas. Puede hablarse de konocimiento científico, pero no porque los konocimientos estén en los textos.

—¿Incluso los libros de literatura arkadia están vacíos?

—Por supuesto.

—¡Caramba!

—Eso no quiere decir que los arkadios no sean capaces de crear literatura, de explicar historias y de conmoverse con ellas. Pueden, a pesar de lo vacío de los textos, viajar a lugares lejanos, a tiempos remotos o paisajes imposibles. Cuentan cosas de su pasado, presentan personajes que no han conocido, imaginan lugares improbables, monstruos, quimeras. Tienen a sus Verne, Melville, Poe, y no les supone ningún problema imaginar sus viajes, sus héroes y sus pesadillas. Pueden empatizar e identificarse con los héroes de sus Flaubert, Balzac, Austen, y emocionarse con las imágenes de sus Keats.

—Pero ¿cómo puede ser eso posible si los textos están vacíos?

—No atiendes. Los arkadios se relacionan con la literatura igual que con el resto del lenguaje. Como las palabras de un texto normal, las palabras de un texto de ficción funcionan como interruptores de vivencias. Al leer, las palabras iluminan vivencias pasadas y se crean vivencias nuevas combinando memogramas. En general, y al tratarse de una obra de ficción, la activación de todos esos memogramas evoca una vivencia nueva en su mundo virtual. No obstante, los personajes, los paisajes, las situaciones de la novela son mezclas de impactos kognitivos de individuos, paisajes y situaciones preexistentes en el mundo virtual, aunque dispuestos de manera distinta. Da igual que sean personajes de otro país, de otra cultura, gente con perfiles de personalidad raros o con combinaciones de rasgos completamente nuevas para el arkadio. En la medida de lo que contienen sus memogramas y de la capacidad manipuladora de su sistema kognitivo, los nuevos personajes y paisajes nacerán de los personajes y paisajes experimentados en el pasado. Evidentemente, para cada arkadio la recreación de esa ficción será distinta. Las vivencias que ha experimentado configuran el mundo virtual en el que vive, y es ahí donde trabaja la ficción del autor literario, no en el mundo compartido. El libro funciona como un «lector de mundos virtuales» que se implementa en diferentes sistemas (cada individuo arkadio) que leen los elementos del programa según sus kontenidos particulares. Por consiguiente, los libros de ficción son recreaciones de los mundos particulares de cada lector; no es el mundo del autor el que se transmite. A lo sumo, lo que el autor consigue es evocar una mirada nueva sobre el mundo del lector.

—Pero ¿cómo explicamos entonces, por ejemplo, la literatura fantástica?

—Igual que la no fantástica. Los objetos, animales y paisajes fantásticos evocan kontenidos previos que se transfieren a la vivencia actual. En los humanos los libros de, por ejemplo, Swift contienen descripciones de paisajes y personajes nunca vistos. Sin embargo, el lector las convierte en una experiencia individual que puede manejar por corresponder a geografías ya vistas directamente, ya en dibujos, películas, etc. Cualquier objeto, ser o lugar fantástico es fácilmente incorporado al bagaje vivencial si se configura en una ilustración; cualquier monstruo pueden tomar vida fácilmente a partir de imágenes previas; cualquier lugar incógnito puede recrearse a partir del bagaje visual que tiene cualquier arkadio.

—Sigo viendo consecuencias muy extrañas. Si lo que dice es verdad, entonces no podemos hablar de «libro» en Arkadia. Si cada arkadio va a evocar un mundo propio a partir de ese libro, entonces hay tantos libros como arkadios. Más aún, si cada mundo arkadio evoluciona a lo largo de la vida del individuo, entonces nos encontramos con que no sólo hay un libro para cada arkadio, sino uno para cada mundo virtual. Una lectura de un libro a los quince años no será la misma lectura que a los veinte, a los treinta o a los sesenta.

—En efecto. En cada lectura las palabras encuentran un nuevo camino, dado que su itinerario puede estar integrado en nuevos memogramas y kontenidos. De ello se deduce un principio importantísimo para los arkadios:

Tesis de textualidad: Un texto es el conjunto de sus lecturas.

Para empezar, una obra literaria no tiene sentido ni puede analizarse si no existen arkadios. En Arkadia no puede hablarse de «El Quijote», ni de «El Quijote leído por Katerina», sino de «El Quijote leído por Katerina en febrero de 125, era arkadia». Una sensación habitual que tienen algunos arkadios cuando leen un mismo texto al cabo de tiempo es no reconocer las mismas vivencias o perspektivas, ni entender lo mismo que se entendió originalmente.

—A mí me ha pasado eso.

—Pues mucho más les pasa a los arkadios. Y ello ocurre porque el mundo virtual del arkadio ha cambiado sustancialmente, mucho más allá de lo que él mismo puede constatar. El bagaje vivencial que conforma su mundo virtual, así como las características de tipo cualitativo, la organización de esas vivencias, las relaciones establecidas entre sus elementos o los nuevos puntos de vista, todo es sustancialmente distinto. Por lo tanto, cuando se enfrenta con las mismas palabras con las que se enfrentó en el pasado, la perspektiva activada es completamente distinta. Es más, cualquier intento de recuperar los puntos de vista del pasado será inútil, ya que su mundo ha cambiado irremisiblemente. No puede ni tan siquiera construir un manual de traducción de la evocación de las palabras actuales en la de las palabras antiguas. El mundo virtual pasado es inaccesible. Toda lectura es una nueva lectura en toda la extensión del término, es una nueva lectura porque se trata de una nueva persona, que tiene mucho que ver con la que fue, pero que no es la misma. Por ello, *no sólo hay tantos libros como lectores, sino tantos libros como lecturas*. No sólo hay diferencias entre individuos arkadios, sino entre lecturas propias realizadas en distintos momentos de la vida.

—Pero esto implica algo todavía más extraño. Si las palabras dependen de cómo los arkadios las han incorporado a su bagaje vivencial y han aprendido a utilizarlas, entonces el autor tiene poco que hacer. Si el poder de las palabras es personal, entonces el papel del autor es algo así como arbitrario. En cierto sentido da igual que diga «la casa está en llamas» que «la casa está ardiendo». Al fin y al cabo lo que importa es lo que evoquen esas palabras en el mundo virtual del arkadio, y eso no depende del autor. Es más, es imposible diferenciar entre autores de talento y autores sin talento.

—Bueno, tienes razón en parte.

—Ya me extrañaba…

—Veamos primero a qué corresponde lo que los humanos entienden por «obra» en el mundo arkadio.

—Veamos.

—La obra no es ni el texto ni la interpretación del texto. La obra es una recreación del mundo virtual del autor. Es un espacio-tiempo del mundo virtual del autor en el que personajes (amalgamas de individuos que habitan en su mundo virtual) viven situaciones (amalgamas de vivencias del autor) en lugares determinados (amalgamas de sitios que ha visitado o visto el autor). Este espacio-tiempo está además estructurado en escenas, puntos de vista, tramas que el autor diseña para presentarlo a sus visitantes de la manera que él kree la más apropiada, con el fin de conseguir las vivencias y perspectivas que desea evocar en sus lektores. En consecuencia, y para empezar, el autor arkadio de talento es el que es capaz de evocar en sí mismo vivencias interesantes de manera interesante. La elección de unos personajes, la situación de estos personajes en un determinado entorno y la concatenación de situaciones es producto del autor arkadio. Ése es su poder creativo más importante. Naturalmente, este mundo creado está fuera del alcance, al menos de momento, de alguien diferente de sí mismo. Por lo tanto, a partir de ahí debe utilizar las palabras, tanto para evocarse a sí mismo como para evocar ese mundo en los demás. Y ése es el problema: las palabras que ha elegido son las que evocan en él estas vivencias y perspektivas derivadas, *pero no sabe ni domina* la posibilidad de crearlas en los demás. Ahí está la parte más curiosa de la creación artística arkadia. Es más, sus lekturas futuras de su propia obra evocarán en él mismo diferentes vivencias y perspektivas. Si el futuro autor cambia tanto su mundo virtual, quizá no pueda acceder ni siquiera a su propia obra. En general, no obstante, la estructura básica de las vivencias puede cambiar, pero no su valor de equivalencia, es decir, su perspektiva. Por ello, el peligro de que uno no pueda acceder a su propia obra acostumbra a sobredimensionarse, aunque es posible, y probable cuando se trata sólo de ciertas porciones de su obra. En cualquier caso, la idea es que el poder de la literatura no tiene nada que ver con el uso deliberado de las palabras por parte de los autores, sino con que esas palabras evoquen en el lektor la misma vivencia que en el autor. La separación entre el lenguaje y la creación literaria implica que, una vez el autor ha dejado escritas sus palabras, lo que pase con ellas no depende del talento del autor como creador de mundos. Su éxito komunicativo depende de la manera en que las palabras se han anclado en sus lektores. Por eso, entre otras muchas cosas, en Arkadia no existe un «adjetivo preciso».

—¿Y qué posibilidades de evocación se abren a una obra, pues?

—Varias. Un texto puede estimular en Katerina las vivencias que deseaba el autor, mientras que las mismas palabras no consiguen lo mismo en Lukas, y no porque Lukas no haya *sabido* interpretar lo que quería transmitir el autor, sino porque las palabras de esa obra no han podido (ni habrían podido nunca en las mismas circunstancias) iluminar las perspektivas adecuadas. También habrá autores cuya utilización del lenguaje no consiga evocar sus vivencias en ningún lektor, y esos autores están condenados al olvido, con independencia de su talento creador de mundos. El caso es que puede haber autores arkadios que, por su peculiar forma de haber aprendido el uso de las palabras, no compartan con nadie, o con muy poca gente, las mismas trayectorias evocativas. Esto es raro, pero no imposible. Finalmente, podría ocurrir que un autor consiga evocar escenarios interesantes sin habérselo propuesto, por haber elegido palabras que evocan en sus lektores escenarios interesantes, pero cuyas perspektivas son completamente diferentes de las que intentaba transmitir. Este caso vuelve a ser raro, porque todas las demás condiciones para que una obra literaria sea buena deberían coincidir con esos escenarios involuntarios. Muy improbable, pero posible.

—No me convence.

—Me basta con que comprendas que ningún arkadio puede entender una obra literaria concentrándose en o fiándose de las palabras. La obra es independiente de las palabras, aunque la única vía de acceso a ella son las palabras. En consecuencia, el talento del autor en la elección de las palabras no se mide en referencia a una especie de canon más o menos objetivable de esa lengua, correspondiente al que aplican los humanos cuando dicen que «este autor domina muy bien el lenguaje». No dudo de que incluso entre los arkadios haya alguien que pueda establecer ese canon y valorar a los autores en consecuencia, pero ese «dominio del lenguaje» no tiene nada que ver con el poder de su obra, no le servirá de nada en su tarea como escritor; será algo así como el talento de un prestidigitador en un quirófano. El talento en la elección de las palabras se mide por su capacidad para evocar las vivencias y las perspektivas deseadas.

—Pero eso deja al autor sin ningún poder…

—No. No todo es desalentador para el autor. Hay mecanismos para al menos intuir qué palabras, qué frases, evocan qué vivencias en posibles lektores. Para empezar, hay un principio general, y es que para komunicarse con éxito tiene que mirar a sus lektores, y no a los diccionarios, a los manuales de buena escritura o a los consejos de los expertos. Si un autor quiere llegar a sus lektores, el mecanismo más importante es el mismo por el que cualquier arkadio intuye que la komunicación ha sido exitosa, y mediante el cual aprende a utilizar las palabras adecuadas para ese fin: el mecanismo de ensayo-error, por el cual la escritura de un arkadio se afina a la vez que descubre el poder evocador de sus palabras, ya por vía oral, ya por vía escrita. Empleando una analogía socorrida, así como un cómico puede descubrir qué chistes, qué tono de voz, qué entradas hacen reír a cada público, un autor puede llegar a intuir qué vivencias evoca. Cierto, nunca tendrá la garantía total de que haya ocurrido. En suma, el poder del autor no está en su capacidad para construir una historia, un mundo, mediante las palabras, sino primero en su habilidad para construir un mundo virtual en sí mismo, y luego en su habilidad para escoger las palabras que iluminarán en los lectores las perspektivas relevantes. Por eso no puede concluirse que el talento del autor arkadio no exista o no tenga nada que ver con la construcción deliberada de sus obras. La clave, recuerda, es la separación entre la creación literaria y la capacidad lingüística, es decir, el empleo de las palabras adecuadas.

—¿Y qué sucede en otro tipo de literatura como es el teatro? Éste parecería un campo en el que el sentido del texto queda definido por la interpretación, ¿no?

—En efecto, el autor teatral arkadio, como el humano, basa su capacidad artística en la recreación de situaciones en las que unos personajes ejemplifican, llevan a la realidad, una situación determinada. Por lo tanto, el autor prescinde de sus propias explicaciones y descripciones para representar una situación determinada. En lugar de escribir, lo que hace es mostrarnos una situación, sin su presencia como autor, como intermediario. Sin embargo, esto es sólo aparente. Para empezar, los diálogos son creación propia del autor, en nada parecidos a los que ocurren en realidad. Además, el texto (como todo texto en el mundo arkadio) debe evocar en el lektor o espectador la misma vivencia que el pretendido personaje quiere transmitir, lo que sitúa el texto teatral casi al mismo nivel que el texto en prosa. No obstante, si la corporeización del diálogo en personajes y escenarios que realiza el director de la obra coincide con las intenciones del autor, entonces el éxito komunicativo del texto teatral puede ser incluso mayor que el de la prosa, pues no hay que pasar por el trabajoso proceso de dar vida evocativa a las palabras a través de la lektura.

—Por la misma razón, entonces, el cine debería ser el mejor medio de komunicación en Arkadia…

—Sí y no, o no y sí. Cierto, en Arkadia el cine es uno de los mejores medios de komunicar vivencias, ya que llegamos a la culminación de la recreación de una situación sin necesidad de trabajosos procesos de escritura y de lektura. De esta manera, el cine se presenta a primera vista como el método ideal para la komunicación artística. Se consigue evocar vivencias metiendo al espectador en medio de la situación. Lo único que tiene que hacer el espectador es experimentar; por eso el cine ha tenido y tiene tanto éxito en Arkadia, y ha conseguido desbancar a cualquier otro medio de expresión artística, sobre todo a la literatura escrita. Es más, ahora están empezando a surgir programas de realidad virtual en los que incluso las sensaciones visuales de tridimensionalidad, de posición y táctiles consiguen evocar mucho más intensamente la sensación de realidad. Podemos suponer que, a la larga, estos programas acabarán desplazando al cine y al teatro de las preferencias de los arkadios.

—Pero, si eso es así, ¿qué sentido tiene que siga habiendo escritores? ¿Por qué no se pasa todo el mundo al cine o a la realidad virtual?

—Para empezar, la literatura tiene una potencialidad mucho más grande que el teatro y el cine.

—Ahora sí que no entiendo nada.

—Me explicaré. Cuando un arkadio ve en el cine una situación de crisis de pareja, por ejemplo, gran parte de los elementos de la situación han quedado plasmados por el director. La trama, la historia personal y la actitud de los personajes, el escenario, el ambiente, todo está decidido. Pero esto tiene un reverso. Lo que el autor quiere transmitir es una vivencia de su mundo virtual. Supongamos, en aras de la argumentación, que el director ha conseguido plasmar en su película los aspectos fundamentales de su vivencia en el mundo virtual, es decir, que los personajes y escenarios son tal como él los imaginaba. Ésa es la situación que le permite focalizar los perfiles/fondos que deseaba. Sin embargo, los personajes y el ambiente descritos por un director en una película no siempre le sirven al espectador para evocar una vivencia equivalente. Por ejemplo, si la idea del director es «Roko se sentía solo en la ciudad», puede elegir una escena en medio de París, una noche en los Campos Elíseos, con Roko paseando en medio de una multitud pero sin reparar en ella. No obstante, un espectador de, por ejemplo, un pueblecito de Laponia quizás evoque mejor la vivencia si ve a Roko en una habitación vacía de un bloque de apartamentos. En otras palabras, un espectador puede no entender la primera posibilidad, mientras que un lektor evocaría la situación que para él sea más indicativa de soledad en una ciudad. Es más, una película tiene un contexto histórico. La frase «Roko se sentía solo en la ciudad» puede seguir evocando la misma vivencia ahora que quizá dentro de doscientos años, cosa que el cine no podrá conseguir. En pocas palabras: *los detalles pueden matar la komunicación*. Por eso la literatura sigue teniendo un sitio, y siempre lo tendrá. El hecho de que las palabras sean más imprecisas, y su destino menos claro, facilita que el lektor evoque los detalles de su propio mundo virtual, lo que en cierto sentido puede favorecer la evocación de la vivencia que pretendía el autor.

—Lo que no veo es cómo puede valorarse una obra en Arkadia. Las expresiones del tipo «esta obra es muy buena» no deberían tener sentido. Lo máximo que un arkadio puede decir es que «para mí esta obra es muy buena», ¿no?

—Otra vez tienes razón en parte. En mi opinión, el talento de un autor arkadio puede valorarse con los mismos criterios que el de los autores humanos, aunque siempre desde la perspectiva de cada lektor, de cada analista, y teniendo en cuenta la potencialidad del contenido de una obra. Para empezar, como sea que la obra no puede basarse en las palabras, el analista tiene que experimentar las vivencias que pretende el autor. Añadamos, además, la complicación de que la ausencia de un objeto de análisis fijo (cada lectura es una nueva obra) implica que el análisis estará basado en las vivencias que experimenta ese lektor en su lectura. Finalmente, por la propia naturaleza del lenguaje arkadio, el análisis provoca en el lektor un segundo viaje virtual. El lektor y el analista tienen que compartir el mismo mundo virtual evocado por la obra, y luego el lektor tiene que entrar en el mundo virtual del analista a través de sus palabras. La situación que se crea es extremadamente resbaladiza.

—Profesión ingrata la de crítico en Arkadia, ¿no?

—Sí, pero esto no quiere decir que no haya kríticos literarios, sino que su trabajo es arduo, resbaladizo y, en casi todos los casos, menos accesible que la obra original. No me refiero aquí, claro está, a la krítica que se reduce a indicar vivencias evaluativas como «bueno» o «malo», sino al análisis de la obra. En cualquier caso, el analista puede ser de una ayuda inestimable, casi imprescindible, para que los lektores entiendan mejor la obra analizada. Una obra puede entenderse más si antes se explica a través de vivencias más cercanas a los lektores, sobre todo si las vivencias de la obra original son difícilmente accesibles.

—¿Y en qué puede consistir el análisis de una obra?

—Una obra literaria tiene que examinarse en relación con las vivencias que quiere evocar, con el mundo virtual empleado para evocar esas vivencias y con la manera de presentarlo. Por ejemplo, una variable que puede determinar la valoración de una obra es la capacidad para la caracterización más adecuada del «perfil frente al fondo» de cada vivencia, que es lo más difícil, y lo que permite entender algo que no es obvio al lektor. Así, un autor puede mostrar cómo le dolía a un personaje un desengaño amoroso mediante la frase «me duele mucho», mientras que otro autor presenta una escena en la que el personaje se corta la mano con un cuchillo. Según el caso, un analista puede decir que el segundo autor es más talentoso que el primero, ya que consigue evocar la vivencia que permite entender la magnitud del dolor.

—¿Y ese análisis puede ser absoluto?

—No. El valor de una obra tiene que inscribirse asimismo en un momento determinado y tal que las vivencias y el lenguaje empleado por el autor lleguen eficazmente a sus lektores.

—Entonces, ¿cada obra se entiende en su tiempo, y sólo en ese tiempo?

—No creas. Si un autor de antes de la Ilustración hubiera querido evocar una vivencia en la que se pegaba a un niño por haber hecho un estropicio con la intención de presentarla como algo «negativo», pocos de sus conciudadanos hubieran experimentado una vivencia equivalente. Lo que dice un autor en cierto momento está determinado justamente por un conjunto de vivencias en las que se inscribe. Lo que los humanos entendemos por una «idea» no puede brotar como una seta en algún instante del pasado antes de que se den ciertas condiciones para que la idea se realice, corporeizada en una persona o personas y circunstancias determinadas. Esta contextualidad es radical incluso para lo que entendemos como idea general, como la de los derechos de los niños, que deben considerarse anclados en un momento histórico.

—Pero ¿pervive o no pervive una obra literaria?

—Hay obras que apelan a vivencias que en sí mismas sobreviven al tiempo, y otras a las que les cuesta más resistir. Por ejemplo, las vivencias que se refieran certeramente al primer amor juvenil seguramente pervivirán mucho más tiempo que las vivencias referidas al olor de una ciudad. En cualquier caso, el tiempo no es un problema importante a la hora de entender o valorar las obras literarias y su capacidad para transmitir a lo largo de los años.

—Así, ¿es posible que un arkadio entienda bien a autores de hace siglos y, en cambio, no se entienda con alguien que vive en el piso de enfrente?

—Exacto. Si disfrutan de poetas antiguos es porque les hablan de lo sublime del amor, y eso lo entienden perfectamente, porque la transferencia entre vivencias es sencilla: todos saben lo que es el amor. Supongamos que hubieran tenido a un Séneca. Pues bien, cuando Séneca habla de lo absurdo que le parece que los romanos vayan a las termas a sudar y cansarse para mantenerse en forma, esas impresiones podrían viajar tranquilamente dos o diez milenios. El hecho es que no hay ningún problema para transferirlas a los gimnasios arkadios de hoy, por lo que un arkadio puede experimentar la misma sensación. Aunque puede que entre los lectores haya alguien para quien mantenerse en forma y cansarse no suponga un problema. La komunicación entre un arkadio sensible a la idea y Séneca es un éxito, mientras que es un fracaso si el arkadio del piso de enfrente no es sensible a la misma idea. Por otro lado, puede ser que, a pesar de su universalidad, llegue un momento en que incluso los grandes personajes de la literatura arkadia, sus kijotes, se hagan incomprensibles. Cuanto más arraigado en su tiempo está un libro, más difícil es su transmisión. Pero el sentido de muchos kontenidos, y de las palabras que los evocan, no varía a lo largo de la historia. Estos signos que entran en dominios panceptuales son elementos que evocan unas experiencias que pueden conservar muchas de sus características a lo largo del tiempo. También puede ocurrir que las estructuras sociales y culturales cambien tanto que muchas vivencias que configuran los mundos virtuales de los arkadios actuales acaben por no tener correspondencia con las de los arkadios del futuro. En consecuencia, esos pasajes, esas situaciones en las cuales los arkadios actuales se sienten cómodos, serán extrañas para los arkadios del futuro. Algunos de estos cambios podrían corresponder a diferencias en las relaciones sociales. Si en la Arkadia del futuro las familias dejan de existir y desaparecen los vínculos familiares propiamente dichos, puede que la relación de parentesco deje de existir y, en consecuencia, deje de ser efectiva como herramienta de transferencia.

—Entonces, ¿la traducción también es un problema?

—Exacto. La traducción es la actividad lingüística más difícil, porque el autor pierde el poder evocativo que posee en su lengua para apelar a palabras o construcciones equivalentes. Ciertas traducciones pueden requerir modificaciones muy sofisticadas, con cambios de frases totales. Por eso el buen traductor no es el que encuentra equivalencias buenas para las palabras, sino el que encuentra equivalencias buenas para las vivencias. Te ilustraré esto con un aspecto interesante de Arkadia. Una consecuencia de la rápida evolución de la población es que se están desarrollando ya lenguas distintas en diferentes islas del archipiélago arkadio. Estas lenguas empiezan a mostrar ciertas peculiaridades. Una es el tipo de palabras que anclan los kontenidos relacionados con el movimiento. En una de estas lenguas, conocida como kastizo, la manera en que se efectúa un movimiento parece anclarse en los complementos preposicionales o adverbiales, o en subordinadas adverbiales y adjetivas, como por ejemplo:

(*h*) Juan entró apresuradamente.

En cambio, en otra lengua, el kelta, el mismo kontenido se ancla en los verbos:

(*i*) *John rushed in.*

Un fenómeno parecido parece producirse en los kontenidos que recogen las características del trayecto del movimiento. En general, en kastizo el trayecto queda anclado por el verbo, pero a menudo de forma poco precisa. Por ello, los detalles sobre el trayecto se anclan en otros elementos que enriquecen las perspektivas evocadas por el verbo, lo que hace que el ritmo de los textos se haga más lento y la construcción sintáctica se complique. Una lengua como el kelta puede estar mejor dotada para evocar maneras y para descripciones más elaboradas de trayectos. Una consecuencia de esto es que en la traducción del kelta al kastizo se pierden más kontenidos que del kastizo al kelta, que en cambio suele enriquecerse con detalles adicionales con el fin de que el texto suene natural en la lengua de llegada.

—Resúmame, ¿podemos decir que el lenguaje humano se parece al lenguaje arkadio o no?

—Yo creo que hay grandes diferencias y grandes parecidos.

—¿Y eso?

—Me explicaré. En primer lugar, en casi todas las circunstancias que conciernen a un ser humano, la descripción de la situación en la que se encuentra un individuo no nos permite prever lo que va a decir a continuación. Por ejemplo, la descripción completa del entorno de una persona en la consulta del médico cuando éste le pregunta «¿qué le ocurre?» no permite predecir la respuesta del paciente. El contraste con los animales es evidente, puesto que, en general, los animales tienen un repertorio

174

fijo y relativamente reducido de señales, y se relacionan con el entorno de forma muy específica. Pues bien, en el caso de los arkadios tampoco es posible predecir qué dirá un individuo a partir de lo que le dice otro individuo, o a partir de la descripción de su entorno. Ahora bien, si tuviéramos una caracterización de la vivencia que está experimentando el arkadio, entonces no sería tan difícil anticipar qué va a decir. En segundo lugar, una oración del lenguaje humano parece abstraer muchos detalles de una situación, focalizándose en una. «Juan lleva bigote» no nos dice nada de Juan aparte de una característica de su vello facial. Éste no es el caso de los arkadios. Esta frase no tiene valor semántico en sí misma si no se incorpora en una estructura vivencial determinada. No hay sentidos independientes de los individuos arkadios. Como he señalado, son los mundos virtuales los que tienen las propiedades semántikas. Por último, en los humanos la correspondencia de cada frase con su significado no es algo que se aprenda frase a frase. Aprendemos los significados de los elementos nucleares, las palabras, junto con la receta de cómo componer señales completas (frases) a partir de los elementos básicos: entendemos frases nuevas sin necesidad de haberlas oído antes. En Arkadia también puede hablarse de esta aptitud, aunque no está basada en la capacidad intrínseca del lenguaje, o de su uso, sino en la capacidad creativa de la kognición. La aptitud productiva arkadia se basa en la capacidad de manipular los memogramas a través de las palabras, y no en el poder del aparato lingüístico.

En este punto el Sol me dejó una vez más con la boca abierta. Me quedé mirándolo con un amago de protesta, a lo que el No-profesor O me respondió con una sonrisa y un arqueamiento de cejas.

Viernes
De cómo es posible comunicarse sin información

Cuando desperté, no esperaba ser capaz de aguantar una tarde más en Arkadia. Me levanté, me acerqué a la ventana y contemplé el pueblo medio dormida. No podía bajar en ese estado. Me estiré otra vez en la cama y entré en un duermevela delicioso. La verdad es que me sentó de maravilla. Me levanté y bajé saltando hacia la terraza.

—Buenos días, Alicia. Pareces muy contenta hoy.

—Bueno, sucede de vez en cuando.

La mesa estaba lista, con sus galletas y su té.

—Espero que dure toda la tarde.

—Yo también. Mientras bajaba me he acordado de otra perplejidad.

—Tu dirás.

—Ocurrió una vez que fui a un ensayo de la orquesta en la que toca mi amigo Alberto. Me senté en la platea de un teatro vacío. Los músicos iban de paisano, y el director parecía muy enfadado: «No, no y no. No os dáis cuenta de lo que significa este pasaje. Tenéis que enfrentaros a él como si os hubiérais rencontrado con un amor juvenil, después de muchos años de haberlo perdido. Vuestro amor sigue intacto, y así lo veis en su cara, en su expresión, sentís una explosión de júbilo que os sale del estómago. Estáis borrachos de alegría, como un pirata ante un tesoro, como un niño ante un regalo de Reyes que le habían prometido el año anterior. Toda esa energía acumulada explota como un volcán. Pero, y este pero es muy importante, no podéis maltratar el tesoro, porque es muy frágil, es como un gatito que se está ahogando en un río y quiere subirse a una tabla; y vosotros sóis la tabla». Nunca creí que la comunicación fuera tan difícil y complicada.

—Estoy convencido de que si te cuento en qué consiste la komunicación arkadia, podrás entender lo que te ocurrió.

—Pues dígame en qué consiste.

—Para un arkadio, komunicar es conseguir situar a su interlocutor en su mismo punto de vista.

—No le entiendo.

—Vayamos paso a paso. Empezaremos por recordar los puntos clave de la comunicación humana.

—Como usted quiera.

—Los humanos entendemos la comunicación como la transferencia de un individuo a otro de ideas, conceptos, pensamientos, mediante los sustitutos de esas ideas (palabras, gestos, etc.), que son portadores del sentido. De acuerdo con esta idea general, la comunicación es una actividad que se establece entre un emisor (un agente que quiere transmitir un mensaje) y un receptor (el agente que recibe el mensaje). Esta actividad consiste en la transmisión de un mensaje representado mediante un código que acostumbra a ser un tipo de lenguaje (como el código Morse) y que se transmite por vía de una señal (el sustrato físico en el que se inscribe el mensaje, como los impulsos eléctricos en la transmisión telefónica por cable) a través de un canal (el sistema por el que se transmite la señal). En suma, el emisor transmite un mensaje al receptor si el mensaje se codifica, se convierte en una señal que llega al receptor y se descodifica por parte del receptor.

—Una nadería.

—Si quieres verlo así… En cualquier caso, comunicar verbalmente consiste en convertir los pensamientos en palabras y transmitirlos mediante un discurso oral o escrito para que otro individuo pueda descodificar el pensamiento a partir de las palabras elegidas para codificarlo. Empleando una imagen muy gráfica, la comunicación verbal consiste en algo así como empaquetar cierto *contenido* de pensamiento en palabras y enviarlo al receptor, que debe desempaquetar el mensaje. Esta visión de la comunicación se basa en la propiedad que se le atribuye al lenguaje, a las palabras, de poder representar un pensamiento o una idea: el significado de un signo es la cosa representada por el signo.

—¿Y eso no nos sirve para explicar a los arkadios?

—Desafortunadamente, no. Este modelo es inadecuado para describir cómo se comunican los arkadios. Es cierto que, en apariencia, los arkadios se comunican igual que los humanos: hablan entre sí, muestran su acuerdo o desacuerdo, etc. Sin embargo, la idea de empaquetar contenidos y transmisiones sólo puede emplearse en Arkadia como una metáfora, como una manera de hablar. Los mensajes no se transfieren como el dinero de un pagador a un cobrador. Los mensajes, si es que existen, se quedan en el cerebro del emisor. Ahora bien, si eres consciente de que es sólo una metáfora, entonces puedes utilizarla, teniendo en cuenta que ni el que envía el mensaje lo carga en un código ni el que recibe la señal lo descarga.

—¿Y no hay otras perspectivas que puedan ayudarnos?

—Sí pero no, o no pero sí. El caso es que existe otra manera humana de contemplar la comunicación que puede ayudarnos, aunque sólo parcialmente. Este enfoque considera que la comunicación consiste en conseguir acceder a un «sitio», que en general es un pensamiento, a través de un proceso de análisis e inferencia de las palabras que llegan al receptor. En pocas palabras, mientras que la primera concepción se basa en un transporte de ideas, en el segundo modelo la comunicación se entiende como un proceso de análisis de signos. Según este enfoque, un individuo modifica el entorno físico de su interlocutor de tal manera que éste puede *construir* o *inferir* las representaciones mentales que quería transmitir el emisor. La comunicación oral, por ejemplo, sería la modificación por parte del hablante del entorno acústico del oyente, el cual debería analizar esa señal para, en el mejor de los casos, activar pensamientos parecidos a los del hablante. En lugar de ver la comunicación como la transmisión de un mensaje de un individuo a otro, la idea es que un individuo se comunica con objeto de llevar a su interlocutor a reconocer algo. Eso significa que lo relevante es la influencia sobre los otros, conseguir que los demás comprendan, por medio de signos, lo que se les quiere transmitir, con la esperanza de que la influencia sea suficiente para que se cumpla el objetivo. Las palabras no son continentes de significados para el transporte de mensajes de una persona a otra, sino que son el medio del que se vale el emisor para conseguir que su interlocutor reconozca lo que quiere transmitir, las claves mediante las cuales el receptor puede situarse donde quiere el emisor. De hecho, la función que cumplen las palabras en este modelo es indicar, de manera más o menos distintiva, el tipo de análisis que se requiere para que el receptor acceda al pensamiento deseado; y el análisis del receptor consiste en realizar una serie de inferencias, a partir de unas premisas de referencia y de las palabras proferidas por el emisor, para dar los pasos que se siguen lógicamente de las premisas.

—¿Y esto puede aplicarse a los arkadios?

—Otra vez la respuesta es no. Para un arkadio comprender un mensaje tampoco significa llevar a cabo un proceso de inferencia a partir de unos símbolos, basándose en presupuestos sobre lo que sabe o deja de saber el interlocutor. A pesar de que el segundo modelo está más cercano al modelo arkadio, tampoco explica adecuadamente la comunicación arkadia. Más concretamente, no podemos describir al receptor arkadio como si hiciera un trabajo de análisis e inferencia de las palabras, ya que la acción de las palabras está determinada de antemano y no puede modificarse. Cuando las palabras acceden al sistema kognitivo activan espontáneamente las conexiones konceptuales y los memogramas a las que están ancladas. Además, las palabras arkadias no llevan consigo las claves para tal análisis, ni la interpretación de un discurso arkadio parte de un conjunto de premisas de referencia, puesto que, como hemos visto en los días anteriores, los arkadios no tienen datos en su cabeza. Cuando Katerina le dice a su hermano que «lo mejor es que papá deje de trabajar», ambos no parten de premisas tales como «papá trabaja demasiado» o «papá está enfermo» o «a papá no le compensa seguir trabajando», porque su sistema kognitivo no registra frases como datos.

—¿Entonces?

—Recuerda que el lenguaje arkadio tiene una naturaleza evocativa. La palabra no está por un objeto, individuo, propiedad o acción, sino que funciona como evocador de los memogramas que registran las vivencias del arkadio con ese kontenido. Es decir, la palabra es un interruptor del mundo virtual que alberga el kontenido, y no su símbolo. En consecuencia, el lenguaje arkadio no puede concebirse como un código (en el sentido de que cada palabra corresponde a un significado concreto, y las palabras pueden combinarse mediante ciertas reglas para crear oraciones con significados nuevos). Es más, el lenguaje arkadio no corresponde tampoco a una suerte de instrumento mediante el cual, junto con un aparato lógico, un individuo pueda inferir ideas, pensamientos o concepciones más globales. Por eso la comunicación arkadia no puede basarse en ninguno de los modelos anteriores.

—¿Y bien?

—Para empezar, la comunicación en Arkadia no tiene por qué alejarse de la estructura básica emisor-canal-receptor. Esta estructura básica no sólo vale para la comunicación cara a cara, para la mediada por un artefacto, para la diferida a través de un código, sino también para cualquier comunicación que se establezca sin intención de llegar a un receptor. Ahora bien, a partir de este esquema la komunicación arkadia debe definirse como te dije al principio:

Komunicación: La evocación en el receptor de una vivencia equivalente a la que pretende evocar el emisor.

En otras palabras, la komunicación genuina corresponde a la modificación exitosa del mundo virtual ajeno de manera que se evoque en el receptor una vivencia equivalente a la experimentada por el emisor. Un acto komunicativo habrá tenido éxito si ambos arkadios activan vivencias comparables y consiguen evocar perspektivas equivalentes en los mundos virtuales respectivos. Para ello, el emisor deberá emplear cualquier tipo de mecanismo que consiga alterar el mundo virtual del receptor con el fin de que experimente una vivencia determinada.

180

—¿En qué consiste la equivalencia de las vivencias?

—Recuerda que dos vivencias son equivalentes si de ellas se deriva la misma perspektiva, es decir, si el mundo virtual que complementa las vivencias es el mismo.

—De acuerdo, ¿y bien?

—Vamos a ver. Como he descrito hasta ahora, los arkadios viven en lo que hemos llamado mundo virtual, siendo la perspektiva la parte del mundo virtual que mantiene la homeostasis de una vivencia concreta. Pues bien, el proceso de komunicación consiste en la manipulación del mundo virtual del receptor de manera que el emisor consigue evocar una vivencia en el receptor tal que su homeostasis se mantiene por el mismo mundo virtual o, mejor dicho, por el mismo conjunto de mundos virtuales posibles.

—Póngame un ejemplo.

—Imagina que el mundo virtual fuera como un belén, con sus figuritas, su niño Jesús, su Virgen, su san José, sus ángeles, sus pastores, sus reyes y sus animales. Supongamos que Katerina y Lukas están contemplando el mismo belén, y que los dos panciben los mismos kontenidos. Supongamos que Katerina le dice a Lukas que «el ángel avisó a los pastores del nacimiento del niño Jesús». Para que ese acto komunicativo tenga éxito, Katerina tiene que haber manipulado el belén que contempla Lukas de tal manera que Lukas vea cómo el ángel habla con los pastores y les dice algo así como «el niño Jesús ha nacido». Llevando la analogía al extremo, podemos imaginar a Katerina tomando el ángel, trasladándolo hacia donde están los pastores y simulando una voz angelical que dice: «El niño Jesús ha nacido». Como también vimos el miércoles, hay muchos aspectos de la perspektiva que no tienen por qué ser exactamente iguales para que se mantenga la homeostasis. Así, en ese acto komunicativo no importa si el ángel dice «el niño Jesús ha nacido» o «ha nacido el niño Jesús», si el ángel mira a la derecha 60 o 65 grados, o si se eleva volando a 20 o 30 kilómetros por hora. Esos detalles configuran todos los mundos posibles que mantienen la homeostasis de las vivencias respectivas.

—¿Y si no comparten la perspektiva?

—Veamos. Supongamos que hay un kontenido de ese belén no compartido por Lukas y Katerina, es decir, que las vivencias respectivas no son equivalentes. Supongamos, por ejemplo, que el desacuerdo consiste en que la Virgen María es virgen para Katerina pero no así para Lukas. Supongamos que Katerina le dice a Lukas que «se llama Virgen María porque era virgen y el niño Jesús tuvo una concepción inmaculada». Pues bien, en ese momento se produce una discrepancia, por lo que la komunicación no debería tener éxito. Sin embargo, la palabra «virginidad» ha activado una conexión konceptual existente en el sistema kognitivo de Lukas que se transfiere a la vivencia actual, de tal manera que ese kontenido se le añade, como si fuera una capa de pintura, a la Virgen María. De esta manera se ha objetivado una manipulación de esa vivencia, el desacuerdo desaparece y las perspektivas que mantienen la homeostasis de la vivencia vuelven a coincidir.

—Más ejemplos.

—Examinemos la komunicación fuera de esta metáfora del belén. Imaginemos que Katerina le dice a Lukas que «es peor un dolor de tripa que una jaqueca». Supongamos que Katerina dice esto porque padeció una jaqueca la semana pasada y un dolor de tripa la noche anterior, y le ha resultado más insoportable el segundo dolor que el primero. Supongamos que ambos comparten la misma perspektiva virtual, es decir, ambos han experimentado vivencias de dolores de tripa y jaquecas tales que los dolores de tripa han sido peores que las jaquecas. En otras palabras, el mundo virtual *relevante* para este acto komunicativo tiene un kontenido que puede describirse frívolamente como la ley virtual de que «los dolores de tripa son peores que las jaquecas». Esta ley virtual se incorporó al mundo virtual de Katerina con anterioridad al acto komunicativo, tras experimentar una vivencia cuyo perfil incluía el kontenido «dolor de tripa» asociado al fondo de «inconvenientes», y otra con el kontenido «jaqueca» como perfil asociado al mismo fondo. La comparación de ambas vivencias resulta en unos «inconvenientes» más numerosos o relevantes en la vivencia del dolor de tripa. Supongamos que Lukas ha experimentado estos mismos perfiles/fondos. Cuando Katerina le dice a Lukas la frase «es peor un dolor de tripa que una jaqueca» ocurre lo siguiente. En condiciones normales, las palabras de Katerina evocan en Lukas una vivencia y un perfil/fondo en los que «es peor un dolor de tripa que una jaqueca». En otras palabras, Katerina activa en Lukas una vivencia cuyo perfil/fondo es el evocado por la expresión «dolor de tripa». Estas palabras evocan en Lukas un conjunto de vivencias de dolor de tripa focalizado en un fondo de «inconvenientes». Por otro lado, «jaqueca» evoca en Lukas vivencias cuyos perfiles/fondos corresponden a «días en que tuvo una jaqueca» con un fondo de «inconvenientes». Supongamos entonces que el sistema kognitivo de Lukas funde las vivencias separadas de «dolor de tripa» y de «jaqueca», configurando una nueva vivencia en la que se comparan ambos kontenidos y se valora la diferencia en cuanto a inconvenientes. Una vez dados estos pasos, Lukas experimenta la vivencia y la komunicación se completa con éxito.

—¿Y si Lukas no ha experimentado nunca una jaqueca?

—En ese caso la frase «es peor un dolor de tripa que una jaqueca» puede evocar en Lukas la vivencia «dolor de tripa» junto con sus «inconvenientes», pero no la vivencia «jaqueca». Su mundo virtual no incluye la ley virtual «es peor un dolor de tripa que una jaqueca». En consecuencia, la komunicación no puede completarse con éxito, por mucho que Lukas entienda las palabras de Katerina, puesto que no es posible evocar una vivencia cuya perspektiva sea superponible a la de Katerina. Ahora bien, ten en cuenta que ésa es una posibilidad muy teórica, en tanto que Lukas y Katerina seguramente han tenido muchas jaquecas y dolores de tripa de muy diversa índole, de modo que ambos tienen vivencias que se corresponden con «este dolor de tripa es peor que cualquier otra jaqueca que haya tenido», lo que seguramente posibilitará la komunicación. Además, buena parte de las komunicaciones arkadias posibilita que el receptor establezca una transferencia de una vivencia anterior a la nueva, de tal modo que la nueva vivencia se haga equivalente a la experimentada por el emisor. Por ejemplo, si Katerina le dice a Lukas que «las playas de Pulanda son como las otras, con la particularidad de que la arena es gris» y Lukas nunca ha visto arena gris, el sistema kognitivo de Lukas podría transferir el kontenido de «gris» (o, mejor, el de «gris-en-superficies-paisajísticos») a los memogramas de playas para fundirlos en una nueva vivencia.

—¿Y si el mundo virtual de Lukas tiene la ley opuesta, es decir, que es peor una jaqueca que un dolor de tripa?

—En ese caso los mundos virtuales respectivos son incompatibles. Cuando Katerina pronuncia la frase «es peor un dolor de tripa que una jaqueca», Lukas experimenta una vivencia cuyo perfil/fondo corresponde a la fusión entre las vivencias de dolor de tripa/inconvenientes y jaqueca/inconvenientes. Sin embargo, como el mundo virtual de Lukas incluye el kontenido «una jaqueca es peor que un dolor de tripa», su perspektiva no coincide con la de Katerina. No obstante, el hecho de que Lukas haya experimentado ambos kontenidos («dolor de tripa» y «jaqueca») le permite intuir cuál es la vivencia de Katerina mejor que si no hubiera experimentado jaquecas, puesto que sólo tiene que invertir la relación entre «jaqueca» y «dolor de tripa» para hacerse una idea de lo que pretende komunicar Katerina. En pocas palabras, Lukas podrá entender a Katerina aunque no esté de acuerdo con ella. No puede decirse que la komunicación haya fracasado, porque lo esencial es que el receptor pueda evocar una vivencia que le permita entender la perspektiva del emisor y, si se tercia, contrastarlo con la situación contraria. No obstante, por muy efectiva que sea, esta komunicación nunca resultará tan completa como lo sería caso de compartirse las perspektivas, puesto que es muy posible que Lukas nunca haya experimentado los mismos inconvenientes que provoca una jaqueca en Katerina, lo que le impedirá concebir correctamente la perspektiva de Katerina.

—¿Es obligatorio poseer la perspektiva adecuada?

—No necesariamente. Un arkadio puede obtener la perspektiva requerida reordenando kontenidos ya experimentados. En realidad, lo importante es que posea los kontenidos relevantes.

—Póngame ejemplos.

—Imaginemos una situación en la que Katerina le dice a Lukas que «los cobardes suelen mentir sin mirar a los ojos». Aquí Katerina pretende evocar en Lukas una vivencia con una perspektiva que incluye ciertos kontenidos. Por un lado está el kontenido «cobarde». Supongamos que «cobardes» evoca en Lukas una serie de memogramas de vivencias en las que el jefe de la banda del barrio llamaba «cobarde» al propio Lukas o a algún compañero. Lo que ocurría en esas vivencias, simplificando, es que el aludido no se atrevía a hacer alguna acción audaz: Lukas era tildado de cobarde al rehuir enfrentarse a los miembros de una banda rival, saltar vallas de dos metros, mentir a sus padres, etc. Pues bien, esas vivencias, que crearon memogramas que incluyen un conjunto de recuerdos del atributo «cobarde» ligados por conexiones konceptuales, configuran lo evocado por «cobardes». También está el kontenido «mentir», sobre el que volveremos más adelante (por ahora supongamos que Lukas lo entiende). Fijémonos en la expresión «no mirar a los ojos». Esta frase provoca una situación peculiar en Lukas. Para simplificar, Lukas reconoce las palabras, pero la construcción completa no la había oído nunca. En esa situación, lo que hace el sistema kognitivo de Lukas es evocar una serie de memogramas a partir de «mirar a los ojos». Esta expresión no tiene una conexión konceptual muy intensa, sino que evoca situaciones relacionadas con «mirar» y «ojos», correspondientes a vivencias en las que Lukas miraba a su interlocutor mientras hablaba con él, es decir, evoca vivencias asociadas a la expresión «mirar a su interlocutor», para la cual sí tiene una conexión konceptual. Finalmente, la partícula «no» evoca la situación contraria a la de «mirar a su interlocutor». En consecuencia, la frase «los cobardes no miran a los ojos» evoca en Lukas una vivencia tal que el sistema kognitivo intenta establecer, revelar, alguna conexión entre las vivencias de «cobarde» y las de «no mirar a su interlocutor». Sin embargo, Lukas no ha detectado el kontenido «no mirar a su interlocutor» en las vivencias de «cobarde», por lo que Lukas no puede entender qué quiere decir Katerina con esa frase, aunque acepte que pueda existir una perspektiva así. En cierto sentido, podríamos decir que Lukas no puede entender a Katerina porque sus mundos virtuales no son equivalentes. Pero ahora supongamos que Katerina añade que «los cobardes no miran a los ojos porque en la mirada está la fuerza de un individuo». Una vez oído esto, Lukas experimenta una vivencia en la que se activan las conexiones konceptuales de «mirada», «fuerza», etc., cuyas perspektivas sí comparte con Katerina. En esa nueva vivencia, Lukas transfiere la relación entre «fuerza» y «mirada» a la conexión entre «mirada» y «cobardía», y así puede finalmente entender lo quería decir Katerina.

—¿Y lo entiende del todo?

—Como en las demás áreas en Arkadia, la komunicación no es una cuestión de todo o nada, sino un continuo que va desde la incomprensión total hasta la compartición casi por entero de perspektivas. El gradiente de comprensión (o de incomprensión, según se mire) corresponde al gradiente de diferencias entre los mundos virtuales respectivos y entre las capacidades respectivas para manipular memogramas.

El campanario de la iglesia dio las horas.

—Pero una komunicación basada en la evocación de vivencias no puede ser muy eficaz, ¿no?

—Pues lo es tanto como la humana. Gracias a un sistema kognitivo eficaz y al uso de una panoplia de herramientas, la competencia komunicativa de los arkadios no tiene nada que envidiar a la humana. Los arkadios muestran una capacidad para acotar la perspektiva relevante para el acto komunicativo comparable a la de los humanos. Verás, imagina que comparamos la competencia de los humanos en el juego de adivinar personajes con la de los arkadios. Recuerda que este juego consiste en que alguien piensa un personaje y los demás intentan adivinar quién es mediante preguntas que sólo pueden responderse con un «sí» o un «no».

—Lo recuerdo.

—Los matemáticos humanos han demostrado que, si se juega bien a este juego, es posible descubrir cualquier palabra con sólo ocho preguntas. Pues bien, los arkadios también son capaces de activar una perspektiva con tan sólo ocho actos komunicativos, que pueden incluir preguntas u otras herramientas komunicativas. Es más, los arkadios son capaces de adoptar rápidamente cualquier tipo de contexto komunicativo, con convenciones nuevas en el uso de las herramientas komunicativas, sin apenas problema.

—¿Y siempre hay que evocar todas las vivencias pasadas relevantes?

—En efecto, aunque te parezca un procesamiento excesivo, oneroso y sin sentido, la komunicación pasa por evocar todas las vivencias pasadas relevantes. Sin embargo, la mayor parte de la komunicación transcurre por derroteros trillados para ambos interlocutores y que, como te dije el lunes, forman una especie de «suelo» sobre el que se desarrolla la komunicación, como el que subyace tras expresiones del tipo:

Hola, buenos días, cómo estás, bien, por favor, adiós…

Estas expresiones se toman en muchos casos como contextos komunicativos, de la misma manera que los humanos no siempre atendemos a todos los objetos que percibimos. Hay veces en que no nos fijamos en lo que estamos haciendo, que tenemos la cabeza en otra parte, y no por eso el cerebro deja de ser capaz de conducir una bicicleta, un coche o un avión. Pues bien, algo así ocurre a menudo con las palabras en los actos komunicativos arkadios. Los «holas», «qué tal» y expresiones equivalentes evocan contextos komunicativos generales más que perspektivas precisas; «preparan», por así decirlo, la komunicación.

—¿Y cómo sabe que esas palabras tienen esa función?

—Las palabras evocan. Es posible que el primer «hola» fuera anclado por Katerina en una vivencia que evocaba a su padre cuando la iba a recogerla a la escuela, pero miles de «holas» más tarde cada nuevo «hola» evoca el contexto comunicativo de saludarse.

—Pero eso significaría que en Arkadia las palabras tienen un solo sentido; sin embargo, los humanos podemos comunicarnos usando las palabras con diversos sentidos sin que ello provoque ningún problema comunicativo.

—Tienes razón en parte. Hay situaciones en las que el modelo evocativo parece tener dificultades para explicar la komunicación. En los intercambios conversacionales habituales entre humanos, una frase como «la puerta está abierta» puede tener multitud de significados. Puede implicar una orden («cierra la puerta») o una petición («¿puedes cerrar la puerta?») o un reproche («otra vez te has olvidado de cerrar la puerta»), o puede tener un sentido metafórico («aquí puede entrar quien lo desee») o irónico («puedes irte cuando quieras»). Del mismo modo, si alguien profiere frases del tipo «¡viva mi madre!» o «¡aúpa mi equipo!» está usando la expresión para transmitir un estado de ánimo, de alegría, más que un mensaje derivable del significado de las palabras. Dicho de otra manera, el significado está en el acto de proferir las palabras, no en las palabras. El mismo objetivo comunicativo puede cumplirse dando un beso, lanzando flores, alzando a una persona. De hecho, se supone que hay convenciones que regulan y condicionan la multitud de interpretaciones posibles de una misma frase, dependiendo del contexto, los interlocutores, el conocimiento de referencia, etc., y que todo el mundo sigue estas convenciones en cualquier contexto comunicativo. Además, estas normas tienen autonomía propia respecto de las otras normas lingüísticas, ya que uno puede saltárselas a la torera si quiere, o seguirlas a propósito.

—Supongo que me refería a eso.

—Pues bien, en Arkadia estos aspectos se aplican de manera muy parecida. Es más, el hecho de que el lenguaje arkadio sea evocativo y no simbólico permite una mayor libertad y flexibilidad, puesto que el lenguaje es sólo un instrumento komunicativo más, sin mayores restricciones que la de dirigir la evocación de vivencias en los interlocutores.

—¿En qué sentido?

—Recuerda que las palabras arkadias son polisémicas (o, mejor dicho, polievocativas) y cumplen su función no sólo por su forma, sino por su anclaje en el contexto vivencial concreto. No es lo mismo decirle «te voy a matar» a un niño que ha roto un jarrón, a un soldado al que estamos apuntando con un fusil o a un ordenador que no funciona, ni es lo mismo decir «¡taxi!» en la calle, mirando un dibujo de un niño o resolviendo un crucigrama con la definición «servicio público de cuatro ruedas y cuatro letras». En consecuencia, al no tener cada palabra una función semántica específica, para un arkadio resulta más sencillo emplearla junto a cualquier otro tipo de herramienta komunicativa con el fin de evocar la vivencia deseada.

—Vayamos a ejemplos concretos.

—Considera los siguientes tres casos:

1. Le nombro socio de honor.
2. Os declaro marido y mujer.
3. Lo prometo.

Estas frases no son lo que los humanos diríamos transmisiones de mensajes. Con ellas no se intenta informar, sino sancionar algo. Cuando un humano pronuncia estas frases no tiene intención de transmitir información, sino de sancionar «algo» con las palabras. Mediante estas frases los individuos sancionan cosas que podrían confirmarse mediante otras expresiones o actos, como «bienvenido al club», o la entrega de un diploma en lugar de decir «le nombro socio de honor», o una inclinación de cabeza en lugar de decir «os declaro marido y mujer». Un acto komunicativo será, por lo tanto, cualquier situación en la que un arkadio intenta no sólo evocar una vivencia, sino confirmar algo mediante el acto de komunicación mismo (igual que cuando damos un beso no sólo pretendemos poner en contacto dos mucosas, sino demostrar nuestro cariño).

—¿Y bien?

—La explicación de estos actos komunicativos no tiene demasiada complicación en Arkadia, ya que esas frases son fórmulas que intervienen en diversas vivencias con una estructura específica. En algún momento de su vida cada arkadio aprende a emplear ciertas palabras para realizar un kontenido social que requiere su participación activa. Si un arkadio se convierte en juez de paz, por ejemplo, aprende que la frase «os declaro marido y mujer» da por terminada la ceremonia del matrimonio y sanciona la unión, pero bien podría haber empleado cualquier otra fórmula, gesto o acto. Estas expresiones son fórmulas complejas que evocan, en un contexto vivencial determinado, un acto específico, que unas veces es «casar», otras «nombrar», etc. En suma, puede decirse que el arkadio emplea estas expresiones a modo de confirmación, y para ello utiliza una serie de palabras, expresiones-tipo, que por su anclaje en vivencias pasadas específicas evocan situaciones concretas, como puede ser «dar garantías personales sobre una acción futura». Una vez más, como sea que las palabras no son simbólicas, no hay ningún problema en que se especifiquen como evocaciones de las vivencias particulares donde se anclaron originalmente las fórmulas.

—Aún no estoy convencida del todo. Los humanos podemos utilizar las palabras de manera contraria a su uso normal, aunque sea una sola vez, y sin embargo la comunicación no suele fallar. En cambio, los arkadios no pueden usar las palabras con un sentido contrario al convencional, ¿no?

—Como te dije ayer, hay un modo de entender la convención en Arkadia. Un arkadio vive y crece en el seno de una comunidad cuya homogeneidad, junto con su riqueza vivencial, le permite adoptar cierto número de vivencias que configuran mundos virtuales equivalentes, es decir, superponibles al mundo verdadero. El uso del lenguaje para evocar esas vivencias fija a la larga un cuerpo básico (un núcleo duro, si me apuras) tal que los usos posteriores que deforman esa convención de manera voluntaria son reconocidos por sus congéneres como un uso alterado.

—Ejemplos.

—Normalmente se dice «gracias» cuando un arkadio hace un favor a otro. Por lo tanto, la palabra «gracias» se emplea en contextos komunicativos en los que «se agradece algo». Ahora bien, si en lugar de emplearse en esa situación se emplea en la contraria, como cuando alguien «hace una mala jugada», entonces la palabra «gracias» se emplea para evocar en el interlocutor la superposición de la situación que se esperaba («hacer un favor») con la que el emisor experimenta («padecer una mala jugada»). De este modo el emisor muestra al receptor que la vivencia que pretende evocar en él es de disconformidad.

—Ya, pero si le digo a mi madre que «tengo hambre», ella sabrá que quiero que me cocine algo, aunque no se lo haya dicho así.

—Este caso se explica igual. El cuadro que pinta tu «tengo hambre» contiene la continuación de que tu madre te cocine algo. Insisto. El emisor utiliza cuantas herramientas tiene a mano para situar al receptor en posición de experimentar una vivencia determinada con una perspektiva derivada. No es necesario empaquetar las implicaciones en la komunicación: la perspektiva *ya las contiene*.

—¿A qué se refiere con implicaciones?

—Traslademos tu situación a Arkadia. Supongamos que en una conversación Lukas le dice «tengo hambre» a Katerina y ella le contesta «no tengo nada en la nevera». En este diálogo hay una serie de implicaciones, la más importante de las cuales es que Lukas le estaba pidiendo a Katerina algo para comer. ¿Cómo se ha transmitido esta implicación? De ninguna manera. La frase pronunciada en ese contexto, con un pasado vivencial común a ambos que seguramente ha reproducido situaciones parecidas, evoca en Katerina una vivencia que viene a corresponder a «si Lukas está hambriento, hay que cocinarle algo».

—¿Y qué sucede cuando Lukas le pregunta a Katerina el número de teléfono de Roko, y Katerina le contesta «123579»? Ahí tenemos la transmisión de un dato y no la evocación de ninguna vivencia, como tampoco la hay cuando el padre de Lukas menciona en casa o en el bar que padece el síndrome del merluzo porque es lo que le ha dicho el médico, aunque en realidad no sepa de qué está hablando, ¿o no?

—No veo dónde está el problema. El que no haya evocación no tiene por qué comprometer el objetivo último de la komunicación. Por ejemplo, si en un panel de control un arkadio encuentra la advertencia escrita de que «en caso de incendio apriete el botón amaranto», y el arkadio no sabe qué es amaranto pero en el panel no hay más que un botón, entonces el mensaje puede conseguir su objetivo aunque el arkadio no lo entienda del todo, simplemente porque sólo hay una perspektiva posible.

—Ya, pero eso es una excepción.

—No creas. Ésa es una situación mucho más frecuente de lo que podrías pensar. Yo diría que gran parte de las actividades comunitarias en Arkadia funcionan *a pesar de* que no siempre se consigue evocar las vivencias equivalentes. Yo lo comparo con la capacidad humana para manejar un ordenador sin saber *qué* hace cada botón ni por qué lo hace.

—¿Y no tiene nombre esta komunicación?

—Claro, y además ya lo conoces: *komunicación delegada*. En pocas palabras, la komunicación delegada es la transmisión del «sonido» o la «forma» de las palabras y las frases. La komunicación delegada funciona igual que la transmisión humana de números de teléfono o tarjetas de visita de una persona a otra. En esta clase de komunicación los arkadios reproducen la imagen acústica de la palabra o las expresiones. Katerina puede aprender a multiplicar aprendiéndose de memoria la tabla de multiplicar, tras lo cual puede komunicar a otros el resultado de una multiplicación, entender una pregunta sobre una multiplicación y hasta corregir a sus compañeros. Sin embargo, no es necesario que entienda en qué consiste multiplicar. Igualmente, un loco puede hacerse pasar por un médico a base de usar bien la jerga médica, aunque no sepa lo que dice. Un arkadio puede decir una palabra o frase y reconocer la corrección de una palabra o frase sin entender de lo que se habla.

—¿Y dice que esto es frecuente?

—Mucho más de lo que piensas. Es más, una consecuencia de este hecho es que con mucha frecuencia los actos komunicativos de los arkadios son fallidos sin que los interlocutores lo adviertan, y sin que ello afecte demasiado a su futuro o el de los que dependen de ellos. Los casos son tan numerosos que nos pasaríamos el resto del día citándolos, pero si quieres te pondré un ejemplo.

—Adelante.

—Imagina un entrenador de fútbol que habla con sus jugadores y les dice algo así como:

«No quiero que seáis un equipo pusilánime, que se escaquee en el campo y que se entregue a la desmesura del equipo contrario, que es un equipo excitado en lo futbolístico y caliente en lo ciudadano. Hay que sacar el partido del terreno pasional y desinteresarse por el cuerpo a cuerpo. Tenemos que confiar en nuestra clarividencia y liviandad, y refregarlas en la cara de los jugadores de raza del equipo contrario».

Supongamos que ningún jugador entiende lo que quería decir el entrenador, pero interpretan que quiere que jueguen cierto tipo de fútbol. Luego saltan al campo, juegan así y además ganan. Y al volver al vestuario, el entrenador va y les dice: «Gracias por haberme entendido». Esta komunicación también se da en todas aquellas situaciones, muy cotidianas, en las que dos individuos que se conocen desde hace tiempo tienen una conversación en la que parecen haberse puesto de acuerdo, y luego pasa algo y los dos se confiesan honestamente que «yo no dije eso», «me interpretaste mal», «creía que nos habíamos entendido», etc.

—Por lo que dice deduzco que las perspektivas de los interlocutores no tienen por qué formar parte del konocimiento de los arkadios, es decir, superponerse al mundo de K.

—No, y haces bien en señalarlo, pues ésta es una salvedad importante. El caso es que no es obligatorio que la perspektiva virtual sea konocimiento (es decir, que se interseccione con el mundo verdadero, el mundo omnisciente de K). Por ejemplo, si dos arkadios kreen en la astrología y se dicen algo así como «Frank es tauro y Kati es géminis, por lo que su matrimonio no puede funcionar», su mirada a ese mundo virtual puede considerarse equivalente. Aun suponiendo, desde el punto de vista de K, que la propiedad «ser tauro» (y la astrología) sea una patraña, en el mundo ficticio compartido por los kreyentes el kontenido «ser tauro» existe. Así, por ejemplo, cuando ambos arkadios ven una carta astral, la panciben como una caracterización real de las fuerzas cósmicas, mientras que otro arkadio en cuyo mundo virtual la astrología es una patraña pancibe la carta astral como un conjunto de garabatos.

—¿Y no hay nada, no sé, unas convenciones o normas que regulen la komunicación entre dos arkadios para asegurar su consecución?

—Es cierto que la comunicación humana está condicionada por aspectos que se refieren al conocimiento de referencia y los acuerdos tácitos comunes existentes entre los individuos implicados en la comunicación. Por ejemplo, entre dos interlocutores se considera que el emisor, a menos que haya pruebas de lo contrario, habrá planteado su discurso según ciertos parámetros: dirá la verdad, evaluará el conocimiento de su audiencia y se adaptará a él, etc. En general estas consideraciones son válidas también en Arkadia. Ahora bien, la diferencia en el caso de los arkadios es que los condicionantes comunicativos no son datos que deban tenerse en cuenta, y sobre los que se pongan de acuerdo los interlocutores, sino que éstos se sitúan en un contexto vivencial parecido, es decir, un contexto en el que se espera que todo el mundo diga la verdad, o que permita la ironía, o de diversión, etc. El acto komunicativo arkadio no precisa computar datos, sino activar el contexto vivencial relevante para el acto komunicativo. Estos contextos se activan gracias a determinadas vivencias que anclan ciertas convenciones de komunicación que condicionan los trayectos evocadores posibles. Entre ellas podemos resaltar dos convenciones que nos permiten aclarar a qué corresponden las presuposiciones e implicaciones que se tienen en cuenta en un acto komunicativo. La primera es la

> *Máxima de equivalencia:* La komunicación se establece sobre la base de que los interlocutores pueden compartir la misma perspektiva.

Komunicarse es visitar el mismo paisaje virtual que nuestro interlocutor y ver qué quiere señalarnos en ese paisaje. Por ello, todo arkadio que se embarque en un acto komunicativo debe asumir que el éxito de la komunicación depende de que su interlocutor contemple la misma parte del mundo virtual. Así pues, esta condición interesa a lo que podríamos denominar conmensurabilidad de los mundos virtuales, es decir, la garantía de que los arkadios que van a komunicarse deben haber experimentado suficientes vivencias comparables para disponer de un mundo virtual (relevante para el acto komunicativo) mutuamente compatible. Este principio marca una diferencia fundamental entre los humanos y los arkadios. Una vez han adquirido competencia lingüística, los humanos pueden entender cualquier oración que contenga palabras y las reglas de combinación implicadas. En el caso de los arkadios se requiere una condición añadida: los interlocutores deben compartir una perspektiva equivalente. Si hablan de fútbol, y de un club de fútbol determinado, entonces deben compartir un cúmulo de vivencias relativas al juego del fútbol en particular, y sobre su lugar en el entramado social cuyos mundos virtuales comparten los mismos kontenidos. Cuanto más se aproximen los mundos propios de los interlocutores, más fácil es que se entiendan. Obviamente, esto puede ocurrir sin necesidad de que exista una cercanía física. Dos personas que comparten una perspektiva equivalente pueden entenderse perfectamente aunque estén separados por una distancia considerable. En consecuencia, cuando los arkadios hablan de algo así como «el concepto de libertad», o del «concepto de sociedad según X», lo que se requiere es que compartan perspektivas equivalentes. La segunda convención es la

> *Máxima de competencia:* La komunicación se establece sobre la base de que los interlocutores tienen la misma competencia komunicativa.

En otras palabras, los interlocutores tienen que haber aprendido a utilizar las herramientas komunicativas (lengua, expresión corporal, convenciones komunicativas, etc.) de una manera eficaz y compatible. En resumen, los komunicantes asumen de entrada que comparten la misma perspektiva virtual y que saben emplear las herramientas komunicativas con la misma competencia. Esto tiene la ventaja de no precisar principios complicados ni presupuestos costosos ni comprobaciones arduas durante la komunicación con el interlocutor. Ten presente que no entro a considerar si el *canal* o el nivel de *ruido* son adecuados para la transmisión. Doy por sentado que no hay interferencias como la que se daría si Katerina quisiera mosquear a Lukas negándose a prestarle atención, o si Lukas estuviera borracho y no articulase bien las palabras. Lo que me interesa subrayar es que el éxito de la komunicación dependerá de la capacidad de ambos interlocutores para utilizar las herramientas komunicativas, pero sobre todo de la compartición del mundo virtual vivencial.

192

—Resumiendo, ¿cómo se garantiza que la komunicación sea efectiva?

—Como siempre, garantizar, lo que se dice garantizar, no será del todo posible. Lo cierto es que, como ocurre con el konocimiento, los arkadios *nunca* podrán tener la garantía completa de que se entienden. Para un arkadio, komunicar es conseguir que su interlocutor experimente una vivencia equivalente a la propia. Gracias al poder representativo del lenguaje, los humanos estamos seguros de lo que piensa una persona cuando nos lo cuenta. Sin embargo, los arkadios sólo tendrían garantizado el éxito de la komunicación si pudieran meterse en el mundo virtual del otro y contemplaran su perspektiva, pero eso es imposible. En consecuencia, los arkadios carecen de garantías que les permitan tener claro que sus interlocutores están adoptando una perspektiva equivalente a la propia. Ahora bien, como establece la segunda convención, para que la komunicación tenga éxito cada arkadio debe ser competente en el uso de las herramientas komunicativas (lingüísticas y no lingüísticas) y conocer sus usos convencionales. En primer lugar está la lengua de su comunidad, que se compone de elementos parecidos a los de las lenguas humanas (una fonología, una sintaxis, un léxico…) pero que, como hemos dicho, no se descompone en módulos separados encargados de aplicar las reglas fonológicas o sintácticas o morfológicas (en vez de eso, estas disciplinas estudian ciertas especializaciones funcionales de la pancepción). Pues bien, estos instrumentos son tan básicos como en el caso humano, aunque no son los únicos. Su importancia y centralidad ha hecho olvidar que la komunicación está plagada de estrategias y herramientas añadidas. Cualquier herramienta lingüística, paralingüística y no lingüística puede valer para conseguir evocar en el interlocutor la vivencia propia. Ten en cuenta que los arkadios se enfrentan al acto komunicativo con un gran interés en que la komunicación tenga éxito: son seres komunicativos. Así pues, harán lo que sea para conseguir entenderse. Los arkadios muestran una flexibilidad en el uso de herramientas komunicativas comparable a la de los seres humanos. Cualquier pista es válida para progresar hacia la comprensión. Esto permite que dos arkadios que se encuentran por primera vez en una situación extraña puedan evocar la misma vivencia de manera extremadamente rápida. Para ello pueden emplear herramientas komunicativas añadidas como el lenguaje corporal, que incluye el contacto físico, la expresión facial, la mirada, los movimientos de la cabeza, la posición del cuerpo, los ademanes y la respuesta a los movimientos del otro. Otras herramientas de naturaleza más social incluyen la moda, la ropa, otros productos comerciales, los protocolos, los rituales o los juegos.

Me miró.

—¿Vas entendiendo lo que te estoy diciendo?

Hice un ademán de duda con la cabeza. Volvió a entrar en la casa y salió con una bandeja con lo que parecía una botella que contenía un líquido verdoso y una rama de arbusto. Llenó dos vasitos con aquel líquido y me dio uno.

—Tienes que probar este licor de hierbas de los arkadios de la isla de Gor.

La verdad es que el aperitivo me sentó de perlas, y su ligero grado alcohólico fue suficiente para hacerme creer que empezaba a comprender.

—Delicioso.

—Me alegro.

—Es curioso, pero en todo lo que llevamos de discusión aún no ha mencionado en ningún momento la palabra «información».

—Cierto. En realidad no he mencionado en absoluto el «objeto» o lo que sea que se transmite en una komunicación. El caso es que los arkadios llevan años preguntándose qué es lo que transmiten en un acto komunicativo. Han considerado significados, proposiciones, pensamientos, ideas, creencias, actitudes, emociones y muchas otras cosas.

—¿Y qué es la información en Arkadia?

—Me va a resultar difícil responderte. Ten en cuenta que ni siquiera los humanos han dado con una definición consensuada de la información. En general, los intentos humanos de definición del concepto de información tienden a describirla como una «cosa» que se envía y que tiene alguna forma de interés para el receptor.

—Vaya.

—Etimológicamente, el término «información» es un nombre derivado del verbo «informar», que a su vez se tomó prestado de la palabra latina *informare*, cuyo significado original es «dar forma, modelar». En cambio, la palabra «informar» se ha utilizado de manera figurativa con el sentido de «enviar un mensaje». No obstante, el concepto de información sigue sin explicitarse.

—Pero hoy en día todo es información…

—Cierto, pero no existe una definición consensuada. Hay quienes describen la información como «noticias o hechos sobre algo» o, como hacen algunos diccionarios, como «conocimiento comunicado o recibido que se refiere a un hecho o circunstancia particular». Otros definen la información de manera más divertida como «información = conocimiento – cuerpo humano». En general, no obstante, la información se asimila al concepto de significado o sentido, de conocimiento transmitido de un organismo a otro. Es decir, ni tú ni yo sabemos chino mandarín, de manera

194

que si un chino mandarín nos dice algo en la calle es casi seguro que no entenderemos nada, y por lo tanto no puede decirse que se haya realizado un acto informativo. Sólo cuando entendamos el mensaje podremos hablar de información recibida. Claro que otros dicen que eso no es necesario. Una cosa es la información que pueda contener cualquier mensaje y otra su interpretación o revelación. Haya o no paleontólogos, la huella de un dinosaurio contiene información sobre el dinosaurio.

—¿Y no hay propiedades generales de la información sobre las que todo el mundo esté de acuerdo?

—Sí, en general se considera que la información es «algo» que tiene poderes causales, que es verdad o mentira, que puede medirse, que es algo sobre algo y que puede responder a la pregunta «¿de qué trata este mensaje?». Esto excluye los mensajes que son producto del azar; así, el goteo de la lluvia en un porche no puede entenderse como un mensaje en Morse (aunque sí pueda interpretarse como «está lloviendo»).

—¿Y a qué corresponde el término «información» en Arkadia?

—Komunicar es situar al receptor en una vivencia que el emisor pretende estimular en él. En consecuencia, el objeto de la komunicación no es una «cosa», sino más bien un «acto». De hecho, en Arkadia la información puede entenderse en consonancia con su etimología: la palabra «información» tomaría el significado original latino de «dar forma», pues conforma el mundo virtual del komunicante, y debería desaparecer como sustantivo, pues no hay nada que se transmita.

—¿Cómo es posible?

—No sé si es posible, pero no hay transmisión, sólo interacción; y esa interacción consiste en que el emisor del mensaje «da forma» al mundo virtual del receptor. Evidentemente, este «dar forma» es metafórico, pero creo que es la manera más adecuada de entender lo que ocurre. Así como un individuo puede acercarse a otro, agarrarlo por los hombros y dirigir su mirada hacia algún punto del paisaje circundante, un arkadio puede manejar el sistema kognitivo de su interlocutor para que mire hacia alguna dirección. Mediante el lenguaje y otros códigos komunicativos como la prosodia y los gestos, el emisor «se introduce» en el mundo virtual del receptor y efectúa operaciones que, en virtud de la convencionalidad de ciertos códigos, de la homogeneidad de los bagajes vivenciales de cada arkadio y de la arquitectura kognitiva, consiguen activar la parte relevante del mundo virtual en el que vive el receptor. Por consiguiente, podría decirse que, en un acto komunicativo, el receptor que recibe un mensaje y lo entiende no está aprehendiendo materia informativa, porque no existe tal cosa. La materia de su sistema kognitivo no ha cambiado, pero sí su organización.

—¿Y no hay manera de medir o evaluar la información de un acto komunicativo?

—Si entendemos que «dar forma» es una forma de reorganizar, entonces yo diría que hay una manera de medir la capacidad informativa de una komunicación, lo que podríamos denominar «informatividad» de una komunicación concreta. En este sentido, la informatividad de un acto komunicativo sería la magnitud de la manipulación, la organización, del mundo virtual del receptor. La informatividad sería una propiedad de los actos komunicativos y no de los códigos o las señales que se emplean para llevarlos a cabo.

—Entonces la komunicación tampoco sirve para enriquecer el mundo virtual del interlocutor.

—La materia de base, lo que compone el mundo virtual constituido a partir de las vivencias, no puede aumentarse ni disminuirse mediante la komunicación. Para incorporar kontenidos el arkadio tiene que experimentar vivencias por sí mismo. Si Lukas no ha experimentado nunca una descarga eléctrica, entonces las relaciones semántikas del kontenido «si pelamos un cable enchufado a la corriente y nos aplicamos los dos polos a la piel, tendremos una descarga eléctrica» no podrán establecerse.

—Pues qué perspectiva más solitaria les espera…

—No creas. A pesar de que el mundo virtual no se amplíe con la komunicación, ésta puede modificarlo de tal manera que se enriquezca en *organización*. En cierto sentido, podemos afirmar que una komunicación no incrementa la «materia vivencial», sino que modifica la organización del mundo virtual.

—Entonces, ¿no podemos establecer la cantidad de información que contiene un texto o un discurso?

—En efecto, la informatividad no es una propiedad independiente del acto komunicativo. En una cadena de signos, un icono o una huella de dinosaurio no hay «algo» independiente del aparato kognitivo del que codifica o interpreta la «información». Eso no quiere decir que la informatividad sea una propiedad subjetiva, porque en el futuro será posible establecer un análisis de las vivencias experimentadas por los arkadios y se podrán medir (de una manera que ahora nos resulta difícil de concebir) los cambios que han producido los signos o las manipulaciones del emisor en el receptor. Entre otras cosas, esto implica que la modificación de mundos virtuales operada por un acto komunicativo nunca podrá ser preestablecida. Los elementos que condicionan la forma en que una frase modifica el mundo virtual del receptor son, sin lugar a dudas, tan complejos que no pueden calcularse de antemano. En primer lugar, hay que tener en cuenta el uso de las herramientas komunicativas en el contexto preciso: qué palabras, gestos y demás recursos se emplean y de qué manera. Además hay que tener en cuenta el bagaje vivencial del receptor, su atención, sus motivaciones en el momento de la komunicación y el resto de condiciones que pueden afectar el acto komunicativo.

El Sol se esconde tras una nube. La primera del día. Se levanta una ligera brisa que trae las sirenas del puerto y un intenso olor a mar.

—No sé, sigo sin estar convencida del todo. Me parece muy raro eso de eliminar la información. Los arkadios viven en un mundo basado en la información, puesto que tienen televisión, radio, internet… Igual que los humanos. Todo es información. Cuando se ve la televisión y se escuchan las noticias, lo que nos dan es información (información en estado puro) y eso es innegable; vamos, eso creo. ¿Qué hay de las situaciones en las que tenemos un acto komunicativo durante el cual se transmite un «dato»?

—Vamos a ver. Consideremos el siguiente caso:

1. «¿A qué hora sale el tren?», preguntó Katerina. «A las ocho y diez de la tarde», respondió el jefe de estación.

—Exacto, ¿cómo puede decir que en este intercambio no hay transmisión de información? El receptor del mensaje ha recibido un «dato informativo» que no tenía antes, algo que puede modificar su conducta, ¿o no?

—En cierto sentido tienes razón, pero no hay información. La explicación de por qué en estos casos no hay transmisión de información ya te la he dado. Establecer una separación tan brusca entre humanos y arkadios en algo en lo que somos tan coincidentes es difícil, lo entiendo. Lo que le dice el jefe de estación a Katerina es una modificación de su mundo virtual. Sólo cuando esa modificación se superponga a una perspektiva del mundo verdadero, Katerina será capaz de interaccionar con el mundo en la dirección que pretendía su interlocutor. Y esa modificación del mundo virtual de Katerina consistirá en que un tren saldrá de la estación en un punto determinado de su contexto temporal; y para que ese cambio surta efecto, Katerina deberá haber aprendido a evocar vivencias en concordancia con el eje temporal del jefe de estación. En concreto, cuando Katerina recibe el mensaje de la hora de partida de su tren ocurre lo siguiente: el jefe de estación que le ha informado se mete en su mundo virtual y lo modifica de tal manera que lo evocado por «el próximo tren» se asocia a un aspecto del contexto temporal que se correlaciona con ciertas convenciones en el uso de ciertos objetos (en este caso los relojes). Si Katerina no hubiera aprendido a hacer uso de los relojes en su comunidad, oír que el tren sale «a las ocho y diez» no le serviría de nada. Si la modificación inducida por el jefe de estación tiene que ser adecuada es porque Katerina ha aprendido que las reglas que le permiten deducir que cuando en la esfera de un reloj hay una posición de las manecillas tal que la corta marca la cifra 8 y la larga la cifra 2, y que los trenes esperan a que esa cifra aparezca para partir, no sería una pieza de información. Es decir, que en la frase «a las ocho y diez de la tarde» no hay información.

—Si usted lo dice.

—«Las ocho y diez de la tarde» no es un dato, una cosa que exista en el mundo con independencia de la capacidad de ese dato para transformar el mundo virtual del receptor y modificar su disposición a hacer unas cosas en lugar de otras. Por ejemplo, supongamos que el jefe de estación dice «a las veinte horas y diez minutos» en lugar de «a las ocho y diez de la tarde», y supongamos que Katerina no conoce el huso horario de 24 horas. ¿Se ha transmitido información? No, y no porque Katerina «no entienda el significado». Si en ese mismo momento se le explica en qué consiste el huso de 24 horas, podríamos decir que ya tiene los elementos necesarios para entender el mensaje, pero Katerina puede seguir sin comprenderlo porque no ha podido evocar la vivencia deseada, es decir, incorporar el eje temporal a la vivencia que está experimentando en ese momento. Para que comprenda la frase tiene que haber experimentado vivencias en las que el huso horario se superpone a las horas de la mañana y de la tarde, hasta que la superposición esté lo bastante articulada. Sigamos explorando posibilidades informacionales. ¿A qué hora se refiere el jefe de estación? ¿Se refiere al huso horario del país? ¿Y qué quiere decir esa hora? ¿No va la hora algo desfasada en relación al tiempo atómico mundial? ¿La hora de qué reloj? ¿El del jefe de estación o el del maquinista? Si el tren parte normalmente a las ocho y diez y treinta segundos, entonces la información de que sale a las ocho y diez ya no es información, porque ya no es verdadera. Este detalle puede parecer nimio, pero podría ocurrir que el hecho de que el tren salga una milésima de segundo después tenga importancia para determinar, por ejemplo, el futuro del universo arkadio. ¿Y qué quiere decir que el tren «sale»? ¿Que empieza a moverse, o que se desplaza más allá del andén, o que sale de la estación? Es más, ¿qué quiere decir «el próximo»? ¿Es el próximo desde el instante en que se comienza a preguntar, desde que se acaba de preguntar o en medio de la conversación? Todas estas consideraciones son partes implícitas del mundo virtual, por ello se le puede modificar fácilmente. Sin embargo, *no* están implícitas en la frase-dato, y deberían estarlo para poder considerarla información. En consecuencia, para extraer información de la frase «a las ocho y diez» sería necesario traer a colación todo lo que sabemos de los arkadios, desde el modo en que su cerebro cuenta el tiempo hasta las convenciones ferroviarias, pasando por el uso de instrumentos tecnológicos. Si Katerina puede hacer uso de la «información» es porque la frase del jefe de estación puede transformarse en una modificación de su mundo virtual, incluso de su mundo virtual futuro; si no, no hay información que valga.

—Pero ¿no «sabe» algo nuevo, algo que desconocía antes de que el jefe de estación le dijera que el tren «sale a las ocho y diez de la tarde»?

—En sentido estricto, no. Su mundo virtual no se ha «enriquecido» con nuevos kontenidos, sino que se ha reorganizado. El hecho de que la relación del mundo virtual con el mundo verdadero haya cambiado le permite, eso sí, hacer o entender ciertas cosas que antes no podía. Sin embargo, no puede decirse que el jefe de estación le haya «transmitido» algo. Ahí tenemos otra diferencia fundamental entre los arkadios y los humanos. En sentido figurado, es como si el jefe de estación se metiese en el mundo virtual de Katerina y pusiese el timbre de su reloj a las ocho y diez de la tarde.

Me levanto. Me acerco a la balaustrada. Las golondrinas ya están ahí. Respiro profundamente. Siento el azahar mezclado con otros olores que no reconozco.

—Entonces, si no hay información ni significado, ¿cómo se explica la mentira en todo este berenjenal?

—Como dijimos el miércoles, el lenguaje arkadio no puede caracterizarse según los dos valores de verdad: verdadero o falso. Sin embargo, en el contexto komunicativo la mentira existe, y es muy importante. Entre los arkadios, como entre los humanos, a menudo se dice de alguien que «no dice la verdad». Ahora bien, en Arkadia la mentira tiene una explicación distinta que en el caso humano, a saber:

> *Mentira:* Aquella komunicación mediante la cual el emisor pretende evocar en el receptor una vivencia cuya perspektiva es *opuesta* a la suya.

Así, si Lukas le dice a Katerina que «los unicornios existen», está intentando evocar en Katerina una vivencia cuya perspektiva describe un mundo virtual que no sólo no coincide con el mundo virtual de Lukas (en el que *no* hay unicornios) sino tal que en ella habitan unicornios.

—¿Así de simple?

—No, por supuesto hay complicaciones. Como casi todo en Arkadia, uno debe evaluar esta caracterización de manera continua más que absoluta, puesto que el concepto humano de «opuesto» tiene que valorarse en cada contexto y no siempre se caracteriza igual. Así, por ejemplo, el padre de Lukas puede preguntarle a su hijo si ha bebido mucho el fin de semana, a lo que Lukas responde que «no» porque no quiere que su padre piense que ha bebido más de la cuenta. No obstante, y como Lukas no puede estar seguro de cuál es la perspektiva opuesta a «beber mucho», la mentira es una mentira parcial.

—Entonces, ¿podemos intuir en algún sentido qué significa «comprender» en Arkadia?

—Claro que sí. El aspecto que caracteriza a los arkadios, y que los aleja de los humanos, es que komprender un discurso hablado o escrito no es comprender sus palabras, sino experimentar una vivencia, adoptar una perspektiva de un mundo virtual. Los arkadios no se entienden porque los sentidos cuelguen de las palabras o se conecten con una cajita que contiene el significado, sino porque cada vez que pronuncian una palabra recorren todas las vivencias en las que ha intervenido esa palabra. Mientras hablan, las palabras conducen a los arkadios a perspektivas de su mundo virtual que los trasladan de un sitio a otro y de un tiempo a otro. En consecuencia, la komprensión no es algo que pueda definirse en términos de la transmisión de algo llamado conocimiento o información, sino que debe caracterizarse específicamente en términos de las modificaciones inducidas en el receptor dentro del contexto komunicativo. Lukas puede usar palabras para manipular el mundo virtual de Katerina no porque las palabras tengan un significado, sino porque se anclan en kontenidos de su sistema kognitivo que se evocan durante el acto komunicativo.

—¿Pero las palabras no pueden llevarles más allá de donde están?

—Sí y no, y ésta es la peculiaridad de los arkadios. Podríamos decir que, para komprender, los arkadios deben estar en disposición de entender.

—¿Qué quiere decir «disposición de entender»?

—Me explicaré. Estar en disposición de entender quiere decir que un arkadio no puede entender un mensaje, una idea, cuya caracterización vivencial no pueda conseguirse mediante los kontenidos *ya incluidos en su mundo virtual*. Si el mundo virtual del arkadio no contiene los objetos, propiedades y relaciones que configuran la perspektiva de una determinada vivencia, entonces por mucho que se le diga, que se le explique, no podrá entender lo que el emisor pretende evocar con sus palabras. Para que el lenguaje enseñe algo tiene que trabajar con la materia prima de las vivencias, puesto que el material del que está hecho el konocimiento de los arkadios es la vida.

—Pero si lo trasladamos a los humanos esto parece trivial, porque ya sabemos que no podemos entendernos con alguien si ese alguien no comparte nuestros conceptos, ¿no?

—No. Ninguna herramienta komunicativa, incluido el lenguaje, se basta por sí misma para llevar a los arkadios a la perspektiva deseada. Si un arkadio no dispone de los kontenidos de una determinada perspektiva, es inútil que se intente llevarlo ahí, por mucho tiempo que se invierta o herramientas se empleen. En cambio, y por fortuna, éste no parece ser el caso de los humanos. El lenguaje parece permitirnos comunicar ideas y pensamientos nuevos; transmitir nuestros conceptos a quienes no los poseen; enseñar y aprender. Los arkadios, en cambio, están constreñidos por sus mundos virtuales y las capacidades komunicativas personales.

—Entonces, ¿cómo podemos explicar la manera en que las sociedades arkadias transmiten los conocimientos de sus mayores o antepasados a sus jóvenes?

—Si entiendes que las ideas, los konocimientos, son vivencias, entonces las enseñanzas de la generación anterior no podrán transmitirse a la siguiente a menos que queden ligadas a las vivencias de los jóvenes. Ésta es una idea que puede parecer radical, y que me ha valido muchas discusiones con los arkadios, pero es la mejor explicación que puedo encontrar. El konocimiento de una generación no se transmite a sus descendientes. Como ya deberías saber, el mundo de las vivencias y sus kontenidos es un mundo del que no quedan documentos. No hay constancia documental de las relaciones entre los individuos en un contexto histórico y social determinado, de cosas tan simples como los rituales de saludo o la actitud ante situaciones cotidianas. Las costumbres y tradiciones (entendidas como un conjunto de vivencias específicas y repetidas en una población) se mantienen porque forman parte de la vida cotidiana de esa comunidad, pero todo lo que no se mantenga en forma de vivencias se olvidará.

—Póngame algún ejemplo.

—Si los arkadios hubieran experimentado una guerra mundial como la nuestra cincuenta años atrás, hoy las vivencias directas de la guerra y la discriminación estarían lo bastante lejos en el tiempo para que estuviéramos cerca de la frontera a partir de la cual comienzan a difuminarse los recuerdos y se produce su olvido vivencial.

—Pero eso significa que los arkadios no pueden aprender de su historia...

—Exacto. La memoria histórica es una falacia en Arkadia. Por desgracia, no hay manera de mantener una memoria histórica. Si a un arkadio actual se le dice que la guerra es terrible, y que los ciudadanos la aceptaron porque creyeron las mentiras que les contaban sus dirigentes sobre la necesidad de luchar, éstas serán palabras huecas, a no ser que el niño haya experimentado vivencias en las cuales pueda anclarse el discurso. Y puede ocurrir, y ocurrirá, que tarde o temprano el adolescente se convierta en un adulto que tenga actitudes bélicas hacia los metekos (los enemigos tradicionales de los arkadios). Esta actitud responderá a un razonamiento interno del tipo: «Sí, la guerra pasada no sirvió de nada, pero éste no es el caso, porque los metekos contaminan, violan, tratan con drogas y roban; son diferentes de nosotros, y tenemos que luchar contra la amenaza que representan». Cuando las vivencias que hicieron que la generación previa repudiara la guerra se desvanezcan, volverán las guerras. Por todo ello, una consecuencia lógica de la teoría de las vivencias es que al cabo de un tiempo, cuando la memoria vivencial de los hechos históricos pasa a ser un kontenido más o menos delegado, las circunstancias que desencadenan los hechos históricos son imposibles de frenar. Las guerras se repiten y, seguramente, se repetirán siempre.

El No-profesor O se prepara una pipa. Por una vez me detengo en cada uno de sus gestos, pausados, algo torpes y divertidos. El olor del tabaco me llega de golpe, aromático y dulzón.

—Entonces, ¿cómo se mantiene el konocimiento de una comunidad, su kultura, en Arkadia? En el caso humano la cultura de un pueblo se conserva en los libros; pero, si he seguido bien lo que me ha dicho, en Arkadia no hay manera de mantener y transmitir la tradición.

—La kultura tradicional de una comunidad arkadia se conservará y transmitirá de generación en generación siempre que se mantengan las condiciones, las situaciones, que configuran las vivencias típicas de los konocimientos. De hecho, ni tú ni yo podemos, aunque hablemos la misma lengua que ellos, descifrar la kultura arkadia a partir de los libros, puesto que se supone que su sistema kognitivo es diferente. Sólo lo conseguiríamos si fuéramos capaces de reproducir su arquitectura kognitiva, analizar y catalogar sus vivencias básicas y, por último, identificar cómo se anclan las palabras y expresiones en las vivencias. Es más, los mismos arkadios podrían dejar de entender a sus antepasados si el uso evocativo de las palabras y expresiones en el seno de la comunidad sufriera una discontinuidad vivencial, es decir, si cada nueva generación tuviera que conocer sus tradiciones sólo a través de los libros.

—¿Incluso las tradiciones, costumbres, y demás aspectos que hacen que una comunidad específica sea la que es?

—Exacto. No podemos hablar propiamente de la kultura de un país o sociedad a menos que se haya incorporado en las vivencias de sus componentes. En otras palabras, no hay tradiciones ni costumbres con independencia de los individuos que las sustentan. Lo que los humanos llaman «tradición» no es más que una vivencia. Así, si hay culturas humanas en las que un eructo después de comer es un signo de cortesía, mientras que otras lo consideran de muy mala educación, entre los arkadios «eructar después de comer» estaría inscrito como perfil/fondo en ciertas vivencias sociales de su propia comunidad. En unos casos eructar tendría conexiones «positivas» y en otros «negativas». Sin embargo, no podríamos decir que «existe la costumbre de eructar después de comer» como si eso fuera un rasgo de la comunidad. Así como una palabra no representa, sino que evoca, «eructar después de comer» no es «algo» de la comunidad, sino que evoca cierto tipo de vivencias en cada arkadio. En suma, la kultura está en la vida de los arkadios, no en sus libros. Por lo tanto, uno no tiene suficiente con leer sobre las costumbres de una comunidad para aprehender su kultura, por mucho que empatice con un arkadio de esa comunidad, como tampoco un niño perteneciente a la comunidad que no haya experimentado las vivencias pertinentes. Las costumbres, y la pertenencia a una kultura, resultan de la repetición continuada a lo largo de muchos años de ciertos tipos de vivencias. De ahí que no sirva de mucho intentar transmitir la kultura de un pueblo explicándola, sin que el receptor tenga los elementos necesarios para poder evocar la vivencia que se pretende transmitir.

—Pero eso no puede ser posible…

—Vamos a ver. ¿Recuerdas la cuestión de lo que cuenta o no como «regalo» para una comunidad?

—La recuerdo.

—Vimos que la adecuación conceptual de «regalo» depende de numerosas variables: la edad, el sexo, los intereses, el estatuto socioeconómico del receptor, la relación entre el dador y el receptor, el motivo del regalo y el importe adecuado. Pues bien, esas variables las aprenden todos los individuos cuando apenas tienen diez años, sin que nadie se las haya enseñado de manera explícita.

—¿Y bien?

—Pues que ese konocimiento implícito se mantiene gracias a que existe una continuidad en el tiempo de esas costumbres, de esas vivencias. Por lo tanto, si se diera una discontinuidad temporal, ni los libros podrían recuperarlas.

—¿Y la lengua particular de una comunidad tampoco ayuda a mantener las tradiciones de esa comunidad?

—No exactamente. Déjame contarte algo curioso que he observado últimamente.

—Está usted en su casa.

—La comunidad arkadia ha evolucionado bastante rápido, y han empezado a diferenciarse distintas lenguas en cada isla. He comprobado que, curiosamente, los arkadios de cada isla se aferran a su lengua local.

Es más, han empezado a aparecer signos de identificación de esas comunidades locales con la lengua que usan como instrumento de komunicación, es decir, la lengua respectiva se está convirtiendo en un signo de identidad de cada comunidad. En algunos lugares han empezado a surgir academias de la lengua local, y comienzan a notarse tensiones entre algunas comunidades que intentan imponer la lengua propia a otras comunidades.

—¿No significa eso que la lengua es algo más que un interruptor?

—Lo cierto es que esta tendencia a aferrarse a la lengua como algo vivo, con contenido, que alberga en sí misma aspectos de la propia kultura, puede parecer sorprendente, al menos a primera vista, pero es una consecuencia lógica de la teoría de las vivencias. Recuerda que la arquitectura kognitiva está configurada de tal modo que las palabras quedan ancladas en las vivencias, y por lo tanto están integradas, o corporeizadas, como cualquier otro elemento panceptual. Entendida de esta manera, la lengua particular de cada isla es un elemento más de las vivencias. Ahora bien, cada lengua no *contiene* las connotaciones que se le atribuyen; son las vivencias en que se anclan las palabras las que tienen esas connotaciones. Es más, la evolución probable de las lenguas llevará a la desaparición de unas y la evolución consecuente de otras, pero eso no supondrá apenas problema para el mantenimiento de lo que ellos consideran como lo más preciado de su kultura. Son las vivencias las que facilitan el mantenimiento de las costumbres, no la lengua. Mucha más influencia tendría, por ejemplo, un leve cambio de clima (que hiciera algo más de calor, o que lloviera más) o que cambiaran los vecinos, o incluso la manera de vivir. Aunque sean vecinas, entre una comunidad de arkadios urbanos y una agrícola no hay un mundo virtual que se contenga en la lengua.

—Pero cada lengua tiene unas connotaciones particulares de musicalidad, sintaxis, morfología…

—Sí, hay variaciones entre las lenguas que pueden inducir otras variaciones en modos y maneras, pero esas características tienen el mismo valor que, por ejemplo, el clima o la orografía. Esas variaciones tienen que ver con la prosodia, la musicalidad de cada lengua o las particularidades de la sintaxis (como puede ser la forma en que unas lenguas aceptan las subordinadas mejor que otras).

—Pero entonces, ¿de dónde surge ese sentimiento de identidad de una comunidad con su lengua?

—Esa identificación no es otra cosa que la consecuencia lógica de las vivencias. La sensación de que una lengua tiene connotaciones kulturales se debe a que el lenguaje está íntimamente ligado a las sensaciones que configuran las vivencias. El hecho de que el himno de un país se ligue con una sensación de patriotismo tiene que ver con el hecho de que cuando un arkadio *oye* el himno, o cuando lo *canta*, las sensaciones ligadas a esa acción, los elementos implicados en esa vivencia, se integran en la lengua que las evoca. Por lo tanto, cuando uno evoca las vivencias patrióticas en un evento deportivo, un desfile militar o una coronación, estas vivencias incluyen la musicalidad, la prosodia y las palabras de esa lengua. Cuando un arkadio recuerda los versos de su comunidad, los recuerda en su lengua. Evidentemente, eso no afecta sólo a las vivencias patrióticas. Ten en cuenta que *toda* la vida cotidiana de un arkadio en su isla está embebida en la lengua (como los olores de sus plantas, el sabor de sus comidas y demás). Por todo ello, se entiende que las lenguas arkadias tengan connotaciones kulturales, pero los aspectos kulturales no tienen nada que ver con un valor, una propiedad, inherente a esa lengua. La lengua local tiene una relación con su kultura parecida a la que existiría si todas las melodías oídas por Lukas en su infancia se interpretasen siempre con el mismo instrumento. Cuando Lukas oyera ese instrumento evocaría sus vivencias infantiles. Por eso los intentos, más o menos pujantes en la actualidad, por parte de las autoridades arkadias de cada isla de imponer el mantenimiento o el fomento de su lengua particular son tan curiosos como inútiles. Es evidente que la acción desde el poder puede contribuir a que más gente aprenda o se beneficie de una lengua particular, pero el destino de una lengua arkadia no lo dictará jamás el deseo. La lengua, como cualquier otro instrumento o tradición, es algo que tiene su propia dinámica. Es más, la imposición de esa lengua sólo funcionará mientras se mantenga la presión. Tan pronto como se baje la guardia, las tendencias naturales se harán cargo de la lengua particular. No puede mantenerse un instrumento komunicativo a base de voluntad.

—Pues si lo que me ha dicho hasta ahora es cierto, entonces la escuela arkadia tiene que estar condenada al fracaso porque, ¿cómo pueden aprender a través de lecciones o libros? Si le he entendido bien, cuando Lukas asiste a una clase sobre la historia de Europa, al acabar la lección no ha aprendido nada nuevo de Europa. Si Katerina lee la biografía de Albert Einstein, al terminarla no sabe nada nuevo de Einstein.

—Y, sin embargo, si le preguntas a Lukas sobre Europa después de una lección sobre la historia de Europa podrá responderte cosas que no podía responder antes, al igual que si preguntamos a Katerina sobre Einstein.

—¿Cómo puede ser?

—Recuerda lo que te dije el miércoles. Para un arkadio aprender implica que puede hacer ciertas cosas que antes no podía hacer, o puede pancebir cosas que antes no podía pancebir. El caso es que los arkadios aprenden algo después de asistir a clase o leer un libro, siempre que las lecciones y los textos hayan modificado alguna perspektiva de su mundo virtual.

—Insisto, ¿cómo?

—Básicamente, las lecciones y los textos les ayudan a ver su propio mundo virtual de una manera distinta, al reorganizar los kontenidos o focalizar algunos en contextos distintos. Si el arkadio no ha visto jamás una espada, ni ha sentido nunca la violencia de una pelea, entonces es imposible que entienda o aprenda algo leyendo el relato de un combate de esgrima. A un arkadio que no haya estornudado no se le puede explicar lo que es un estornudo. Sin embargo, si Lukas tiene un mundo virtual que incluye el kontenido Europa y otros kontenidos relevantes (como «guerra») puede conseguir modificar el mundo virtual de base leyendo la historia de Europa, tras lo cual Lukas podrá responder a las preguntas sobre la historia europea.

—Sí, pero no veo cómo puede decir que la segunda guerra mundial duró de 1939 a 1945.

—En muchos casos la capacidad para responder a preguntas tan concretas se debe al carácter de kontenido delegado de las palabras, de la misma manera que una agenda recoge los números de teléfono sin entenderlos.

—¿Y qué hay de la geografía, de los viajes, de los paisajes remotos? ¿Qué hay de los libros de texto, de ensayo, de historia, de crónica? ¿No se aprenden cosas de ellos? ¿Cómo aprenden los universitarios? En el caso humano, es precisamente gracias a las lecciones, los libros y las revistas como la gente aprende algo del mundo. Millones de seres humanos han ido a la escuela y han aprendido cosas sobre el pasado de su comunidad, sobre los animales y plantas que habitan el planeta, sobre los sistemas políticos y sociales del mundo, sobre arte y sobre literatura. Todas las universidades han formado ingenieros, médicos, abogados, y lo han hecho a través de los libros y las lecciones.

—Pues bien, ni siquiera las lecciones y los libros de texto sirven para que el arkadio incorpore nada genuinamente nuevo a su bagaje vivencial. Eso es lo más difícil de aceptar, pero lo afirmo de manera radical. Nada de lo que está escrito en el texto de un libro o una lección aumenta el bagaje vivencial del oyente o lektor, sólo lo modifica. Los kontenidos pueden, eso sí, verse manipulados de manera que se integren perfiles/fondos en contextos diversos para conseguir una mirada nueva y diferente a ese mundo que ya existía de manera virtual. Y eso, aunque te parezca poco, es mucho. Con eso el arkadio es capaz de aprender, es decir, de pancebir y fijar nuevos kontenidos en su mundo virtual. Sin embargo, las lecciones o los libros *no le aportan* el konocimiento, sólo organizan el que ya posee.

—Pero la escuela humana está basada en la transmisión de conocimientos específicos a través del lenguaje. Por lo tanto, la escuela arkadia debería ser inútil, porque lo que aprenden los niños en la escuela lo aprenden a través del lenguaje.

—Insisto: en Arkadia el aprendizaje no se basa en una supuesta transmisión de conocimientos, como si los conocimientos fueran bienes que pueden pasar de una mano a otra. El aprendizaje escolar no se basa en adquirir, aprehender, sino en modificar el mundo virtual del alumno. Las vivencias propias de cada alumno son las que configuran el mundo virtual en el que los libros y las lecciones podrán incorporarse como organizadores de sus kontenidos. Cada pieza de konocimiento corresponde a un tipo de vivencias necesarias para cada disciplina.

—Pero ¿cómo demonios es posible que un arkadio aprenda historia? El pasado es el pasado, y no podemos recrearlo. Reyes, civilizaciones, batallas, armas, enfermedades hoy inexistentes, episodios de la vida de un rey o la crónica de una batalla, son situaciones de las que la persona que asiste a una lección de historia no sabe nada; y sin embargo, cuando acaba la clase puede decirse que la persona ha aprendido algo, ¿o no?

—Los arkadios no pueden aprehender la historia, en el sentido humano de la palabra, escuchando lecciones o leyendo libros de historia. Por mucho que lean un relato de la batalla de Waterloo no detectarán los kontenidos del texto y, por lo tanto, no los incorporarán a su mundo virtual. Eso no quiere decir, insisto, que los arkadios no puedan aprender historia leyendo libros o recibiendo lecciones. Pero para que haya aprendizaje se necesitan vivencias de base sobre las que asentar lo oído o leído. Tienen que disponer de kontenidos de «batallas», de «emperadores», de «países», etc.

—¿Tampoco aprenden ciencias naturales? ¿Cómo puede decir que la escuela no les enseña nada, si quizá nunca vean un asteroide, una célula o un átomo? No puede ser que lo que saben después de haber ido a la escuela proceda de lo que conocían antes.

—Una vez más, ése es el caso. Piensa en este detalle: todos los libros de texto de ciencias están repletos de imágenes, esquemas y otras ayudas panceptuales. Eso es así no porque los dibujos *ayuden* al aprendizaje, sino porque permiten establecer las vivencias o las evocaciones memogramáticas requeridas para la transmisión de los kontenidos de las ciencias naturales. Dicho de otro modo, en Arkadia también es cierto que una imagen vale más que mil palabras. Cuantos más elementos auxiliares permitan una recreación de vivencias a partir de vivencias (fotos, esquemas), mejor, y las fotografías y dibujos permiten evocar mejor todos aquellos kontenidos de los cuales carecen los alumnos. Y cuanto más alejado vivencialmente esté el kontenido, más importante será el uso de tales ayudas, que no tienen por qué limitarse a las imágenes: si se añade sonido y movimiento, como en los videos, mejor que mejor, y si además se visita un zoo para experimentar lo que es un tigre, entonces los alumnos comprenderán mejor todo lo que les cuenten sobre los tigres.

—¿Acaso pueden saber de fórmulas matemáticas, de fisiología, de tantas otras cosas, antes de que se las enseñe un profesor o las lean en un texto? Por más que insista, para mí es imposible aceptar que esos niños ya poseen los conocimientos necesarios. No puede ser que cuando el profesor les enseña la «síntesis de la clorofila», ese conocimiento caiga sobre un conocimiento previo.

—Pues eso es lo que ocurre. El niño no aprende a partir de cero, incorporando el concepto (en términos humanos) directamente de un texto o lección magistral, sino que aprende *sobre* vivencias ya experimentadas, y sólo podrá adquirir el concepto si se activan memogramas cuya estructura sea comparable al kontenido que se quiere transmitir. Te he repetido una y otra vez que la gran mayoría de los memogramas y kontenidos que manejan los arkadios se adquieren muy pronto, antes de los seis primeros años de vida arkadia. En ese tiempo los niños arkadios han experimentado vivencias de perros, gatos, tortugas, pájaros y leones, han resuelto problemas matemáticos, han construido casas de juguete y han incorporado un sinnúmero de vivencias que configuran la estructura del mundo virtual básico necesario para la posterior enseñanza escolar. Por supuesto que muchos aprendizajes ampliarán su base memogramática, de ahí la utilidad de las figuras, los dibujos, los juegos, las prácticas y muchas actividades escolares que permiten la fijación efectiva de las vivencias necesarias o la ampliación de las que ya se tienen. Sin embargo, y por muy complicados que sean los nuevos conceptos (como, por ejemplo, las ecuaciones de segundo grado), la estructura básica que se requiere para su incorporación ya está establecida. Aunque no te lo parezca, el niño incorpora esos signos, esas combinaciones, sobre conjuntos de vivencias a veces muy distantes pero que le permiten manejar konceptualmente esas fórmulas. Por lo tanto, lo que no se está en disposición de aprender, porque no se dispone de los memogramas requeridos, no se podrá aprender. Cada nueva modificación sustancial requiere un cambio sustancial en las propias vivencias. Cualquier konocimiento debe apelar a alguna estructura vivencial previa, o debe poder establecerse a partir de estructuras vivenciales previas.

—No entiendo.

—Pongamos el caso de las matemáticas. La comprensión real de una idea matemática (excluyendo, obviamente, la repetición delegada de fórmulas y teoremas) tiene que ver con una estructuración previa del mundo virtual tal que contenga, al menos potencialmente, la perspektiva que el teorema o la fórmula quieran evocar. Por ejemplo, si a Lukas se le explica la propiedad conmutativa, según la cual «el orden de los sumandos no altera el producto», la formulación debe estar ya presente en forma de kontenido en el mundo virtual de Lukas para que éste la entienda; hasta que no haya experimentado la propiedad por sí mismo no será capaz de comprender su formulación.

—¿En qué consistirían estos kontenidos?

—Los memogramas que posibilitan la comprensión de las leyes matemáticas, físicas, biológicas, etc., son de naturaleza muy diversa, y su estructura no siempre es compartida por todos los arkadios. Así, Lukas pudo captar la propiedad conmutativa en una primera vivencia en la que, por ejemplo, focalizó como perfil/fondo una situación en la que advirtió que era igual que le dieran los caramelos de golpe, o de uno en uno, o en el orden que fuera, y una segunda vivencia en la que tuvo que contar el dinero que tenía en monedas y advirtió que podía sumarlas en cualquier orden. Supongamos, pues, que Lukas experimentó esa vivencia y la registró en forma de memograma, pero no le dio más importancia y la tomó por una sensación como cualquier otra. No obstante, cuando el profesor de matemáticas escribió la ley en la pizarra y se la explicó, entonces evocó esas vivencias y pudo no sólo entender la frase, sino que le asignó un nombre, en este caso «ley conmutativa». A partir de entonces Lukas dispone del perfil/fondo original como elemento transferible a otras situaciones. Del mismo modo, para aprender lo que quiere decir «la fuerza de la gravedad», los arkadios tienen que aplicar este kontenido a una vivencia o colección de vivencias concreta, algunas tan manidas como el ejemplo de la manzana que cae sobre la cabeza de alguien. Es gracias a que el alumno incluye un nuevo elemento, la relación de fuerza, en la vivencia de la caída de una manzana por lo que puede aprender ese nuevo kontenido como modificación de su bagaje vivencial. Otra clase de vivencias habitual es la del pastel que se emplea para ilustrar el concepto de fracción. Ahora bien, el alumno puede recurrir a cualquier otro tipo de vivencias. Por ejemplo, el concepto abstracto de infinito puede asociarse con la vivencia de «la desaparición de un objeto en la oscuridad», o con la de «muy, muy lejos; más lejos que cualquier otra cosa». El resto de konocimientos que se enseñan en cualquier disciplina se aprenden en mayor o menor medida mediante la misma estrategia.

—Aprender en la escuela consistiría entonces en trabajar el mundo propio de cada alumno…

—Exacto. Las posibilidades de aprendizaje están relacionadas con las vivencias previas del alumno y su capacidad para aplicar los kontenidos educativos a las vivencias concretas o para crear asociaciones con vivencias a las que pueden parecerse remotamente (como los átomos se parecen a una estructura de bolas de plástico). A esto me refiero cuando digo que un niño no aprende nada que no sepa ya de manera implícita. Por eso los modelos, los ejemplos, son tan importantes.

El No-profesor O me mira con expresión inquisitiva. Le sonrío.

—Entonces, ¿qué papel tienen la escuela y la educación en Arkadia?

—La eskuela es esencial. Primero, porque es un catalizador de un proceso que es independiente de ella (las enseñanzas que adquiere el individuo arkadio por sí mismo) y, segundo, porque proporciona los estímulos necesarios y los instrumentos adecuados para seguir incorporando nuevas vivencias, y nuevos elementos a las vivencias, y para organizar las ya experimentadas de una manera más rica. En otras palabras, la función de los maestros no es crear nuevas vivencias originales, sino manipular los mundos virtuales de los alumnos para activar en ellos los memogramas relevantes, los kontenidos que desean evocar, o facilitarles una visión distinta y nueva de los que ya poseen.

—Sin embargo, la escuela sigue sin servir para nada, pues no puede guiar a unos alumnos que habitan cada uno en un mundo virtual propio.

—No, rotundamente no. Como te dije el miércoles, el hecho de que cada arkadio tenga konocimiento de un mundo virtual propio no significa que vivan en mundos aparte ni que cada uno construya su propio konocimiento personal según sus capacidades y experiencia. Los arkadios viven en mundos virtuales, sí, pero se trata de mundos cuyos kontenidos son, en buena parte, compartidos con K, es decir, mundos verdaderos. Por tanto, los arkadios no *construyen* sus realidades, sino que *descubren* (cada uno a su tiempo y manera) una realidad compartida por todos. No debes suponer, por lo tanto, que cada arkadio construye su mundo por su cuenta. Hay muchos kontenidos que la eskuela puede evocar en los alumnos, a través de nuevas vivencias o de la identificación de las vivencias relevantes en el bagaje vivencial del arkadio.

—¿Y cómo debería ser la escuela, entonces?

—La eskuela arkadia debe diseñarse teniendo en cuenta la arquitectura kognitiva, aprovechando el hecho de que cada individuo arkadio pasa por la escuela como pasa por el resto de la vida, interaccionando con ella y sacando lo mejor que puede de ella. Por lo tanto, la eskuela no debe entenderse como un centro de transmisión de conocimientos, sino como un catalizador de los conocimientos apropiados para desenvolverse en el mundo y en la sociedad. El alumno no aprenderá nada si no experimenta las vivencias requeridas, y la eskuela debe facilitar la ocurrencia de vivencias y su discriminación adecuada y provechosa por parte del alumno.

—Todo esto me recuerda a un amigo que sostiene que la pedagogía debe huir de la transmisión de conocimientos para hacer que los niños construyan sus propios conceptos a base de interaccionar con el mundo por medio del juego. ¿Posee mi amigo ideas arkadias?

—No exactamente. Conozco teorías parecidas, y su pedagogía tiene propuestas prácticas muy interesantes que mejorarían mucho la eskuela arkadia, pero el problema es que los arkadios y los humanos son distintos. Estas teorías tienen razón al considerar que la educación concede demasiado peso específico al aprendizaje delegado y demasiado poco a otro tipo de actividades. No hay duda de que es preferible acercarse a la educación arkadia con una mentalidad abierta, esperando que el niño tome parte activa y siga sus pasos y etapas de manera progresiva y confiando plenamente en la experiencia propia. Sin embargo, el modelo explicativo de estos enfoques no es trasladable a los arkadios. La kognición está basada en las vivencias, mientras que la cognición se basa en los conceptos. El lenguaje arkadio es evocativo, mientras que el humano es simbólico. Por lo tanto, el punto de encuentro entre los arkadios y estos enfoques de las estrategias educativas activas, contextuales y prácticas responde a motivos diferentes. El concepto de contenido/continente *se entenderá mejor* por un humano mediante ejemplos prácticos. En cambio, la vivencia contenido/continente *no es otra cosa* que un ejemplo o conjunto de ejemplos prácticos. Algunas vivencias de los arkadios tienen que alejarse obligatoriamente de lo práctico y lo contextual. Para un arkadio, comprender qué es «multiplicar» consiste en experimentar una serie de vivencias, pero siempre necesitará de la tabla de multiplicar, porque éste es un aprendizaje delegado imprescindible. En segundo lugar, y en contra de los enfoques constructivistas, los arkadios no construyen un conocimiento personal e intransferible. Sí, los arkadios viven en mundos virtuales, pero son mundos en gran parte verdaderos y compartidos con muchos otros arkadios. La única dificultad es que son vivencia-dependientes y no lenguaje-dependientes, por eso se escapan entre las manos de los textos y los discursos. Finalmente, hay quien defiende que los humanos tenemos un desarrollo conceptual que debe respetarse. Sin embargo, los arkadios no tienen un desarrollo cognitivo en etapas. Por un lado, debes tener en cuenta que los arkadios experimentan en sus primeros años miles y miles de vivencias para poder establecer miles y miles de conexiones konceptuales distintas entre distintos memogramas; y cada una de estas vivencias, y cada una de estas conexiones, es diferente, particular. Por lo tanto, en el momento presente, en el que apenas podemos vislumbrar algunos de esos kontenidos y vivencias, es cuando menos ridículo pensar que con unos cuantos conceptos prestados de los humanos se puede tirar adelante. No. Una gran parte de esos kontenidos tiene que ser adquirida por el niño, y estas adquisiciones serán invisibles al educador. La eskuela puede convertirse en un catalizador de esos kontenidos. Por ello, si aplicásemos estas estrategias pedagógicas a la eskuela arkadia, la educación mejoraría, simplemente porque muchas propuestas concretas lo que hacen es allanar el terreno para la experimentación de vivencias originales. No obstante, las mejoras serían la punta del iceberg, las consecuencias más visibles del hecho obvio de que se aprende mejor jugando o en los contextos relevantes para el kontenido. Ahora bien, en la educación de los niños arkadios a través de las vivencias hay centenares de elementos adicionales implicados. En un arkadio *cualquier* vivencia es importante, y *cualquier* vivencia puede encarnar el equivalente arkadio de los conceptos humanos. Además las vivencias incluyen muchos más elementos, conceptos, que los pedagogos no han podido ni podrán caracterizar jamás, porque son inconscientes. No sólo es importante el juego y la manipulación con unos cuantos juguetes, sino también cualquier tipo de interacción con el medio, con las puertas, las escaleras, las voces, las canciones, los colores, los muebles. En consecuencia, estos enfoques podrían reforzar o complementar las estrategias pedagógicas de los arkadios, pero serían incompletos.

—¿Entonces?

—La moraleja de todo es que la eskuela tiene que fijar sus objetivos y apelar a las estrategias convenientes para conseguirlos. Es inadecuado concebir la eskuela como una transmisión de konocimientos, pero tampoco es adecuado pensar que la eskuela sólo debe estimular en el niño aprendizajes naturales. El arkadio tiene un sistema kognitivo extremadamente plástico, capaz de captar la realidad con independencia de sus características estructurales concretas. Lo adecuado, pues, es proporcionar al arkadio una riqueza de vivencias que sean (o se parezcan a) aquellas a las que deberá enfrentarse. Por todo ello, no es necesariamente más adecuado que el niño arkadio aprenda al aire libre, o que evite jugar con ordenadores, porque no hay nada en el entorno que sea más o menos adecuado. Si el mundo en el que va a vivir un arkadio es un mundo tecnológico, con máquinas, libros y televisores, de poco vale mandarlo al campo, a no ser que ello le sirva para pancebir kontenidos de ese mundo particular. Lo importante es que cuanto más activo sea el aprendizaje, evidentemente mejor, cuanto más ricas sean las vivencias, mucho mejor, cuanta más interacción, fantástico, etc.

Sin esperarlo, el Sol apareció de repente bajo una nube, iluminando la ladera de Kúo de verde y pintando las paredes de las casas de un naranja intenso, para ocultarse inmediatamente después, a traición.

Sábado
De cómo la mente se diluye en el vivir

Al despertar, sentí una intensa premonición: éste iba a ser mi último y más importante día en Arkadia. Apenas pude pensar en otra cosa mientras me aseaba, hasta el punto de que estaba vestida y preparada antes de que el conejo apareciera en la puerta. Pero no apareció, y tuve que ir sola hasta la terraza. No quería perder tiempo.

—Creo que ya va siendo hora de que me conteste a una pregunta que llevo formulándome toda la semana.

—Qué prisa tienes hoy, Alicia.

—Se la plantearé mediante una perplejidad que escribí hace tiempo. Leo: «Navidad. Hemos dedicado la sobremesa a los juegos del abuelo. El abuelo saca una carta, y los demás tenemos que adivinar qué carta está mirando. Hoy he ganado yo. Todo el mundo está durmiendo la siesta. Si me pongo a dormir, me voy a levantar de una mala gaita espantosa. Abro los álbumes de fotos. Qué curioso. Esos vestidos, esos zapatos y esos peinados que tanto me gustaban ahora me parecen muy feos y estrafalarios. No alcanzo a explicarme cómo podía arreglarme de esa forma. Se me ha ocurrido una idea bien tonta. ¿Podríamos jugar con una fotografía en lugar de con una carta? ¿Podríamos transmitir esta sensación de extrañeza?».

Nos miramos las sonrisas.

—Bien. Por lo que hemos aprendido hasta ahora, ya deberías suponer cuál es la respuesta, pero se ve en tu cara que no alcanzas a concebirla.

—Exacto.

—La cuestión del pensamiento de los arkadios es hasta cierto punto curiosa porque, por mucho que se parezcan a los humanos, éste es el aspecto que requiere una mirada más particular.

—No me diga.

—Veamos. El estado mental por excelencia de los humanos es el pensamiento, cuya particularidad estriba en que es un estado que contiene «algo sobre algo».

—¿A qué se refiere con eso de «algo sobre algo»?

—Uno puede pensar sobre una «manzana» sin que el pensamiento sea una manzana. Ese «algo sobre algo diferente de sí mismo» se denomina «intencionalidad», y es la diferencia que se establece normalmente entre los estados mentales y cualquier otro tipo de estado del mundo. Así, por ejemplo, cualquier estado del mundo (como una chimenea, el sol, una montaña…) no son «algo sobre algo»: una montaña es una montaña y nada más. Gracias a la intencionalidad del pensamiento los humanos podemos tener creencias sobre cosas cercanas (la manzana que tenemos delante de los ojos), cosas fuera del alcance de nuestros sentidos en ese momento (la leche en la nevera), cosas distantes en el espacio (la Luna), cosas que ocurrieron en el pasado (la llegada del hombre a la Luna), cosas que ocurrirán en el futuro (la próxima Olimpiada) y cosas que no existen (los unicornios). Para muchos, esta intencionalidad es lo que marca la diferencia entre la mente humana y cualquier otro estado físico.

—¿Y bien?

—Sigamos. Supongamos que Lucas y Caterina discuten sobre la posibilidad de que los unicornios existan. Designemos la *cosa* sobre la que discuten mediante la frase «los unicornios existen». De alguna manera, Lucas y Caterina comparten el sentido de esa frase como el objeto de su desacuerdo, y esto se expresa mediante las frases «Lucas piensa que los unicornios no existen» y «Caterina piensa que los unicornios existen».

—Ya, ¿y qué?

—Pues bien, se dice que el contenido de un pensamiento como «los unicornios existen» corresponde a una «proposición». Una proposición es algo que se enuncia en una frase que afirma algo que puede ser verdadero o falso. Normalmente, una proposición es lo que sigue a la expresión-forma «pensar que»; como Lucas piensa que *los unicornios existen*, en este caso la proposición es «los unicornios existen». Esta afirmación, o como quieras llamarlo, es independiente de la lengua en que se formula. Así, la proposición «los unicornios existen» es la misma que *«unicorns exist»* o *«les unicornes existent»*. Una proposición es algo nuclear, pero a la vez está compuesta de elementos. En general se acepta que los conceptos son los constituyentes de las proposiciones, de la misma manera que las palabras «existir» y «unicornios» son constituyentes de la frase «los unicornios existen». Por tanto, para poder entender la proposición «los unicornios existen», tanto Caterina como Lucas deben tener, entre otras cosas, los conceptos «existir» y «unicornio».

—Vayamos al grano.

—Para empezar, la noción de proposición en Arkadia es a la vez mucho más complicada y mucho más simple que en el caso humano.

En primer lugar, las proposiciones no tienen cabida en Arkadia, porque los arkadios no disponen de un medio adecuado para representarlas. Como te he dicho días atrás, el lenguaje arkadio es tramposo. Superficialmente se parece al lenguaje humano, cuyas palabras refieren a objetos del mundo y cuya combinación permite nombrar, representar, estados del mundo; pero con el lenguaje arkadio, no puede enunciarse algo que pueda ser verdad o mentira. La peculiaridad del lenguaje arkadio es su naturaleza evocativa. Las palabras no representan, no están por lo que refieren en el mundo humano, sino que evocan las vivencias y los kontenidos en los que se anclan. En consecuencia, y en ausencia de otros mecanismos, en Arkadia las proposiciones no pueden fijarse mediante el lenguaje. No hay frases que lleven unívocamente a las vivencias que se pretende transmitir. En ausencia de un método de representación unívoco y universal, los arkadios no pueden establecer de qué proposición están discutiendo, de qué cosa están hablando.

—Pero en el mundo real hay un «hecho» que puede corresponderse con «los unicornios existen» o «los unicornios no existen», ¿no?

—No vuelvas a caer en la trampa del lenguaje. Tú, como eres humana, usas el lenguaje para caracterizar un estado de las cosas, posible o real, pero los arkadios *no* pueden hacer eso. Sólo pueden hacerlo a través de las vivencias, y el lenguaje es sólo una parte de esas vivencias. El lenguaje no puede describir hechos, sólo puede evocarlos: «el agua hierve a 100 grados», «el Sol sale por el este» o «los embarazos duran 40 semanas» no son representaciones de hechos en Arkadia, a menos que describamos las perspektivas de los arkadios que pronuncian estas frases. En consecuencia, la *cosa* sobre la que discuten Lukas y Katerina no queda caracterizada por si los unicornios existen o no, sino que esa frase *les* transporta a la vivencia que especifica el punto de vista de modo que, si la adecuación conceptual de la vivencia «los unicornios existen» se ejemplifica, podemos decir que la perspektiva de Lukas está en intersección con la perspectiva de K.

—¿Y a qué corresponde una proposición en Arkadia?

—Para entender lo que es un pensamiento en Arkadia debes trasladarte al contexto de una vivencia, sus kontenidos, sus interrelaciones y su configuración en forma de perfil/fondo. En concreto, el contenido de un pensamiento es la perspektiva derivada de una vivencia o conjunto de vivencias, con un perfil/fondo determinado.

—Pero un pensamiento no es exactamente una vivencia. Incluso los humanos pueden tener vivencias sin tener pensamientos, ¿no? ¿Tiene Katerina un pensamiento humano cuando está comiéndose un helado, o cuando está haciendo pipí, o cuando está conduciendo?

—En cierto sentido sí. Es verdad que la traducción del pensamiento humano a la vivencia arkadia no es completa y exhaustiva. Todo pensamiento humano se traduce en una perspektiva, aunque no todas las perspektivas son pensamientos en el sentido humano. Claro está, por la riqueza de cada vivencia y la complejidad de los procesos implicados, aún estamos muy lejos de poder redactar un manual de traducción entre vivencias y pensamientos, ni siquiera para los pensamientos humanos más sencillos; aunque, quién sabe, quizás algún día se tengan los elementos para conseguirlo.

—Entonces, ¿a qué nos referimos con la «cosa» sobre la que discuten Lukas y Katerina? ¿Se puede decir de «los unicornios existen» que es un tema sobre el que puede discutirse?

—No, porque no es una proposición o una idea abstracta que flote en las cabezas de Lukas y Katerina, sino algo que está arraigado en el bagaje vivencial de cada uno de ellos. En concreto, «los unicornios existen» corresponde a una perspektiva de sus mundos virtuales que nació de un conjunto de vivencias *concretas*, y de todas las que se han sucedido relacionadas con ellas. Si puede hablarse de «los unicornios existen» es precisamente porque en una vivencia se atendió a un kontenido *concreto* y se creó un perfil/fondo *concreto*. Todo lo que cuenta como un pensamiento, en el sentido humano del término, tiene que contemplarse desde el punto de vista arkadio como formando parte de alguna vivencia o alguna conexión entre las vivencias pasadas. Si luego, desde el punto de vista humano, vemos en ella un elemento abstracto, una proposición, eso es algo que imponemos los humanos. Como también te dije, el signifikado de la vivencia no surge del mero hecho de que se dé una serie de elementos en el mundo, ni tampoco porque los kontenidos pre-existan en el sistema kognitivo a la espera de que algo los active, sino que surge de la interacción entre el mundo y el sistema kognitivo. En otras palabras, la vivencia que experimenta Lukas de contenido/continente ante un vaso de agua no se produce simplemente porque Lukas atienda a una información del entorno, ni porque exista en el sistema kognitivo de Lukas un elemento potencialmente describible como «relación contenido/continente a la espera de ser activada».

—Pero ¿cómo se describe una vivencia para compararla con un pensamiento? La vivencia evocada por «Katerina cree que los unicornios existen» es una idea bastante abstracta. ¿Se imagina un unicornio ante ella? ¿Una manada de unicornios? ¿Un concurso de hípica de unicornios? ¿Y qué diferencia hay entre la vivencia de imaginar unicornios y la vivencia evocada por «los unicornios existen»?

—Diría que en el caso de la proposición «los unicornios existen» nos referimos a una perspektiva por la cual Katerina está preparada, entre otras muchas cosas, para aceptar la presencia de unicornios. Sin embargo, si quieres llegar hasta el detalle de cómo se arraiga esta proposición, tendremos que ir a buscar una o, probablemente, muchas vivencias en las que el unicornio de Katerina se sitúa como un perfil/fondo conectado konceptualmente con kaballos, elefantes, olmos, por oposición a una conexión konceptual entre kontenidos de ficción como, por ejemplo, dragones, las hadas madrinas, Bugs Bunny…

—Pero, por hablar de aspectos relacionados con el pensamiento, ¿qué sucede, por ejemplo, cuando oímos a alguien decir «pienso que esta persona es cortés», en una situación en la que alguien nos cede el paso para entrar en un ascensor?

—Pues que el rasgo de cortesía no será una interpretación de la vivencia, sino un kontenido de la perspektiva, con el mismo rango que tendría cualquier otro kontenido, como el olor del perfume de esa persona. Una vez más, estos procesos más conceptuales *no tienen cabida* fuera de la acción en paralelo de los otros sentidos. Es decir, no encontrarás un sitio donde el sistema kognitivo diga «esto que me traen los sentidos es una acción cortés». Para que la vivencia contenga el kontenido de «cortesía», este proceso conceptual se sitúa al mismo nivel y conectado con los demás kontenidos. No existe el dato «cortesía» separado de los demás aspectos de la vivencia. Podríamos decir que el sistema kognitivo del arkadio sale al mundo e impregna esa escena con los actos de cortesía experimentados en el pasado, de manera que pancibe la cortesía directamente en la escena, además de las formas y los colores.

—Pero ¿qué es la cortesía?

—La «belleza», la «cortesía», son kontenidos, es decir, elementos creados en el devenir de una o muchas vivencias. Cuando Katerina piensa que «este cuadro es bello» no apela a algo que está flotando en algún sitio de su cabeza, no decide que se ajusta a un concepto de «bello», sino que conecta la pancepción de ese cuadro con todos los otros cuadros que ha visto y, sobre todo, con los que le han provocado un placer especial por las razones que constituyen su «atribución de belleza» a los cuadros. No tiene un concepto de belleza en sentido abstracto, sino que toda su experiencia, todos los memogramas relevantes, cada uno de ellos bien estructurado, con multitud de particularidades, se activan como contexto de la vivencia en la que pancibe el cuadro. Por lo tanto, no hay nada en la propiedad «belleza» aparte de cierta vivencia o conjunto de vivencias experimentadas de cierta manera y que quedaron registradas en un conjunto de experiencias pasadas. En otras palabras, para *pensar* hay que volver a vivir de nuevo, a experimentar el momento original o el conjunto de memogramas relevantes para esa situación. No hay pensamientos desgajados del vivir, sino que, al pensar en la belleza, el contexto vivencial que se activa es el que componen todos los memogramas en que se activa la belleza por evocación, es decir, *se revive la experiencia de la belleza*. De ahí que al decir que «Katerina piensa que los unicornios existen» hemos incluido eso que denominamos «pensamiento» en el contexto de una situación determinada. No necesitamos que el arkadio escriba la frase «los unicornios existen» en un espacio distinto, el de la mente, en donde discurre. El arkadio no tiene un espacio interior en el cual reflexiona sobre lo que pasa fuera, sino que discurre en el mundo actual, o en el mundo pasado. Cuando Katerina piensa, en el sentido humano del término, está en el mundo, sea en la situación actual, sea evocando una vivencia pasada.

—Y a pesar de todas estas particularidades individuales, dos arkadios pueden pensar algo equivalente, ¿no?

—Sí. Como hemos examinado en el caso de la komunicación, podemos al menos suponer que dos vivencias son equivalentes si los mundos virtuales que mantienen la homeostasis de ambas vivencias, lo que hemos llamado sus perspektivas, son equivalentes. En consecuencia, dos arkadios pueden experimentar un pensamiento equivalente si experimentan vivencias con perspektivas equivalentes.

—Entonces los «pensamientos» arkadios, si es que existe algo así, no existen con independencia de los arkadios. No hay una idea abstracta previa a la aparición de los arkadios, o que perviva a su desaparición, que corresponda a la relación «contenido/continente».

—Exacto, la relación contenido/continente, o la idea de que «los unicornios existen», no existe con independencia de los arkadios, porque forma parte del mundo virtual de todos los arkadios, o del de K, que es lo mismo.

—Y si Lukas pierde la vivencia, o algo de la vivencia, de «los unicornios existen», ¿se pierde el pensamiento?

—En efecto. El sistema kognitivo de un arkadio es algo así como un archivo organizado de las situaciones que ha experimentado, y todo el konocimiento está integrado en cada una de sus vivencias y en las conexiones entre ellas. Si por alguna razón el sistema kognitivo no pudiese evocar la vivencia porque perdiera la capacidad de integrar las distintas partes del cerebro implicadas en las vivencias originales, el memograma dejaría de ser kognitivamente relevante; se habría perdido el pensamiento, aunque el cerebro conservara los memogramas.

—Ahora bien, puedo aceptar que la descripción de un pensamiento no sea estrictamente igual que en el caso humano. Sin embargo, una cosa es un pensamiento y otra, quizá muy distinta, «tener pensamientos», «razonar». Cuando los humanos hablamos de «pensar» nos referimos a cosas como «estoy pensando en comprarme un coche», «me gusta imaginar cómo pasaré las vacaciones», «estoy resolviendo un problema», etc.

—Pues bien, al pensar en alguna de estas actividades, lo que está haciendo el arkadio es experimentar la vivencia presente y manipular sus memogramas pasados, creando nuevos escenarios por la combinación de evocaciones. Por tanto, pensar, razonar, es simplemente *vivir reviviendo*. Incluso cuando decimos que un arkadio reflexiona verbalmente, el individuo está experimentando una vivencia (o, mejor, un encadenamiento de vivencias). En concreto, cuando habla para sus adentros lo que hace es evocar su pasado mediante las palabras, iluminando memogramas y manipulándolos. Pensar discursivamente, por lo tanto, es una interacción entre el lenguaje y la activación espontánea de los memogramas. Lo relevante es que, gracias al lenguaje, los arkadios *pueden controlar* este proceso.

Se levantó una brisa. El pueblo estaba en calma; ni un sonido procedente del puerto.

—Entonces, ¿podemos traducir un pensamiento a una vivencia?

—Sí, pero con muchas dificultades. Hay varios problemas básicos que impiden o dificultan el proceso de traducción, y que se refieren a diferencias fundamentales entre los arkadios y los humanos.

—¿Y cuáles son esas diferencias?

—Veamos la primera:

Los pensamientos están separados del mundo: El pensamiento de Caterina de que «París es la capital de Francia» no contiene la ciudad de París, sino que simplemente se refiere a ella.

El caso es que esto no se cumple en Arkadia.

—¿Pero cómo va a estar París contenida en una vivencia?

—El primer día te comenté que una vivencia corresponde a un complejo que incluye, por una parte, el mundo (o a una parte de él) y, por otra, el sistema kognitivo. Los kontenidos de una vivencia sólo tienen sentido cuando engloban tanto al mundo como al sistema kognitivo; no están ni en el sistema kognitivo ni en el mundo, sino que aparecen por la conjunción del sistema kognitivo, el pasado vivencial y el mundo. El mundo aporta los objetos y el sistema kognitivo aporta todo lo necesario para modelar los kontenidos relevantes para la vivencia. Sin el mundo el sistema kognitivo no puede hacer nada, no tiene nada; sin el sistema kognitivo, el individuo no puede modelar la realidad ni establecer relaciones interesantes. Los kontenidos, y por lo tanto las vivencias, sólo pueden caracterizarse tomando en consideración ambos elementos. Recuerda una vez más la analogía de los miembros fantasma. Un miembro fantasma se crea en la conjunción de un miembro real, de carne y hueso, y el cerebro. Cuando el miembro se pierde, el paciente puede seguir *sintiendo* la extremidad, y puede decir y hacer muchas cosas con ella, porque el paciente la siente como presente. De la misma manera, si queremos describir la vivencia de Katerina cuando mira esta manzana sobre la mesa no podemos decir que el sistema kognitivo representa «una manzana sobre la mesa», sino que debemos incluir ciertas propiedades y elementos del mundo y ciertas actividades del sistema kognitivo. Mirando sólo la cabeza de Katerina no podremos descubrir el pensamiento de Katerina de que «hay una manzana encima de la mesa»; tenemos que analizar el complejo mundo-sistema kognitivo. En consecuencia, las vivencias no pueden entenderse como separadas del mundo, puesto que son parte del pedazo de mundo de la vivencia original. No hay dos medios, el sistema kognitivo y el mundo, sino sólo uno, la vivencia.

—Pero los arkadios tienen recuerdos, y bien pueden recordar que pensaban que había una manzana encima de la mesa, sin necesidad de que la manzana esté presente al recordar.

—Cierto, pero recuerda que los memogramas recogen las huellas que deja la vivencia. Al ser huellas de la vivencia original, y no representaciones, los memogramas tienen que entenderse asimismo como *una* parte de la unidad mundo-sistema kognitivo. Cuando se activan los memogramas se activan las mismas partes del cerebro que se activaron cuando se experimentó la vivencia, lo que es algo así como revivir la vivencia original; y de alguna manera, si queremos describir esa vivencia que es el recuerdo de la vivencia original, tenemos que llenar el vacío del mundo que impregnó el sistema kognitivo.

Paró un momento de hablar y me miró.

—¿Me sigues?

—Más o menos…

—Veamos una segunda diferencia:

Los pensamientos representan estados del mundo: El pensamiento descrito por la frase «Caterina cree que París es la capital de Francia» representa una relación entre la ciudad de París y el país Francia.

Una vez más, una vivencia no es una representación de la situación que experimenta el arkadio. El sistema kognitivo no crea una representación, esquema o copia de lo que pasa en el mundo, sino que modela la realidad. Cuando Katerina mira la manzana en el frutero sobre la mesa en lugar de la imagen o la representación de la manzana, el plato y la mesa, es la actividad panceptual lo que está activo en el sistema kognitivo. Y esta actividad *no* es una representación, sino simplemente la traza de la discriminación. En el caso de los miembros fantasma, cuando el paciente describe las características de su extremidad perdida no está examinando una copia o representación del miembro, lo está *sintiendo*. Recuerda la estrategia de mi abuelo para recordar números de teléfono. Un número de teléfono puede conservarse sin estar representado en ningún sitio, puesto que sería suficiente con recordar los gestos necesarios para marcar ese número en un aparato telefónico. Mientras los gestos correspondan a un aparato telefónico tipo (es decir, mientras tenga los números dispuestos siempre de la misma manera), entonces el número de teléfono será recordado, ya que la adecuación conceptual del gesto *satisfiza* el número de teléfono. Ahora bien, el gesto no es una representación del número. Por eso un cambio en la disposición de las cifras hará que mi abuelo pierda la capacidad para llamar a ese número. Del mismo modo, el sistema kognitivo no representa la realidad, sólo la modela, la discrimina; y mientras la discriminación *satisfiza* la adecuación conceptual de sus kontenidos, no es necesario representar la situación.

Se interrumpió una vez más y volvió a mirarme fijamente.

—¿Vamos bien?

—Si mucho me apura…

—Veamos la tercera diferencia entre el pensamiento humano y la vivencia arkadia:

Los pensamientos son verdaderos o falsos: El pensamiento descrito por la frase «Caterina cree que París es la capital de Francia» puede ser verdad o mentira.

Esta condición, como vimos, sí la cumplen las vivencias, aunque no se objetiva de la misma manera. Para poder afirmar que Katerina tiene una vivencia verdadera debemos apelar a una especie de mundo verdadero, el mundo virtual en el que habitaría un ser omnisciente como K. Ese mundo corresponde a todos los kontenidos que pueden revelarse en el mundo real desde la perspektiva del sistema kognitivo arkadio, es decir, el mundo visto por el ser omnisciente K. Pues bien, en las áreas en las que se superponen las perspektivas de Katerina y de K, su vivencia puede considerarse verdadera. Ahora bien, como también te dije, los arkadios no disponen de criterios incontrovertibles acerca de la verosimilitud de una kreencia. Para poder establecer la verdad del mundo virtual en el que vive un arkadio deberíamos poder transformar sus vivencias en elementos que puedan ser verdaderos o falsos, es decir, que puedan compararse con algo del mundo que los confirme o niegue. En el mundo humano eso se consigue a través del lenguaje, pero en Arkadia eso no es posible. El lenguaje arkadio no describe la realidad porque carece de la capacidad de representar los estados del mundo, por lo que no puede caracterizar ni las vivencias ni el mundo, y por lo tanto no puede establecer la verdad o mentira de una vivencia. No obstante, los arkadios disponen de lo que llamamos garantías omniscientes, o garantías K, que establecen la verosimilitud de una vivencia, y cuyo valor es continuo y no discreto, es decir, de *menor* a *mayor* verosimilitud. Sólo confiando en estas garantías los arkadios pueden conceder verosimilitud a una determinada perspektiva… ¿Cómo vamos?

—Bueeeno…

—Veamos la última diferencia fundamental entre el pensamiento humano y la vivencias:

> *Los pensamientos se integran en relaciones inferenciales:* Caterina puede inferir del pensamiento «París es la capital de Francia» el pensamiento «París está en Francia».

Esta condición puede establecerse también en el caso de los arkadios, pero no porque las vivencias estén representadas en una especie de lenguaje del pensamiento. En Arkadia las relaciones inferenciales pueden darse entre vivencias, teniendo en cuenta los perfiles/fondos respectivos, sus conexiones konceptuales y la capacidad de transferencia entre diversas vivencias. Por ejemplo, la vivencia

(*a*) ¿Qué mano tiene más dedos, la derecha o la izquierda?

está inferencialmente relacionada con la vivencia

(*b*) Las dos tienen igual número de dedos,

mediante la vivencia:

(*x*) Todas las manos tienen cinco dedos.

En general, todos los arkadios pueden llevar a cabo esta inferencia. Como vimos, la relación se objetiva gracias a que la perspektiva de *a* está incluida en *x*. Ahora bien, puede ocurrir que el mismo arkadio capaz de realizar correctamente la inferencia de *a* a *b* se equivoque con una muy parecida y que responde a las mismas reglas inferenciales humanas, como es pasar de

(c) ¿Qué pesa más, un kilogramo de paja o un kilogramo de plomo?

a la respuesta:

(d) Los dos pesan lo mismo,

mediante la vivencia:

(y) Todos los kilogramos pesan igual.

De hecho, hay arkadios que dicen:

*(*d)* Un kilogramo de plomo pesa más que un kilogramo de paja,

y eso es porque sus inferencias se basan tanto en sus capacidades kognitivas como en su bagaje vivencial.

—¿No razonan de manera lógica?

—No necesariamente; es decir, el hecho de que sean capaces de resolver un problema concreto aplicando una regla lógica no implica que sean capaces de resolver *todos* los problemas lógicos que involucran dicha regla. Razonar en Arkadia significa ser capaz de transferir el perfil/fondo adecuado a una situación no experimentada previamente. Si el perfil/fondo corresponde a una regla lógica concreta, entonces puede servir para solucionar problemas parecidos, pero no todos. Como siempre, esto depende de una miríada de factores.

—Entonces, ¿cómo razonan los arkadios?

—Aplicando la capacidad de transferencia de su sistema kognitivo al bagaje vivencial disponible. El razonamiento, como cualquier otra capacidad kognitiva arkadia, debe anclarse en la naturaleza de las vivencias y en la aplicación de los mecanismos de transferencia.

—Pero, por ejemplo, ¿pueden resolver silogismos?

—Sí, pero no todas las formas de silogismo ni todos los contenidos posibles de una misma forma de silogismo. Como acabo de decir, la lógica no describe la manera de razonar de los arkadios, puesto que aprenden a razonar mediante la combinación de ciertas capacidades de su sistema kognitivo con su bagaje vivencial. Por ello, su capacidad para resolver silogismos no se basa en el aprendizaje de reglas lógicas, sino en la aplicación de ciertos perfiles/fondos a ciertas situaciones. Como ocurre con otras capacidades, tendrán una competencia progresiva en diferentes tipos de silogismos y con diferentes contenidos. En este sentido puede decirse que su razonamiento *respeta* las reglas lógicas, pero sólo porque son capaces de adecuarse *satisficientemente* a ellas, no porque las apliquen.

—Póngame ejemplos.

—Veamos cómo razona Lukas al solucionar un silogismo:

Premisa 1: Todos los planetas giran alrededor de un sol.
Premisa 2: La Tierra es un planeta.
Conclusión: La Tierra gira alrededor de un sol.

Supongamos que Lukas no ha aprendido nunca cómo resolver silogismos, pues lo que nos interesa es cómo su sistema kognitivo llega a la conclusión de manera natural. Para abreviar, la estrategia de Lukas consiste en adoptar una perspektiva de cada frase en su mundo particular para luego comprobar si concuerdan. La primera frase puede evocar una vivencia en la que se focalizó como perfil/fondo la relación entre un planeta y su sol a través de un modelo a escala del sistema solar visto en la eskuela, junto con la vivencia delegada de que tal vivencia se aplicará a «todos los planetas». La segunda frase puede evocar una vivencia tal que el kontenido «Tierra» se sitúa como perfil sobre el fondo «planeta». ¿Cómo llega Lukas a la conclusión? Para un arkadio es difícil hacerlo de manera espontánea, pues debe captar qué se le pide con estas frases (relacionar de forma razonable los términos que no se repiten en las premisas) y para ello tiene que haber examinado casos concretos de silogismo. Por lo tanto, la conclusión corresponde a una superposición de las premisas tal que la frase resultante intenta evocar los términos no repetidos. Así, en la conclusión, las dos frases de las premisas se superponen y Lukas tiene una vivencia en la que la Tierra se focaliza como perfil en un fondo de relación con nuestro Sol. Finalmente, la lektura de la conclusión evoca una vivencia cuya perspektiva es equivalente a la vivencia previa de superposición de las premisas, y entonces Lukas afirma que el argumento es correcto. En cualquier caso, lo que debes recordar es que el hecho de que un arkadio solucione una forma de silogismo no implica que será capaz de solucionar todos los silogismos de ese estilo.

—¿Existen más diferencias?

—Sí, hay una fundamental. Los pensamientos humanos tienen una cualidad especial, la «consciencia», la constatación del contenido del pensamiento, del mismo modo que existe una consciencia del color rojo, del sonido de una campana o del gusto del té. En todos estos casos hay una actividad cognitiva específica que parece consistir en darse cuenta de lo que uno está pensando, y que parece estar más allá de la información sensorial: una mente que observa lo que sucede en el cuerpo y en el mundo.

—Creo que sé lo que quiere decir.

—Pues bien, para que veas la diferencia ente humanos y arkadios haré un experimento imaginario (imposible de llevar a la práctica, pero que puede someterse a discusión). Para empezar, aceptemos que un pensamiento corresponde a una vivencia y su perspektiva derivada.

—Aceptado.

—Supongamos ahora que la vivencia es, a grandes rasgos, la evocada en Katerina por la frase «hay una manzana encima de la mesa». Ahora supón que, gracias a una maravillosa y sofisticada tecnología, desconectas en el cerebro de Katerina todas aquellas áreas que en el cerebro humano se encargan de pensar.

—Si me apura…

—Pues bien, a pesar de ello, Katerina sigue teniendo la misma vivencia (y, por lo tanto, el mismo pensamiento). Esto es así porque en una vivencia no hay más que actividad sensorial, lo que hemos llamado «pancepción».

—Pero vamos a ver, ¿acaso Katerina no sigue pensando que «hay una manzana encima de la mesa» aunque cierre los ojos?

—El hecho de que cierre los ojos no cambia nada. Katerina sigue estando conectada con el mundo porque sus sentidos siguen estando funcionales y en marcha, y las áreas cerebrales que atienden a esos sentidos están *activas*. La impresión de la manzana sigue siendo funcional aunque se cierren los ojos, puesto que es la huella la que activa los recuerdos conservados en los memogramas de manzanas. En consecuencia, de la vivencia se deriva una perspektiva de la manzana, y ese kontenido es además una recreación de la manzana que acaba de ver Katerina.

—¿Y si le cortaran todo acceso a los sentidos?

—Entonces no tendría vivencias, en efecto.

—¿Cómo?

—De hecho, dejaría de «estar». Es muy posible que lo importante sea la desactivación o desarticulación de la conexión entre los sentidos y las distintas áreas de la corteza cerebral. Sin esta conexión funcional no hay actividad kognitiva que valga.

—Pero los humanos tenemos algo que está más allá de los sentidos, una mente, y si los arkadios piensan como nosotros deberían tener mente, ¿no?

—No necesariamente. Veamos. Es cierto que la mente tal como la entendemos los humanos es un proceso que está más allá de la mera percepción del mundo. De alguna manera, creemos que no necesitamos estar conectados con el mundo para pensar; podemos desconectarnos superficialmente (cerrando los ojos, por ejemplo) e iniciar un proceso discursivo. Yendo al extremo, aun cuando desconectáramos completamente los sentidos, como parece ser que hacen los expertos en meditación, el pensamiento quedaría intacto. En cambio, en los arkadios la cosa no funciona así. Para un arkadio, pensar consiste en experimentar una vivencia de la misma naturaleza que la pancepción del mundo. Si un arkadio evoca un memograma lo vive como si volviera al momento original (aunque con menor intensidad, pues le falta el pedazo de mundo original).

—Pero entonces, ¿que hacemos con las sensaciones de «rojo», «dolor» o «miedo»? Quiero decir, ¿tiene Katerina la misma sensación del color rojo que Lukas? ¿Le produce la misma sensación el sonido de un clarinete desafinado a Katerina que a un clarinetista profesional?

—Este punto es muy importante, y no sé si sabré explicártelo. Para empezar, debes saber que los arkadios, como los humanos, tienen sensaciones subjetivas, algo que puede describirse como la constatación o consciencia de lo que ocurre, un estado que tiene un componente subjetivo, algo cuya esencia es una cualidad de lo que se experimenta.

—¿Y en qué consiste tal constatación?

—Así como la cualidad del pensamiento es una mirada presente a través del pasado, la cualidad de «rojo» o «dulce» surge de la superposición de todo el pasado vivencial del arkadio para los kontenidos conectados con la sensación. La constatación del «rojo» o de la «belleza de Viktoria» no es algo independiente de ese pasado vivencial. Como te dije el primer día, cuando la Katerina bebé mira esta manzana no ve nada definido, apenas formas y colores inespecíficos. Sólo al cabo de unos meses empieza a tener ciertas sensaciones subjetivas que no son más que la consecuencia de mirar la manzana a través del filtro constituido por todo el pasado de manzanas y rojos. Por lo tanto, la sensación de «rojo», la consciencia del «rojo», es la *consecuencia* de cierta impresión en el sistema kognitivo pasada por el filtro del pasado vivencial. Del mismo modo, cuando la Katerina bebé contempla *Autorretrato con pipa y oreja vendada* de Van Gogh, no ve nada, sólo formas y colores inespecíficos. Al cabo de unos meses ya puede ver manchas de colores y formas, y conforme se desarrolla va viendo cosas nuevas (sobre todo después de estudiar historia del arte). Pues bien, la sensación subjetiva de la forma de una pipa es la consecuencia de la superposición de todas las vivencias previas de pipas. No es algo inherente a *lo presente* de la pancepción, sino que esa pipa se mira literalmente a través de su pasado vivencial.

—No sé si lo entiendo.

—Permíteme un símil. Podríamos decir que un billete de cien eukos, la divisa en Arkadia, no tiene volumen, pero si apilamos mil billetes de cien, ese dinero adquirirá volumen, que será consecuencia de la acumulación de billetes. Del mismo modo, no podemos explicar la cualidad del color «rojo» que pancibe un arkadio sin referirnos a un pasado vivencial de «rojos».

—¿Y el dolor?

—Igual. La cualidad de un dolor es un pasado vivencial contemplado desde el fenómeno electroquímico actual.

El No-profesor O paró de hablar. Se sacó una botella del bolsillo. Era el perfume del martes. Lo abrió, esparció unas gotas sobre el dorso de la mano y me la acercó.

—Huele.

—¡Qué raro! Es como si hubiera viajado en el tiempo. Por un momento he sentido su presencia como la sentí el martes. Pero ahora me doy cuenta de que ya no lo siento igual, aunque lo había creído así.

—Eso es lo que les pasa a los arkadios. No pueden ser conscientes de kontenidos que no hayan experimentado en el pasado, ni de cómo han cambiado. Un eskimal, por ejemplo, puede diferenciar entre distintos tonos de blanco en la nieve, y ser consciente de ellos, cosa que no puede hacer un no-eskimal, aunque sus ojos y su cerebro funcionen igual. Igualmente, un ajedrecista experto pancibe una situación de ventaja o desventaja a partir de la disposición de las piezas en el tablero, de la cual es consciente, mientras que los legos no pueden constatar lo mismo por mucho que se les explique. En ambos casos el don especial se debe a los pasados respectivos y no únicamente a alguna actividad contemporánea del sistema kognitivo.

—¿Y se puede analizar, ver o reproducir esa constatación?

—No, por el momento es imposible. Pero cuando dispongamos de los elementos necesarios podremos incluir la relación contenido/continente, el dolor o el color rojo en la caracterización de una vivencia. Podremos describir la constatación del rojo (para un sistema kognitivo y un pasado vivencial determinado) como la atención a cierto tipo de kontenido cuyo impacto provoca un tipo de situación que es la sensación subjetiva que llamamos «conciencia del rojo».

—Entonces, el que Katerina necesite de su pasado para pensar quiere decir que no pueda haber telepatía en Arkadia, ¿no?

—Exacto. Como toda vivencia presente es una mirada al mundo a través del pasado individual, un pensamiento humano se traduce en Arkadia en la experimentación del presente a través del pasado. La forma de la manzana encima de la mesa se ve así porque se ve a través de todas las formas de manzana vistas en el pasado. En consecuencia, que Lukas tuviera telepatía con Katerina significaría que debería experimentar la vivencia actual de Katerina pancibiendo todos los kontenidos de la situación *a través de todo el pasado vivencial de Katerina*, cosa que parece francamente difícil de conseguir.

—También quiere decir que la manera de ver las cosas en un momento pasado se ha perdido irremisiblemente, ¿no?

—Más o menos. El hecho de que las sensaciones dependan del peso acumulado de todas las vivencias anteriores implica que las que han tenido una continuidad en el tiempo ya no podrán recuperar la cualidad original. Por ello la niñez queda cada vez más lejos, separada del individuo para siempre, puesto que aquel niño, aquel cerebro vivencial infantil, ya no está ahí y, por lo tanto, no puede ver el mundo tal como lo veía en la infancia. Sin embargo, hay una salvedad. Las sensaciones que no han vuelto a experimentarse mantienen esa cualidad original. Si en algún momento de mi infancia comí una clase de magdalena que no he vuelto a probar, esa magdalena conservará el sabor original. En cambio, si he probado muchas magdalenas iguales, o sustancias que interfieren con ese sabor, el recuerdo del sabor original acabará perdiéndose. El presente es un presente visto a través del pasado, pero el pasado también puede ser un presente en el futuro.

—Pero sí podría haber telepatía si uno pudiera transmitir su perspektiva, es decir, el mundo virtual que completa su vivencia, ¿no?

—No, porque el mundo virtual no se puede transmitir. Puede compartirse si hay komunicación, pero no puede haber transmisión.

—Lo que no veo es cómo podemos explicar la conducta de un arkadio, sus decisiones, sus reacciones, si no podemos basarnos en estados mentales. En nuestro mundo, cuando queremos explicar por qué alguien ha hecho algo (por qué se ha comprado un coche nuevo, por qué se ha puesto a llorar, por qué ha ido de vacaciones a Francia y no a Italia…) hablamos de «deseos», «creencias», «miedos»; decimos cosas como «se compró un coche porque tenía envidia del coche nuevo de su vecino», «se puso a llorar porque tenía miedo de ir a la escuela», «prefirió Francia porque quería visitar el Louvre», y eso necesita de una mente, ¿no?

—Cierto. La explicación psicológica del comportamiento humano introduce «razones», «motivos», «deseos», «sentimientos», es decir, estados mentales que tienen poderes causales. Por eso se dice que los seres humanos son criaturas racionales. Las acciones humanas obedecen a razones o sentimientos que motivan la conducta de la persona y permiten comprenderla, explicarla. Ahora bien, no creas que con esto está todo dicho. Afirmar que una conducta obedece a una razón es un asunto problemático. Si consideramos que somos parte del mundo físico, entonces las razones deben ser causas. Pero las razones no son causas físicas. Las causas físicas, descritas por leyes empíricas, son contingentes, cosa que no ocurre con la lógica o la razón. A diferencia de las leyes empíricas, las leyes racionales se descubren por reflexión, y son verdaderas por definición: no son principios empíricos revelados por la experiencia. Una ley racional puede contravenirse, pues una persona puede no aceptar las normas o verse obligada a hacer algo que no quiere. Eso no sería posible si se tratara de leyes empíricas: *siempre* tendríamos que comportarnos de la misma manera en una situación determinada. Una manzana cae siempre de un árbol, a menos que haya algo que la sostenga; en cambio, nosotros podemos dar una limosna o no darla, sin que en la decisión intervengan en absoluto las leyes físicas. En consecuencia, y a diferencia de las ciencias naturales, los elementos que componen una explicación de la conducta humana se establecerían *a priori*. Sin embargo, en Arkadia no tenemos por qué establecer esta distinción.

—Explíqueme eso.

—Supongamos la siguiente situación:

Caterina está comiendo en un restaurante. Durante la comida se oye una alarma. Todos los comensales se miran, y miran a los camareros, pero nadie hace nada. De repente, los cocineros salen corriendo de la cocina hacia la puerta de salida. Un instante después, toda la concurrencia sale corriendo.

Si quisiéramos explicar lo que ha pasado, nosotros, desde fuera, podríamos decir lo siguiente:

«Caterina cree haber oído una alarma. Caterina sabe que las alarmas sirven para avisar de un peligro. Caterina no quiere poner en peligro su vida. Caterina sabe que a veces las alarmas suenan sin motivo. Caterina no observa ninguna señal de preocupación en el personal del restaurante. Caterina se tranquiliza. Caterina ve que los cocineros salen corriendo. Caterina sabe que cuando hay un peligro inminente y grave la gente huye. Caterina decide huir».

—Me sirve el ejemplo. En esta explicación ha utilizado numerosas referencias a razones, creencias, deseos…

—Exacto. En la explicación he indicado causas psicológicas como «nadie desea poner en peligro su propia vida» o «ante un peligro inminente hay que huir» y conocimientos del mundo como «a veces las alarmas suenan sin motivo», «la gente que trabaja en un establecimiento conoce el significado de sus alarmas», «un cocinero no tiene por qué salir corriendo de la cocina si no es porque huye de algo», «si alguien huye es porque tiene una buena razón para hacerlo», etc. Sin embargo, te recuerdo una vez más que el lenguaje es una trampa y no debes fiarte de él. No debes olvidar esta precaución antes de decir cualquier cosa de los arkadios.

—De acuerdo.

—Bien. Si suponemos que le pasa lo mismo a Katerina y queremos explicar por qué actúa como lo hace, también tenemos que echar mano de cierto tipo de leyes. Sin embargo, en Arkadia no tenemos por qué hablar de leyes psicológicas, sino de leyes vivenciales, cuya aplicación no necesita apelar a razones o deseos en el sentido de estados psicológicos separados de las vivencias.

—¿En qué cambia las cosas considerar que «no poner en peligro la propia vida» es una ley vivencial?

—Desde el punto de vista humano, considerar que «una alarma avisa de un peligro inminente» implica jugar con la gran ventaja que supone el lenguaje. Ahora bien, intentemos explicar la situación anterior en Arkadia. Supongamos que muchas de las vivencias pasadas de Katerina se corresponden con el conocimiento de Caterina acerca de restaurantes, alarmas y cocineros. Supongamos que Katerina ha visto en la televisión que la gente sale corriendo cuando hay un incendio. Un día, por ejemplo, vio un reportaje que mostraba cómo huía la gente de un incendio en el Ayuntamiento de la isla de Gor. Si los dos contextos se unen por la ocurrencia de la alarma y la visión de los cocineros corriendo, es posible explicar la conducta de Katerina por referencia a situaciones registradas en sus memogramas. Así pues, puede decirse que la causa no está en las razones, sino en los memogramas relevantes, que se transfieren a la nueva situación y le confieren signifikado. ¿Me sigues?

—Más o menos.

—La gracia está en que, si nos retrotraemos a las vivencias que dieron lugar a los memogramas relevantes y podemos analizar sus ocurrencias, veremos inscritos en ellas los aspectos racionales o psicológicos como un aspecto panceptual más. Si ahora Katerina puede pensar que la *causa* de que el cocinero huya es que sucede algo en la cocina es porque puede evocar la vivencia original de las bolas de billar en que experimentó la relación que hemos llamado de causa/efecto.

—Estoy lejos de estar convencida.

—Supongamos que en el mundo virtual de Katerina hay tres kontenidos que pueden describirse así:

(*a*) «Las alarmas tienen la función de anunciar un peligro», arraigado en vivencias escolares en las que Katerina aprendió que las alarmas anuncian peligros inminentes.

(*b*) «A menudo las alarmas suenan sin razón aparente», arraigado en vivencias en las que Katerina ha oído alarmas en lugares públicos sin que hubiera peligro alguno.

(*c*) «La gente tiende a huir de los peligros tan pronto como puede», arraigado en vivencias en las que Katerina ha experimentado que la gente sale corriendo tan pronto como parece haber un peligro.

—¿Y bien?

—En el restaurante, la perspektiva de *a* se activó al sonar la alarma. Sin embargo, tan pronto se activó *a* se activó también la perspektiva de *b*, por lo que en un principio no pasó nada. Pero al ver salir corriendo a los cocineros se activó *c*, lo que hizo que *b* quedara anulada y *a* volvió a tomar las riendas del asunto, por lo que Katerina salió corriendo. En otras palabras, la evaluación de la situación se basa en una pancepción, y la acción final cuenta como una vivencia basada en antiguas vivencias.

—¿Pero no estamos dejando de explicar lo fundamental, es decir, que se percibe un peligro y se quiere huir de él?

—No, porque eso ya está incluido en todas las vivencias pasadas relevantes.

—Pero vamos a ver, hay situaciones en las que el pasado no cuenta. Si alguien nos amenaza, sentiremos miedo e intentaremos huir. Eso se debe simplemente a que la amenaza se responde en el momento por causas actuales.

—Falso. En Arkadia, si Katerina huye no es porque obedezca a una ley psicológica, sino porque su pasado *siempre* está activo. No es un miedo flotante en su cabeza lo que la mueve a huir, sino el «miedo-en-la-vivencia» y la transferencia de las vivencias pasadas en las que hay miedo-en-la-vivencia. Obviamente, en esas vivencias pasadas hay un elemento panceptual que corresponde a nuestro sentimiento de miedo, pero es del mismo rango que el color o la forma de un objeto.

—¿Y si decimos que Katerina ha dado una limosna porque ha sentido lástima?

—Vamos a ver. Vuelvo a repetir que no es el sentimiento lo que mueve a Katerina, sino su pasado estructurado. Cuando la Caterina humana da una limosna, lo explicamos diciendo que es *porque* siente lástima. Este «porque» implica una relación que no invoca una ley empírica, sino una ley racional (que no depende de la experiencia, sino de una disciplina que podemos llamar «racionalidad»). En cambio, en Arkadia este «porque siente lástima» responde a (o se analiza en) un conjunto de memogramas que impulsan a Katerina a dar limosna, según la estructura de su vivencia actual. Supongamos que la vivencia original es una que experimentó Katerina un día que jugaba a pelota en una plaza y vio a un niño que la miraba con cara de tristeza, lo que le hizo advertir que el niño quería jugar pero no se atrevía a pedirlo. Ese «sentimiento de lástima», o como quieras llamarlo, no es algo que flotara en su cabeza, sino un aspecto más de la vivencia, como los colores o las formas: sin la vivencia no existe.

—¿Por qué elimina esto la necesidad de leyes psicológicas?

—No es que elimine la necesidad de leyes psicológicas, sino que las pone al mismo nivel que cualquier otro tipo de procesamiento kognitivo de la vivencia. Lo que elimina es la oposición empírico-racional. Si la vivencia de la alarma en el restaurante activa las antiguas vivencias con alarmas en virtud de su estructura transferible, esto admite una caracterización empírica, puesto que el memograma tiene una caracterización compleja, sí, pero empírica. Si las vivencias previas con alarmas provocan la huida, la causa puede caracterizarse empíricamente, ya que puede establecerse la conexión entre los memogramas, la vivencia actual y el resultado de huida. Sin embargo, cuando tengamos que explicar la conducta de Katerina al detalle, deberemos revelar en ella los memogramas que han determinado su actitud. Sin ellos *no* habría actuado de esa manera.

—Entonces se trata de encontrar el catálogo de vivencias-causa, y habremos explicado toda la psicología.

—Pero eso es extremadamente complicado.

—¿Por qué?

—Porque la estructura de la vivencia en la que Katerina ve huir a la gente de un incendio es compleja, igual que la de la vivencia en la que ve huir al cocinero, y las relaciones entre ambas no son de mera asociación, sino que se trata de revelar una estructura compleja (revelación en la que intervienen muchos más procesos inconscientes y automáticos que conscientes). No es simplemente «haré esto porque me pasó aquello», sino «es porque me pasó aquello, aquello, aquello, aquello… y aquello, y ahora pasa esto, esto, esto, esto… y esto, por lo que haré esto otro».

—Entonces, ¿no es fácil dar con una explicación para cada situación?

—No. La explicación causal completa de cualquier situación será extremadamente compleja, porque todas las vivencias tienen conexiones causales múltiples, hasta tal punto que casi deberíamos referirnos a todas las vivencias desde el nacimiento. Pero, a grandes rasgos, podemos decir que Katerina tiene una vivencia cuyos perfiles/fondos, estructurados en su cerebro, son «gente huyendo de un peligro» y «alarma-peligro»; después de que ambos perfiles se activen por la vivencia del restaurante, comprende la situación por referencia a las vivencias que evocan y actúa en consecuencia. La explicación no requiere apartarse de lo empírico, y a la vez permite generalizar esas conexiones y caracterizar una conducta determinada apelando a atajos tales como decir que «Katerina ha huido porque sentía miedo».

—Vamos a imaginar una situación hipotética. Supongamos que Lukas quiere encender una cerilla y al rasparla se quema el dedo. Según el enfoque vivencial que hemos adoptado, Lukas concluirá que «encender cerillas es peligroso». ¿Cómo podemos describir esa situación en Arkadia?

—Bien, supongamos que esa situación consta de los siguientes pasos, descritos por ti si quieres:

(1) Lukas quiere encender una cerilla.
(2) Lukas recuerda dónde está la caja de cerillas.
(3) Lukas ve la caja de cerillas.
(4) Lukas enciende una cerilla.
(5) Lukas se quema y siente dolor.
(6) Lukas piensa que encender una cerilla es peligroso.

¿Qué ocurre en el estadio (1)? Pues bien, simplificando hasta la caricatura, hay que empezar diciendo que, evidentemente, (1) no surge del vacío, sino que es producto de una situación previa. Supongamos que alguien le ofrece a Lukas un cigarrillo, momento en que experimenta una vivencia en la que evoca el acto de fumar un cigarrillo. El recuerdo tiene elementos placenteros y, tras experimentar una vivencia en la que se imagina disfrutando del cigarrillo, vuelve a la vivencia original y ese contenido añadido impulsa la modificación de esa vivencia para convertirla en otra en la que Lukas está fumando (lo que en términos humanos llamaríamos deseo). En el caso de Lukas es un aspecto nuevo que se añade a la pancepción, como si fuera otro objeto del mundo. Por último está la vivencia en la que Lukas tiene un cigarrillo que sabe que debe encender para poder fumárselo, a la que sigue una vivencia cuya estructura es la de buscar una caja de cerillas. Ahí acaba el primer estadio. Vayamos ahora al estadio (2), que hemos descrito como «Lukas recuerda dónde está la caja de cerillas». Lo que ocurre entonces es que el sistema kognitivo de Lukas intenta evocar un memograma que le indique dónde está la caja de cerillas. Cuando lo encuentra, experimenta el recuerdo de la vivencia original (o una recreación de ella en la que, por ejemplo, ve una caja de cerillas dentro de un cajón de escritorio). En el estadio (3), Lukas «ve la caja de cerillas», es decir, abre el cajón y experimenta una vivencia en la que el objeto se focaliza y evoca todos aquellos recuerdos de objetos a los que está anclado el término «caja de cerillas» (entre otras cosas). Te recuerdo que algunos de estos memogramas pueden *no* corresponderse con lo que otros arkadios, K o nosotros llamaríamos «caja de cerillas», pero ya hemos visto que para entendernos con Lukas basta con que esas conexiones konceptuales mantengan la adecuación conceptual. En el (4) Lukas toma la caja de cerillas y procede a encender una cerilla; como en el pasado ha experimentado una serie de vivencias en las que el gesto oportuno ha quedado bien fijado, lo único que tiene que hacer es reproducir dicho ademán. En el (5) una parte del combustible encendido de la cerilla se le queda enganchado en la piel de un dedo, Lukas se quema y siente dolor. Este dolor aparece en la vivencia, pero no es más que otro aspecto panceptual más, como el color del fuego. Por último, cuando en el (6) decimos de Lukas que «piensa que encender cerillas es peligroso», lo que ha hecho es focalizar *todas las vivencias en que encendía alguna cerilla* como perfil en el fondo del accidente (la quemadura) que ha sufrido.

—¿Y qué ventajas tienen estas explicaciones?

—Esta manera de caracterizar a los arkadios nos permite entender los porqués de la conducta sin tener que oponer leyes empíricas a leyes racionales; de esta manera podemos explicar por qué los arkadios se comportan de manera racional sin tener que apelar a causas no materiales. La conducta de los arkadios no la dirigen las razones, sino las razones-en-vivencias, la forma en que se caracterizan y la forma en que se transfieren. Todo cuanto tengamos que decir de la conducta arkadia vendrá definido por las características estructurales de cada situación y su relación *vivencial*.

El No-profesor O dejó de hablar un momento para vaciar su pipa y prepararse otra. El humo me llegó de pleno. Hoy tenía muchos más matices que el primer día; intuí algo de miel, y un ligero aroma de caoba joven. Miré al cielo. Estaba límpido, sin una sola nube. La ladera de Kúo exhibía un verde tan intenso que casi dolía.

—Sin embargo, me parece que hace trampa, porque da igual eliminar esas leyes racionales si en realidad están incluidas en las vivencias originales. Suponga que Katerina ve cómo un tipo pega a un perro y considera que eso es una «mala acción».

—Repito: en cada vivencia podemos incluir cuantos kontenidos queramos, y entre las relaciones que pueden establecerse hay aspectos que caracterizan relaciones que los humanos catalogamos como psicológicas o racionales. El hecho de que en una vivencia concreta de Katerina se fije la relación violenta de un arkadio con su perro como una «mala acción» se explica igual que los demás aspectos panceptuales que tienen un carácter abstracto o kognitivo. El sistema kognitivo establece esa relación igual que establece cualquier otra relación contenido/continente, detrás/delante, grande/pequeño, amigable/peligroso. Evidentemente, esa relación no queda caracterizada sólo por una etiqueta, sino por sus características intrínsecas («desagradable», «evitable», «reprobable», etc.) y por sus consecuencias, como «reprobar al arkadio» o «cuidar del perro apaleado». Me dirás que estas consecuencias conectan dos situaciones (la pancepción de la paliza y la reprobación) no conectadas empíricamente, sino de manera racional. Pero si Katerina es capaz de conectar dos situaciones complejas y adaptar sin chirridos esa conducta a su estructura kognitiva es precisamente porque *ha visto* reprobar conductas similares.

—Pero Katerina puede encontrar «mala» una conducta de manera espontánea, desde la primera vez.

—Falso otra vez. Desde que es un bebé Katerina ha aprendido de su entorno familiar y social multitud de kontenidos de conducta social y moral de los que quizá no tenga conciencia, pero que están ahí.

—Pero «malo» es un término moral, no panceptual.

—Sin embargo, los arkadios no obran de manera egoísta o altruista porque apliquen una ley o regla, sino porque en una vivencia particular de un día particular se aprendió que cierto acto era «bueno», y ese acto bueno era lo que los humanos llamarían un acto altruista. Por lo tanto, esta vivencia particular y las relacionadas con ella son la *causa* de la conducta altruista actual, y no una ley general. Las acciones no obedecen a «leyes de la racionalidad», sino que su causa hay que buscarla en eventos concretos del pasado que se sometieron a ciertos procesos que condicionaron su ocurrencia. Estos condicionamientos son los que pueden contar como ejemplos de las leyes de la racionalidad.

—Entonces en Arkadia no existe racionalidad sin vida.

—Exacto. Pero no creas que una vida arkadia por sí sola, por la mera fortuna de estar en un sitio determinado, proporciona los kontenidos morales y racionales. Como te dije el lunes, el sistema kognitivo tiene desde el principio una gran capacidad para condicionar las vivencias de un individuo. No nace con los kontenidos «bueno» y «malo», sino con las herramientas necesarias para crear tales kontenidos, gracias a lo cual esos kontenidos son potencialmente describibles desde un punto de vista físico.

—No he entendido la última frase.

—Lo que quiero decir, simplemente, es que la vivencia es una estructura describible (al menos potencialmente) en el lenguaje de las sustancias físicas, por oposición a las mentales.

—Simplemente.

—Vamos a ver. Entre los humanos hay dos escuelas que intentan dar cuenta de los fenómenos mentales. Unos opinan que la naturaleza, incluido el cuerpo humano, es material y, por ello, está gobernada por los principios de la física. Sin embargo, entienden que los seres humanos son especiales en tanto están compuestos por una sustancia material y una sustancia no material (la sustancia mental). Un individuo sería esencialmente una combinación de sustancias mentales y materiales. Esto es lo que se conoce como dualismo. No obstante, y al igual que ocurre con la oposición empírico-racional, el dualismo dista de haber resuelto el problema mente-cuerpo, puesto que queda por explicar la interacción entre ambas sustancias. Dicho de otro modo, si la mente es realmente una sustancia inmaterial que carece de propiedades físicas como la localización espacial y la forma, ¿cómo puede causar efectos en el mundo material, como hacer que los objetos se muevan, y a la vez verse afectada causalmente por el mundo, como cuando sentimos dolor por un golpe en la rodilla?

—Eso digo yo.

—Ya. La otra escuela se conoce como materialismo. Los materialistas sostienen que todo lo que existe es material o físico en su naturaleza. Las mentes están, de una forma u otra, compuestas de sustancia física. Como en el caso del dualismo, los materialistas han llenado ese «de una forma u otra» con distintas propuestas, pero incluso la posición más popular (que la mente se superpone al cerebro) es problemática. De hecho, aun cuando se asuma el materialismo, el problema de la peculiar relación entre lo mental y lo físico permanece, puesto que incluso las mentes físicas tienen propiedades especiales, como lo que hemos denominado intencionalidad o consciencia, que requieren explicación (una explicación a la que no es fácil acceder desde el materialismo). Simplemente, la afirmación de que la mente no está hecha de sustancia mental, sino que es tan material como el resto del mundo, no consigue explicar los rasgos de la mente que parecen distintivos, si no únicos.

—¿Y bien?

—Si todo pensamiento humano se describe en los arkadios como una actividad cerebral compleja (pero actividad cerebral al fin y al cabo) y como una parte del mundo, entonces es posible describirlo en términos físicos. No tenemos que explicar el concepto de «belleza» como algo mental, sino como una situación vivida por el individuo en un momento determinado, o como un conjunto de situaciones o conexiones entre elementos de situaciones diversas. No tenemos que explicar el pensamiento «los unicornios existen en Plutón» como algo inmaterial, sino como una

238

situación vivida por un individuo. No tenemos que explicar la idea de «libertad» como algo que flota en la cabeza de un individuo, sino como una situación vivida por un individuo. En suma, los estados mentales son parte de las vivencias, y las vivencias *son* estados del cerebro arkadio y del mundo; eso sí, estados físicos altamente organizados y describibles por el momento sólo en términos de kontenidos que pueden distinguirse, como una borrasca es un estado físico que se describe en términos meteorológicos, y cuya caracterización debe hacerse desde la perspectiva de la tercera persona.

—Pero el dolor no es algo físico.

—Es cierto que cuando un arkadio se ha quemado con una cerilla, siente la quemadura y piensa algo así como «qué mala suerte», pero eso es un «cuerpo-que-siente-en-el-mundo» y no una «mente-que-siente-lo-que-le-pasa-a-su-cuerpo». El dolor es una característica panceptual concreta, describible en términos de estados cerebrales y de un pasado vivencial. Las propiedades causales del dolor son las propiedades causales del dolor-en-esa-vivencia, que dependen de las propiedades causales de todos los dolores sentidos en el pasado. Es decir, si el arkadio decide no volver a encender otra cerilla no es porque haya algo flotando (el dolor) sino porque la vivencia concreta se relaciona con otras vivencias derivadas de otras vivencias, y porque el sistema kognitivo puede transferir esas estructuras a la nueva situación. En otras ocasiones, dependiendo de la estructura vivencial, ese dolor puede impulsarle a quemarse más (si quiere demostrar su hombría, por ejemplo). El dolor en estado puro no existe. Por otro lado, lo que los humanos describen como el pensamiento «qué mala suerte» no es una frase en un lenguaje del pensamiento, sino una vivencia cuyo perfil/fondo es el propio arkadio, con características panceptuales asociadas a otros arkadios que vivieron situaciones desafortunadas, y que tiene una realidad en el sistema kognitivo que puede describirse en el lenguaje de las sustancias materiales y su distinción.

—Entonces, ¿cómo se relaciona la mente con el cuerpo?

—Pues bien, si se acepta que todo se reduce a *vivir reviviendo* las vivencias, y que las vivencias admiten una descripción física, entonces tenemos el camino expedito para considerar que la mente, como algo separado del cuerpo, es un concepto superfluo. No necesitamos referirnos a entidades separadas de una situación específica para dar cuenta de la conducta o competencia kognitiva de un arkadio. Por un lado, todo aquello que en los humanos se explica a través de lo mental, en el caso de los arkadios se explica en relación a una vivencia concreta o conjunto de vivencias que tienen una realidad *física* concreta (la estructura que dejó en el cerebro la vivencia original) y la manipulación posterior de ese memograma. Los conceptos humanos de «amor», «belleza» o «fidelidad» no son entidades mentales, sino un conjunto de situaciones concretas vividas en algún momento pasado que se mantienen conectadas como una unidad potencial. Las creencias, los deseos, los pensamientos, son miradas al mundo virtual de cada arkadio y no frases en una lengua del pensamiento, imágenes flotando en el cerebro o propiedades emergentes de las actividades físicas; miradas, eso sí, constituidas por el denso peso de la experiencia. Por otro lado, las vivencias corresponden a fenómenos físicos, aunque complicados, que pueden describirse como la aprehensión de una serie de kontenidos y su estructuración en forma de perfil/fondo. Cada vivencia puede caracterizarse físicamente (es decir, la descripción de los kontenidos y los propios kontenidos, incluidos los más abstractos, se explican por el análisis de lo que he denominado pancepción). En consecuencia, lo mental deja de tener sentido como sustancia y como explicación, por lo que la mente deja de ser necesaria. No hay una «mente» que flota, sino un pasado estructurado de vivencias que miran, analizan y deciden en la situación presente. Es cierto, hay un eje central, un yo, aunque ese yo, como te explicaré después, no es más que la superposición de la centralidad y unificación de todas las vivencias pasadas.

La brisa se había hecho más intensa, así como el frío, y el pueblo iba enmudeciendo poco a poco. Empecé a sentir una gran ansiedad.

—Entonces, ¿quiere esto decir que podremos llegar a describir los elementos que definen a un arkadio en particular?

—Sí, la descripción es posible, aunque más que compleja. Describir con precisión todos los elementos que componen una sola vivencia ya es una tarea que supera las expectativas de cualquier disciplina científica actual. En cada vivencia, que sólo ocupa una parte infinitesimal de una vida, hay un sinnúmero de relaciones con una ingente cantidad de vivencias distintas, y con cada una de ellas se establecen relaciones que cambian sustancialmente las vivencias en sí mismas. Por eso el camino que queda por recorrer para explicar todos los pensamientos desde la perspectiva vivencial es extremadamente largo. Además, aún carecemos de los elementos necesarios para llevar a cabo este ingente trabajo. Describir un pensamiento como «el quark es una partícula elemental del átomo» o «la libertad es un bien universal» es una tarea difícil y compleja. Ahora bien, el que la caracterización sea increíblemente compleja no significa que sea imposible. Así como en el embrión de un mamífero es posible desentrañar algo correspondiente a un estómago y algo correspondiente a un corazón, en una vivencia K se pueden identificar los patrones correspondientes al impacto de una relación contenido/continente. Mi impresión es que a medida que revelemos los entresijos de las vivencias, que avancemos en la investigación de sus kontenidos, llegaremos a descubrir los mecanismos de la kognición. Se puede, por lo tanto, confiar en que, en un futuro lejano, los descendientes de los arkadios de hoy habrán identificado todas y cada una de las particularidades a las que atienden en sus vivencias. Y cuando llegue ese momento, cada vivencia podrá caracterizarse hasta el mínimo detalle físico, y podremos explicar una conducta arkadia haciendo referencia a las vivencias que subyacen tras ella, sin apelar a ninguna sustancia inmaterial, separada, a partir de la cual debamos explicar las propiedades intencionales, racionales o psicológicas.

—Supongamos que podemos analizar todos y cada uno de los memogramas de Lukas. Supongamos que hemos alcanzado tal grado de sofisticación tecnológica que somos capaces de identificar todas sus conexiones nerviosas. ¿Podríamos derivar de esa descripción el mundo virtual en el que vive Lukas?

—No. Una cosa es identificar *físicamente* todos y cada uno de los elementos que pueden entrar en la caracterización de un cerebro arkadio y otra muy distinta es que podamos *leer* en ellos. No podemos saber a qué recuerdos de kontenidos corresponden esas conexiones, porque la semántica de los engramas cerebrales es contextual (es decir, depende de lo que ocurrió inicialmente, puesto que los mismos patrones neuronales pueden codificar cualquier huella). Lo que recuerda hoy una neurona depende de aquello a lo que atendió cuando se activó. Nada de lo que se registra en una neurona o conjunto de neuronas es en sí mismo una representación de algo, sino el impacto de algo del entorno o del cuerpo. Por lo tanto, saber qué neuronas se estimulan no nos permite saber qué es lo que registran, sin tener controlado el cuerpo y el entorno, el campo visual, auditivo, etc. Es más, es muy posible que las huellas originales *ya no existan* como tales, y sólo dispongamos de alguna combinación de las originales. Si esto es así, analizar las combinaciones nuevas quizá sea inútil, porque sería necesario haber recorrido la historia vivencial para que la nueva estructura evoque un color, un lugar o una voz. Sin la historia, la misma estructura podría evocar un olor o color distinto. De todo ello podemos derivar la siguiente definición:

Tesis del Semantigrama: La perspektiva de un determinado memograma es el resultado de su pasado vivencial.

En otras palabras, la naturaleza de un memograma debe discernirse a través de su pasado. De lo que se deduce que para *leer* la biografía de un individuo en sus memogramas deberíamos asistir a cada uno de sus momentos existenciales (desde el momento mismo de su nacimiento, o incluso antes) y observar y registrar todos y cada uno de los elementos atendidos por el cerebro y las relaciones entre ellos, además de registrar las modificaciones posteriores de todas esas trazas. Para ello debería controlarse, por ejemplo, el campo visual de cada situación, la temperatura de los objetos en contacto con el cuerpo, los sonidos atendidos y los que quedan como ruido de fondo, las emociones que se estimulan, etc. Esto supone un grado de complejidad extremadamente grande, y casi imposible de controlar al mismo tiempo.

—Ya, pero supongamos que podemos hacerlo, que podemos reproducir ese análisis de memogramas en un androide, por ejemplo. ¿Tendríamos un clon de la persona? ¿Serían indistinguibles?

—Insisto. Un arkadio es, literalmente, el pasado vivencial que ha experimentado a lo largo de su vida. Ese pasado está registrado en sus memogramas. Por lo tanto, es cierto que si reproducimos los memogramas de un arkadio reproduciremos a ese arkadio. Pero eso es algo tan complejo que resulta difícil incluso de imaginar. Por un lado, y como acabo de describir, las conexiones neuronales que recogen un memograma concreto *no* especifican con qué situación del mundo se conectaron. Esas conexiones se establecieron en un momento determinado y su signifikado depende de la situación. No hay una correspondencia fija entre el estado del cerebro actual y el mundo con el que se conectó en el pasado. Además, un memograma es la traza de una vivencia, pero ese memograma se ha ido enriqueciendo con conexiones konceptuales con nuevos memogramas. En consecuencia, aunque pudiéramos caracterizar un memograma en un momento dado *no* podríamos determinar de qué kontenido es traza. De hecho, la única solución concebible para obtener una copia de un individuo sería hacer una copia de su cuerpo y su cerebro de modo que cada una de sus neuronas quedase registrada junto con el entorno y la posición del individuo (es decir, reproducir su vida paso a paso). Sería más fácil reproducir el universo.

—Sí, pero lo que me interesa saber es si el androide sería igual que el arkadio. ¿Sentirían lo mismo? ¿Serían la misma persona?

—Si ese registro fuera factible, creo que ambos deberían entenderse como la misma persona: *no podríamos diferenciarlos*. Claro que enseguida dejaría de ser así, porque un instante después de la creación de la copia ya habrían experimentado alguna vivencia en dos localizaciones espaciotemporales distintas y, por lo tanto, dejarían de ser iguales.

—Pero, si eso es así, ¿qué ocurre cuando un individuo arkadio sufre una amnesia en la que no recuerda nada de su pasado, ni su nombre, ni con quién está casado, ni reconoce la cara de sus padres?

—Ya te dije el lunes que el arkadio que sufre de amnesia pasajera no pierde su konocimiento. La persona sabe hacer las mismas cosas de antes: sabe ir en bicicleta, multiplicar, valorar un silogismo y mantiene la capacidad de lo que hemos llamado el sabor experiencial de las vivencias, es decir, percibe el color rojo desde una unidad y aprecia su «cualidad». Sólo ha perdido la sensación del «yo», de la persona que es, de lo que ha hecho en el pasado.

—¿Y qué ocurriría si desconectáramos a Lukas de su pasado?

—Si desconectáramos a Lukas de su pasado vivencial, Lukas dejaría de existir como tal. Esto quiere decir que no solamente nada de lo que experimentara a partir de ese momento tendría el mismo significado (ni la sensación subjetiva —el gusto de una cereza, el sonido particular de un clarinete— ni la sensación de Lukas como «Lukas», con una biografía determinada) sino que no podría experimentar casi *nada*. El hecho de perder su pasado vivencial como contexto le haría incapaz de pancebir casi nada. Si desconectáramos a Lukas de su pasado vivencial lo convertiríamos en un bebé de apenas unos minutos de vida. El «Lukas» sin pasado no existe.

—Pero, si entiendo lo que me está diciendo, entonces hay una gran diferencia respecto de los humanos: los arkadios no son libres, porque si lo que les ocurre en un momento dado depende de todo lo que vivieron en el pasado, entonces, por muy complicada que sea la historia individual de cada arkadio, podría predecirse lo que hará, ¿no?

—Tienes razón en que la cuestión del libre albedrío es importantísima, y en que la teoría que te he expuesto puede chocar con la indeterminación del pensamiento humano. Hasta ahora todo lo que he explicado de los arkadios se explica por la misma ciencia que explica el mundo humano; en especial, todos los cambios físicos deben explicarse en términos de causas físicas. Las causas inmateriales no tienen lugar en Arkadia, por lo que las conductas de los arkadios deben explicarse por leyes empíricas. En consecuencia, si toda decisión que toma un arkadio está determinada por las leyes de la física, entonces no es genuinamente libre. Sin embargo, y por mucho que me cueste, quiero convencerte de que no hay problema en combinar estos principios con la idea de que los arkadios disfrutan del libre albedrío, de que no son autómatas.

—¿Cómo es eso posible?

—En pocas palabras, te diré que el libre albedrío de los arkadios depende del carácter único de cada vivencia, entendida como la combinación de un individuo (con toda su historia personal) y una situación determinada.

—¿Eh?

—Vamos a ver. Supongamos una situación en la que Lukas reflexiona sobre la conveniencia de continuar con una relación amorosa, y repasa su pasado, lo que le han enseñado las novelas, las películas, las experiencias y los consejos de otros. Tras sopesar los pros y los contras un buen rato, Lukas experimenta una vivencia en la que advierte lo oportuno de dejarla. La pregunta que formulas equivale a la cuestión de si la explicación de esta decisión mediante un análisis sofisticado de las vivencias, sus kontenidos, relaciones y organización elimina o no la noción de libre albedrío.

—Eso creo.

—Mi impresión es que la pregunta deja de tener sentido si entendemos que ese instante, esa situación, esa vivencia es única, y que *nadie ha experimentado esa vivencia concreta, con esa estructura, en el pasado ni la experimentará en el futuro;* ni el mismo K la ha experimentado hasta ahora. La complejidad y riqueza que se esconde tras cada historia vivencial, es decir, tras cada historia personal convierten cada nuevo momento de la vida de un arkadio en único, incluso para K. De entrada tenemos la complejidad de las vivencias, la enormidad de elementos que componen cada vivencia, la magnitud de las relaciones que pueden establecerse entre los diferentes elementos y las distintas vivencias. Para cada situación así, es decir, para una situación así de compleja, no hay posiblemente más computación factible que la que lleva a cabo el propio arkadio. Son tantos los factores que deben considerarse que sólo la reproducción de la situación, de la vivencia, permitirá el esclarecimiento de la incógnita.

—Pero ¿es inconcebible esa computación? ¿No puede ser que dentro de unos años tengamos toda la información sobre los arkadios y su kognición, y además dispongamos de ordenadores con una capacidad de computación astronómica? ¿No sería posible calcular qué decisión tomará Lukas?

—Creo que sería imposible reproducir la concatenación de circunstancias que llevan a una decisión arkadia de tal manera que se pudiese determinar o reproducir la decisión de alguien en un momento determinado. Ni aunque fuéramos K, porque el azar tiene su papel en cada momento. Ahora bien, puede que en el futuro se disponga de los elementos y los ordenadores necesarios para hacer frente a esta tarea faraónica. Sin embargo, hay algo más que la complejidad computacional en sí misma, y es la particularidad espaciotemporal en la que vive cada individuo, desde el entorno local, pasando por el social, hasta el histórico, los elementos que configuran el pasado, presente y futuro de ese arkadio. En pocas palabras, podemos decir que cada momento de un individuo es *único*, único en el sentido físico y metafísico de la palabra. No hay otro momento igual o equivalente en la historia pasada y futura del individuo. Así pues, el individuo, esa sensación del yo que configura la individualidad, es *li-*

bre en tanto que es *la mano de K la que escribe el presente*. En cada vivencia no hay ninguna regularidad, ninguna relación preestablecida, ninguna ley, entre las circunstancias que componen la vivencia y la decisión tomada. Lukas es el primero en pasar por esa situación del mundo, en ejemplificar las propiedades de esa situación, para esa vivencia. En consecuencia, los arkadios son libres en tanto que son *únicos* y en tanto que su momento vital es original, nunca ha ocurrido en el pasado ni volverá a producirse en el futuro. Nadie, ni tan siquiera K, puede saber lo que va a ocurrir en el momento siguiente.

—¿Y eso es así desde el nacimiento?

—En cierto modo. Podría decirse que cuanto más complejas sean las vivencias de un organismo, cuantos más elementos contengan, más libre será el organismo, puesto que el grado de determinación será menor. Por eso los animales, al tener vivencias menos ricas, son menos libres (pero sólo menos libres).

—Pero ¿hay o no hay un «yo» que toma las decisiones?

—Sí y no, no y sí. Lo cierto es que no podemos decir que existe un «yo» inmaterial que decide en cada momento, con independencia de lo que determina la situación particular. La impresión de que es un «yo», una especie de «alma», quien decide es en realidad una ilusión. Sin embargo, esto no quiere decir que no esté justificado que Katerina sienta que es ella quien decide ir de vacaciones a Creta o Finlandia, sea lo que sea ese «yo», o que achaque sus acciones a razones de tipo psicológico, moral, etc., y se considere un agente libre, capaz de elegir entre diferentes opciones. Esa sensación del «yo», de unidad que percibe, piensa y actúa, es la consecuencia de la unidad de todas las vivencias de Katerina y de la continuidad a lo largo de los años de esa unidad. Ahora bien, no es algo que esté fuera de la vivencia, como si observara lo que pasa y decidiera. No. El «yo» arkadio está inmerso en la vivencia, forma parte de ella.

—Entonces, lo que no existe es lo que nosotros los humanos llamamos «alma», o el «yo», o como quiera usted denominarlo.

—Vayamos por partes. En primer lugar podríamos distinguir el «yo autobiográfico», el «yo» que permite hablar a Katerina de sí misma y decir «fui de vacaciones a Creta hace cuatro años», «antes era muy impulsiva», «me he enamorado dos veces», etc. Este yo podría surgir de la siguiente manera. En las primeras etapas de su vida, Katerina vive en un mundo que no necesita recordar su pasado. Katerina solamente vive. Sin embargo, en algún momento de la infancia, sus padres sacaron un álbum de fotos y empezaron a mirarlo con su hermano mayor. Katerina se acercó y vio las fotos. Sus padres contaron cosas sobre las vacaciones y Katerina recordó las vacaciones. Su hermano mayor interaccionó con sus padres y habló de las cosas que hizo y dijo. Katerina también quiso interaccionar, pero no pudo. En ese primer momento Katerina no supo qué decir. Se le activó una serie de recuerdos, pero no supo cómo manejarlos. Se vio en un sitio, pero tenía un nombre complicado; vio a sus padres, se vio a sí misma, pero no supo qué contar ni cómo, aunque lo deseaba. No le gustó. Al día siguiente les pidió a sus padres que le enseñaran las fotos, y empezó a decir cosas. De esta forma Katerina aprendió a manipular sus recuerdos. El pasado tomó cuerpo, y ella en él. Pues bien, cuando eso se ha entendido, cuando la vivencia en que «se recuerda a sí misma» se ha convertido en un memograma funcional, las bases de la memoria autobiográfica se han puesto en marcha para siempre. A partir de ahí, a medida que Katerina experimenta más y más vivencias, el «yo» se convierte en el sabor que queda de la «presencia de Katerina en todas las vivencias pasadas». Después, la ayuda del lenguaje conseguirá que la actividad evocadora sea mucho más potente y flexible, de tal manera que será posible precisar con mucha mayor eficacia un episodio determinado para más tarde acceder a él o transmitirlo a voluntad. En consecuencia, el yo autobiográfico, eso que puede llamarse también «yo narrativo», el yo del que se puede decir cómo es, qué le gusta, qué ha hecho en la vida, corresponde a la conexión konceptual entre todas las ocurrencias en las que Katerina aparece como sí misma en la vivencia. Cuando ese yo autobiográfico ya está establecido como conexión konceptual, entonces puede incorporarse como perfil/fondo de alguna o muchas vivencias, de manera que Katerina lo reconoce como un kontenido. Eso también lo diferencia del yo animal, porque se separa de la realidad y, por lo tanto, el «yo» se convierte en otro objeto, lo que permite el abandono del egocentrismo y la emergencia del «otro», es decir, permite la aparición de la «autoconsciencia».

—Sí pero, ¿por qué tiene que ser «consciente» esa sensación subjetiva de un «yo que experimenta el mundo»?

—Esa sensación subjetiva del yo, que les permite a los arkadios decir «soy yo quien pancibe esta sonata de Mozart desde la tercera fila butaca doce y nadie más puede sentirla como yo la siento», es necesaria.

—¿Y por qué?

—En mi opinión, que es absolutamente hipotética, la aparición de la consciencia en los arkadios obedece a una función biológica concreta que el sistema kognitivo debe cumplir para desenvolverse en el mundo. En concreto, la consciencia, entendida como la propiedad subjetiva de experimentar sensaciones, emociones y pensamientos como un todo unificado, habría aparecido como consecuencia de la necesidad de tomar ciertas decisiones de manera unificada y centralizada.

—¿A qué decisiones se refiere?

—Básicamente, la centralización de decisiones es necesaria en las situaciones en las que no hay posibilidad de tomar decisiones *automáticas*. La mayoría de decisiones biológicas no requieren centralización y unificación. Hay que tener en cuenta que en la ocurrencia de una vivencia interviene una enormidad de procesos a los que no es necesario acceder de manera consciente, precisamente porque las decisiones pertinentes se toman de manera autónoma. Como hemos visto, gran parte de la kognición es un procesamiento en paralelo en el que intervienen muchas áreas del cerebro. Sin embargo, en las situaciones en las que hay que valorar distintas variables cuya combinación no es calculable mediante procesos naturales preestablecidos, la consciencia aparece como un proceso que puede sopesar las diferentes variables y tomar una decisión; y las variables conscientes son sólo aquellas que resultan relevantes para la decisión. En suma, la consciencia contendría los elementos de una vivencia que se necesitan para tomar una decisión que no puede determinarse mediante reglas biológicas o principios preestablecidos.

—Entonces, si no fuéramos complicados, no seríamos ni libres ni conscientes, ¿no?

—Más o menos.

Y en ese momento el Sol se puso por última vez, aunque yo todavía no lo sabía. La ansiedad que había empezado a sentir por la mañana estaba ahora en su apogeo. Me levanté de la silla y me acerqué a la balaustrada. Allá abajo quedaba el pueblo. La brisa había parado. Reinaba un extraño silencio que convertía la iglesia iluminada en algo irreal. Poco a poco la ansiedad fue diluyéndose entre los reclamos de las golondrinas que me pasaban por encima de la cabeza y la limpidez de la tarde. Entonces me atravesó un destello de lucidez. Arkadia no existía, los arkadios no existían. El No-profesor O me había estado hablando de los humanos, de su manera de entender a los humanos. Ésa era la advertencia del conejo. Me di la vuelta. Algo extraño estaba ocurriendo. La casa, la terraza, el volcán y el cielo que tenía delante se fueron desvaneciendo lentamente, hasta que sólo quedó lo que parecía ser la sonrisa burlona del No-profesor O. Quise hablar, moverme, pero no pude.

Domingo
Taptapeando la brújula

Y así es como volví de mi viaje, y así es como adquirí una nueva mirada sobre mis perplejidades. Cierto, no estoy segura de que yo, Miss Sentido Común, la entienda, acepte o comparta del todo, ni tampoco de que vaya a ayudarme a despejar todas mis perplejidades. Pero al menos es una mirada nueva; y a nadie le amarga un dulce. Es más, por poco o mucho que llegue a servirme, lo que sí ha conseguido es convertir los aforismos del No-profesor O en frases más o menos comprensibles.

La vivencia es la unidad del conocimiento, y no el concepto

Supongo que la primera lección es que mi vida es una sucesión interminable de vivencias. Que es a través de cada una de estas vivencias como comprendo el mundo. Que además no importa que hayan sido vivencias relevantes o insignificantes. Todas valen. Que todo cuanto he aprendido nace de una o un conjunto de esas vivencias, y del hecho de haberlas experimentado de una manera determinada. Cierto, una vivencia no es una nadería. Cada una de mis vivencias es un universo repleto de contenidos que se han creado en la interacción de mi cerebro con el mundo y que se han relacionado con muchas otras vivencias y contenidos pasados. Y más, mucho más. Que la vivencia tiene poder porque tiene un significado. Que su significado está arraigado en la ocurrencia particular de los contenidos que se crearon en el momento de la vivencia. ¡Quién sabe! Ésa puede ser una salida a mi perplejidad sobre los guepardos, la que expliqué el lunes. Los guepardos no cazan gacelas, sino gacelas-que-corren-y-no-se-dejan-atrapar, que es lo que han aprendido en sus vivencias. Es por eso por lo que yo también soy un guepardo que entiendo el mundo sólo a través de mis vivencias pasadas. Para cazar el autobús que se me escapa, para contar el dinero del billete, para saber dónde bajarme, me basta tener el pasado organizado.

El conocimiento es el mundo virtual que completa nuestras vivencias

Y si esto es extravagante, qué decir de lo que a partir de ahora debería entender como conocimiento. Ahora resulta que mi conocimiento no es una base de datos, ni una enciclopedia, ni un manual de instrucciones. No. Por no tener, ni siquiera tiene un lenguaje propio, porque no está escrito en ninguna parte. Ahora resulta que mi conocimiento es un mundo virtual. Es decir, un mundo lleno de objetos, propiedades y sucesos virtuales, con paisajes propios, pasados, futuros, incluso con sus leyes físicas, su psicología, su biología… Quizá lo más difícil de aceptar es que sea *virtual*, lo que quiere decir un mundo por defecto, el que mi cerebro podría recorrer «con los ojos cerrados». Y como es el mundo que completa mis vivencias, y sólo las mías, resulta que es un mundo privado, en el que viviré yo sola, y que nadie más podrá visitar. Un mundo al que tampoco puedo aficionarme, porque es un mundo en constante evolución. El mundo en el que vivo hoy es muy distinto del mundo en el que viví durante mi infancia, y diferente del mundo en el que viviré en el futuro. Por eso, entre muchas otras cosas, vivo en un mundo que puede ser completamente distinto del de mis vecinos, mis amigos o mis enemigos, a pesar de hablar una misma lengua, o de conocernos desde pequeños, o de haber vivido decenas de años juntos, o de compartir muchos conocimientos. Por eso puedo ser testigo de cualquier suceso en el mundo y, por simple que sea, puede ser un suceso más de un universo de mundos posibles e imposibles. Pero no todo está perdido. Ni mucho menos. Porque mi mundo puede ser, y en su mayor parte es, un mundo compatible. Aunque viva en un mundo virtual, privado y cambiante, comparto gran parte de los paisajes de ese mundo virtual con la mayoría de mis vecinos, amigos y enemigos. Y además, afortunadamente, mi mundo puede ser verosímil, puesto que de una manera u otra sé algo del mundo, y lo sé bien.

El conocimiento requiere vivirse

Si fuera ahí donde pudiera reposar… Porque no basta con que acepte que mi mundo, el mundo en el que vivo ahora, y el mundo en el que viví y en el que viviré, es virtual. No. No basta con que acepte que no dispongo de una representación, una idea, del mundo y de sus objetos, sino que sólo tengo sus huellas. No. Parece que además debo aceptar que el conocimiento no es algo que pueda «cosificarse», sino que es un «estar». El conocimiento no es una cosa, no es un estado final, sino que está al final de un proceso, al final de un conjunto de vivencias. Ahora resulta que *el* conocimiento es un regalo de la vida, y que no existe sin ella. El suelo que me ofrece para andar, los objetos con los que completa mi mirada, las emociones que visten mis experiencias, han nacido a lo largo de mi existencia y a causa de que he vivido. Para que haya conocimiento tiene que haber comunión entre el mundo y el cerebro, una comunión que debe mantenerse en el tiempo. Sólo así es posible conocer, porque cada conocimiento está hecho de otros muchos que están arraigados en el tiempo, y sólo gracias a ellos puede ver la luz. Los centenares de miles de vivencias que he experimentado están compuestos por otros tantos recuerdos particulares de cosas que han necesitado de las anteriores para existir. Quizá por eso es tan difícil llenar los ordenadores con nuestro conocimiento. Porque no han vivido, porque no pueden vivir. Sólo cuando lo hagan, lo conseguirán.

Concebir un objeto no consiste en descubrirlo o representarlo,
sino en crearlo

Y sin embargo, lo curioso es extraño, pero no extravagante. Porque, ¿qué es lo que crea la percepción? ¿Y qué es lo que maneja la memoria? Aquí empiezo ya a alejarme del mundo conocido. Porque parece que los objetos, las propiedades y las relaciones que modela, que discrimina, mi percepción y que luego maneja mi memoria no son cosas del mundo, ni sus representaciones o copias. No. Los objetos, propiedades y relaciones se crean por la colaboración íntima entre el cerebro y el mundo. El mundo aporta los objetos, las propiedades, y mi cerebro aporta todo lo necesario para modelarlos. Y sólo en el proceso de colaboración puede decirse que existan. Es sólo a través de la experiencia y de la interacción con el mundo cuando emergen los objetos en las vivencias. De hecho, se supone que los objetos, las propiedades o las relaciones se extienden a lo largo del espacio virtual que abarca parte del mundo y parte del cerebro. Por mucho que examine los entresijos del cerebro o las propiedades del mundo no podré descubrir por separado la forma de un objeto, el tono de un color o el sabor de un desayuno. Necesito a ambos para saber lo que es un objeto. Es en ese sentido en el que debo prescindir de las ideas de las cosas como sus representaciones. Y es en ese sentido en el que debo entender que en mi cerebro sólo quedan las huellas del objeto. Huellas que se llevan con ellas y mantienen el recuerdo de la comunión entre el mundo y el cerebro. No sé. Me parece que sólo lo entiendo cuando veo la imagen del artista modelando una obra en la arcilla, y en ella la idea de que la obra sólo puede concebirse por la colaboración entre el artista y la arcilla. Colaboración que implica que, tan pronto como el artista deja de modelar, la obra deja de existir, aunque al mismo tiempo sigue viviendo en el recuerdo del gesto.

Comprender consiste en apercibirse del pasado que explica el presente

Quizás este aforismo me parezca el menos extraño de todos. No me resulta difícil aceptar que comprender algo es apercibirse de algo en mi experiencia pasada que explica mi experiencia actual. Creo estar convencida de que comprendí el proverbio «El pez es el único que no tiene consciencia del agua» porque recordé la anécdota de mi amigo sobre el Sol dando vueltas alrededor de la Tierra. Creemos que el Sol da vueltas alrededor de la Tierra porque *sólo* puede parecer que el Sol da vueltas alrededor de la Tierra; somos peces que no tenemos consciencia del agua, el agua de que sólo puede parecer que el Sol da vueltas alrededor de la Tierra. Por tanto, cada una de mis comprensiones, cada objeto, propiedad, relación que conozco dependerá de las vivencias pasadas que las expliquen. Y eso puede corresponder tanto a una vivencia que contenga nuevos contenidos comprendidos a la luz de contenidos pasados, como a una vivencia que manipule contenidos pasados para disponerlos de otra manera. En suma, la belleza, la solidaridad, las sillas, los países, el amor y cualquier otra comprensión no se explica por sí misma, sino a través de quién sabe cuántas vivencias pasadas.

Todo saber está arraigado en el tiempo

Parte del coste de que la vivencia sea la unidad del conocimiento es que todo lo que entiendo está atrapado en el tejido de una o muchas vivencias, y en la complejidad de sus contenidos. Que esté atrapado implica que dependerá siempre de ellas. El significado de una vivencia es la figura en el tapiz, y el significado va donde va el tapiz. Cada una de mis comprensiones, cada objeto, propiedad, relación que conozco, depende de la vivencia donde está prisionera. La belleza, la solidaridad, las sillas, los países, el amor y cualquier otro conocimiento debo buscarlo en un elemento de una vivencia concreta, por muy abstracto que me parezca. Por eso todo lo que sé del destino está en el relato de Bagdad, el que expliqué el martes, prisionero del resto de elementos que lo acompañan y de los elementos con los que se ha relacionado. Por eso todas y cada una de mis comprensiones del destino están contaminadas por la forma y

252

el contenido de ese saber que cristalizó en la vivencia creada por el relato. Por eso, para entender cualquier nueva huella del destino, Bagdad deberá acudir en mi ayuda, y no porque tenga un tratado en algún bolsillo de mi mente.

Una abstracción es una comprensión que ha olvidado su pasado

¡Y qué decir de éste! No sé si lo entiendo. Ahora parece que si soy capaz de decir que un reloj es un reloj, que una pelota es una pelota, que alguien es cortés o que una pintura es bonita no es porque aplique alguna herramienta mental que me permita caracterizar aquello que experimento. No. No tengo conceptos que haya extraído de mi experiencia, o que mi cerebro haya poseído desde el nacimiento. No. Ahora parece que lo que subyace tras mi capacidad para categorizar, para abstraer, para generalizar es una increíble sistematización de vivencias concretas. Sí. Mis vivencias son ricas, creadas mediante las herramientas que mi cerebro posee desde mi nacimiento y los episodios vitales por los que he pasado. Pero, en cualquier caso, son vivencias concretas. Por lo tanto, si digo que un reloj es un reloj es porque todos los relojes que he experimentado en el pasado reviven en mi vivencia presente y me permiten decir que eso que veo es un reloj. Sin esas vivencias del pasado no sería capaz de decir que veo algo como un reloj. Tan simple como eso. Afortunadamente, aparecen sin hacerse notar, como si fueran fantasmas del pasado, porque de lo contrario podría ser insoportable.

Una metáfora es una comprensión que no ha olvidado su pasado

Aquí vuelvo a un territorio familiar. Porque una de las pocas cosas de las que me he convencido casi del todo es que mi manera de comprender tiene que ser en parte metafórica. Me parece bien. Me parece bien que mi comprensión consista en la transferencia constante del significado de ciertas vivencias a otras nuevas. Por muy distintas que parezcan en su aspecto, pero no en su esencia. Al menos eso explica mi tendencia a usarlas tan a menudo, y sin darme cuenta. Sin embargo, en lo que no había caído es en que *toda* comprensión, todo significado, proviene de una metáfora. Que todo lo que ahora me parece evidente fue en su origen una vivencia. Que todo lo que he comprendido, lo he comprendido a base de aplicar un «como» explícito o implícito: mis «rojos» están compuestos de multitud de vivencias que empezaron con un «esto es *como* aquello que experimenté otro día». Por qué no. Es posible que haya olvidado los «comos» de mi vida y por eso sólo me parezca metáfora la última transferencia vivencial. Decir que los ánimos contaminan es una metáfora porque la transferencia aún no se ha consolidado, pero decir que los ánimos se elevan no lo es porque la vivencia ya ha olvidado su origen. De ahí que mi idea de «un camino recto», de la que hablé en mi perplejidad del jueves, apareció justo cuando empecé a no poder recordar cuál fue la primera vez que entendí «recto».

La palabra es evocativa, y no simbólica

Y así llegamos a otro de los paisajes más extraños que he visto en todo el viaje. Al parecer, no domino la lengua que hablo porque aprendiera qué objetos, propiedades o individuos señalan, refieren, indican las palabras. No. Al parecer, mis palabras llegaron a mi mundo virtual y se anclaron en sus paisajes y objetos virtuales. Y cada palabra adquirió con el tiempo el poder de actuar como una especie de interruptor que ilumina los paisajes y objetos en los que se arraiga. Cuando incorporé la palabra «recto» por primera vez, esa palabra se ancló en los recuerdos de algo que estaba en las vivencias en las que «recto» tenía un papel relevante. Y el momento sagrado ocurrió cuando entendí que podía manipular a mi antojo la palabra y que, gracias a ello, podía trasladarme a cualquier paisaje de mi mundo virtual y, además, traerme conmigo a quienes me rodearan. De ahí que la búsqueda del significado de «recto» de la campesina a quien me referí el jueves sea un trabajo de paleontología. No puedo diseccionar esa palabra con el fin de encontrar su «significado». El significado de «recto» está al final de un viaje por mi mundo virtual, y del mundo virtual de la campesina, y del mundo virtual de cualquier otra persona. Y ese viaje, por diferente que sea, puede, o no, acabar en un mismo sitio. Extraño. Por todo ello se supone que debería dejar de ver las palabras como simbólicas, porque de las palabras no cuelgan significados, ni instrucciones para señalar a individuos, objetos o propiedades. Las palabras no están por una cosa, sino que tienen sentido porque evocan los paisajes que completan las vivencias que experimenté con esos contenidos y, en el mejor de los casos, que tuvieron mis vecinos, amigos y enemigos.

El lenguaje puede manejar la verdad, pero no decirla

Y sin embargo, a pesar de que me guste esa visión del viaje virtual, no deja de ser una visión completamente contraria a la que tenía, y sigo teniendo, una visión que sólo puedo calificar de manifiestamente ingenua. Porque sigo pensando que las palabras tienen un significado preciso y las frases tienen el sentido que resulta de combinar las palabras. «La manzana está encima de la mesa» tiene el significado de que hay una manzana encima de la mesa. Así es, y me temo que así será. La visión ingenua corre por mis venas, como la idea de que el Sol asoma por el este y se desliza por el cielo. Para mí sigue habiendo una manera de describir las cosas y los hechos, y esas descripciones pueden valorarse en lugar de los hechos y, por ende, decir algo verdadero o falso del mundo. No puedo prescindir de esta visión; y, sin embargo, debería pensar distinto. El lenguaje no puede describir hechos y, por lo tanto, no puedo decir nada verdadero o falso del mundo. El lenguaje sólo puede evocar un punto de vista, una mirada a mi mundo virtual. Por eso los hechos no pueden cristalizar en el lenguaje. Por eso no puedo decir lo que quiero o, mejor dicho, por eso lo que digo que quiero no es lo que quiero. Y sin embargo, a pesar de que no pueda decir nada verdadero o falso, mi conocimiento es verdadero o falso, y el lenguaje puede manipularlo. Por eso es posible que consiga encontrarme con un amigo en un lugar y a una hora precisos.

Comunicar consiste en manipular puntos de vista,
y no en transmitir mensajes

Por todo lo anterior, debo asumir que la comunicación consiste en conseguir que mi interlocutor adopte mi punto de vista, que vea en su mundo virtual las mismas cosas que veo yo en el mío. Es decir, que contemple un paisaje virtual equivalente al mío. Y para ello debo meterme en su mundo virtual y, una vez allí, emplear cualquier herramienta a mi alcance para manipularlo hasta conseguir mi misma perspectiva. Claro, esto implica que cada individuo depende de su mundo virtual y de su capacidad para utilizar el lenguaje, o lo que emplee como herramienta, para comunicarse. Con independencia de lo que hasta ahora llamaba significado convencional, o sentido literal, de las palabras. No sé. No sé si me convence en todos los casos, pero al menos sí en el del director de orquesta de quien hablé el viernes. Le va como anillo al dedo. Los tesoros, gatitos y regalos son las herramientas que emplea para conseguir trasladar a los músicos a su paisaje, para que vean lo mismo que él, *la* vivencia del pasaje musical. Incluso es posible que no tenga otra opción. Quizás en el futuro pueda decir algo así como: «Tú, primer violín, hazme el favor de subir tres grados de *expresividad*, que pareces un mueble, insufla cinco cuartas de *arrogancia*, que se te va a comer la orquesta, y acorta un poco el tempo de *efectismo*, caramba, que ya te vale». Pero todavía no puede.

La información no es una cosa, sino un acto

Y aquí me encuentro con una de las conclusiones más curiosas de todo el viaje. La visión ingenua me obliga a ver intercambios de información en toda comunicación; y sin embargo, se supone que debo prescindir de la información. Pero, claro, la información se resiste. ¿Cómo voy a prescindir de ella? Sociedad de la información, cultura de la información, medios de información, economía de la información, biología de la información, ingeniería de la información, y así hasta el infinito. Y, sin embargo, nadie sabe qué es la información. Ésa es la grieta por la que se ha deslizado la nueva mirada. Ahora resulta que en una comunicación no se transmite nada, y aún menos información. En un acto comunicativo lo que hacemos es manipularnos mutuamente, pero *no* nos transmitimos información como nos transmitimos dinero, regalos o virus. ¿Qué información pasa el director de orquesta a sus músicos? No lo sé. De ahí que la información deje de ser cosa para convertirse en hecho, en actividad, en el resultado de una conducta: comunicarse. No te podemos definir, porque no existes.

La palabra nunca puede ir más allá del conocimiento

¿Y cuál es el anverso de esta nueva forma de contemplar la comunicación? Pues que, para bien o para mal, el éxito de un acto comunicativo depende de que los interlocutores puedan mirar paisajes equivalentes, es decir, de que sus mundos contengan los mismos contenidos, al menos potencialmente. Sin esta condición no puede iniciarse la comunicación. Por eso a veces la comunicación tendrá éxito y a veces no, con independencia de cuánto esfuerzo lingüístico o buena voluntad se invierta. Lo que no existe en un mundo virtual no puede verse, y si no puede verse no puede comunicarse. Por mucho que se hable, por mucho que se insista. Y esto vale tanto para un interlocutor cercano (mis vecinos, amigos o enemigos, o los egipcios de hace tres mil quinientos años) como lejano (mis vecinos, amigos o enemigos, o los egipcios de hace tres mil quinientos años). Por eso es tan difícil entenderse con los demás, incluso cuando compartimos una misma lengua, nos conocemos desde pequeños y sabemos tantas cosas en común. Por eso no sirve de nada el diálogo, los con-

sejos o cualquier tipo de comunicación que no se base en la posibilidad
de poder experimentar las mismas vivencias. Si los hijos no entienden a
sus padres, no será la insistencia en el diálogo lo que conseguirá superar
este obstáculo. Si un amigo no puede acceder a nuestro punto de vista, es
innecesario que le aconsejemos. No sirve de nada. Pero hay más. Si las
palabras no pueden llevarnos a donde no se ha estado, y nada que no
exista en nuestro mundo virtual nos es concebible, entonces hay paisajes
que algunos pueden ver pero no pueden compartir. Es cierto que la historia está plagada de individuos que han experimentado paisajes completamente nuevos, y que han tenido dificultades para transmitirlos. Desde el
(o la) que descubrió que de una semilla sale una planta al que inventó la
tortilla de patatas, pasando por el que formalizó la teoría de la relatividad. De hecho, toda idea ha sido innovadora alguna vez, lo que quiere
decir que alguna vez fue paisaje de una sola persona. Y como la palabra
no puede llevarnos a ese paisaje si no lo tenemos ya, la idea innovadora
nace siempre cuesta arriba. No es que los demás no queramos entender,
es que no podemos entender. Somos incapaces de acceder a ese paisaje.
Y de esa incomunicación surge un ejercicio desesperado de comunicación.

Un texto no codifica contenidos, sino lecturas

Otra de las conclusiones extravagantes que voy a llevarme de este
viaje es que los libros están vacíos. Claro, vacíos no en el sentido de que
no haya nada en ellos, o de que no pueda hacerse nada con ellos, sino vacíos porque los textos no contienen conocimientos o información. El
texto es un instrumento destinado a modificar mundos virtuales, y su
contenido debería describirse en relación con los paisajes que evoca en
sus lectores. De ahí que el conocimiento que transmite un libro no esté
en un sitio concreto, sino potencialmente en cada uno de los lectores y
globalmente en todos. De ahí que un libro transmita conocimientos sólo
si puede derivar evocaciones «verdaderas» de mundos virtuales, tanto de
comprensión como de acción. Es más, esto no significa que el texto de-
penda de la interpretación del lector. No. El texto no está en una especie
de código secreto más allá del significado de las palabras, ni existe como
el objeto de una posible interpretación por el lector. El contenido de los
libros no se *interpreta*, puesto que no está codificado. Las palabras son
soldados que nos invaden y de los que no podemos defendernos. A lo
sumo podemos forzarlas a dar un rodeo, pero tan pronto como bajemos la
guardia volverán a evocar *su* paisaje.

La imaginación no es creativa, sino recreativa

La mayoría de paisajes del viaje son extraños, pero uno en especial me produjo una gran decepción. Si los libros no pueden llevarnos a donde no hemos estado, entonces la literatura no sirve para nada. Sin embargo, ahora veo que la literatura no sólo no ha perdido su relevancia, sino que incluso puede tener una muy interesante. La literatura es el método de exploración de mi mundo virtual. Me permite recorrerlo y descubrir en él paisajes que me pasaron inadvertidos, o que son una combinación nueva de los anteriores. Me permite manipular mis contenidos y explotarlos, sacar de ellos todas sus posibilidades escondidas y conseguir así entender muchas de las cosas que me han sucedido y, a través de ellas, aprender de experiencias similares ajenas. Explorando mi mundo virtual exploro el de todos. Cada relato, cada novela, cada obra de teatro, me ofrece una faceta de ese poliedro infinito que es el mundo de las vivencias y sus contenidos. Es más, como cada vivencia es extremadamente compleja, su variedad mantendrá para siempre la relevancia de la literatura, de toda ella, y a la vez le augurará un buen futuro, porque el catálogo de posibles vivencias es más vasto que el de la imaginación. Claro, siempre a través de mi mundo virtual, siempre explorando mi bagaje vivencial. Por eso muchas lecturas no me llevarán a los mismos paisajes contemplados por el autor, aunque muchas otras sí. Por eso es recreativa. Por eso es interesante.

Aprender no es una adquisición, sino una adaptación

El mundo virtual, la naturaleza del lenguaje, la estructura de la comunicación tienen como consecuencia lógica, pero a la vez resbaladiza, que aprender no puede basarse en la transmisión de conocimiento. Aprender es una modificiación de mi mundo virtual que cambia las capacidades de mi cerebro. Y esa modificación debe, de alguna forma u otra, ser beneficiosa para mí; debe ser una adaptación, si no, no sirve para nada. Esta manera de entender el aprendizaje tiene una curiosa consecuencia. Ahora resulta que para aprender es necesario disponer, al menos en potencia, de los contenidos y paisajes que proporcionarán la comprensión, aunque no es necesario haberlos advertido. Quién sabe. Y sin embargo, me cuesta aceptar la parte negativa de la idea. Me cuesta aceptar que para aprender tengo que trabajar ya con los materiales en bruto. Me cuesta aceptar que no pueda entender algo que esté más allá de lo que ya sé. Me cuesta aceptar que si mi mundo virtual no contiene los objetos, propiedades y relaciones que configuran un paisaje determinado, entonces, por mucho que me explique mi profesor, que me cuente un amigo, no podré entender lo que me dicen. Que por mucho que intente extraer enseñanzas de lo que me dicen, el lenguaje no se basta por sí mismo para hacerme entender lo que intentan decirme. Y, sobre todo, me cuesta aceptar que es algo personal e intransferible. Nadie escarmienta en cabeza ajena porque nadie escarmienta en vida ajena. O algo parecido.

Educar consiste en condicionar experiencias concretas

Y si el aprendizaje va en esa dirección, entonces la educación no consiste en transmitir conocimientos de un individuo a otro, sino en conseguir que el que aprende experimente la vivencia deseada por el que enseña. De ahí que, si sólo puedo aumentar mi mundo virtual a través de las vivencias, si el lenguaje no transfiere información, si la comunicación consiste en manipular puntos de vista, entonces la escuela no puede ser un muelle de descarga. De ahí que la educación deba basarse en las vivencias, en conseguir que los individuos experimenten por sí mismos los paisajes correspondientes a una determinada parcela educativa. Por qué no. Supongo que lo importante es establecer los elementos que permiten a cada individuo desarrollarse por sí mismo, proporcionar los instrumentos que le permitirán enfrentarse al mundo y desarrollar su propio conocimiento que, en el mejor de los casos, tendrá una base común con su comunidad y con el mundo verdadero. Además, supongo que no es necesario que las vivencias creen los contenidos originales. La educación puede basarse muy bien en conseguir la transferencia de vivencias anteriores o, simplemente, en aprovechar conocimientos ortopédicos (las tablas de multiplicar) que le sirvan el día que experimente la vivencia relevante.

La razón es una lógica sin verdad

Desde pequeña he creído firmemente en la lógica, quizá porque fue el universo de mi primer mentor. Mi fe fue durante mucho tiempo inquebrantable, y albergaba el sueño de, algún día, poder determinar la corrección de cualquier idea insensata o rebatir cualquier argumento contaminado por prejuicios, orgullo o mala fe. Ilusa. Creo sin temor a equivocarme que jamás, lo que se dice jamás, he conseguido compartir el análisis de una argumentación. Es más, creo que no ha habido una sola argumentación interesante en la que no haya visto infringir las leyes de la lógica. Y no encuentro curioso el hecho de que eso suceda de manera habitual. No. Lo que encuentro curioso es que *no* necesitemos respetarlas. No es que seamos poco cuidadosos o muy perezosos, es que no respetamos la lógica. Y este incumplimiento me parece más difícil de explicar. Porque una cosa es que el alboroto de las argumentaciones nuble la lógica y otra muy distinta es que no la necesitemos. ¿Por qué? La parte de la respuesta que me interesa es el ingrediente racional del incumplimiento. ¿Cómo podemos ser a la vez racionales y ciegos a la verdad? Y sin embargo, esto parece tener su explicación: porque lo importante no es lo verdadero, sino lo conveniente. Sería probable que el último representante de la especie más lógica que haya habitado la Tierra acabase devorado por una leona que se comportó de manera ilógica.

La causa de una conducta no está en una razón, sino en su historia

No sé si he llegado a entender bien esta parte del viaje, pero creo poder vislumbrar una figura en la niebla. Creo entender que todo lo que hay que explicar de un individuo y su conducta, incluidos sus pensamientos, creencias y esperanzas, puede aclararse mediante el mismo lenguaje que explica el comportamiento de los planetas. Si toda vivencia puede describirse como una actividad compleja (pero actividad al fin y al cabo) del cerebro, así como una parte del mundo, entonces es posible describirla en términos empíricos. Mis deseos de ir a Siria no son estados que flotan en mi cerebro, sino que son parte de mis vivencias, y las vivencias son estados de mi cerebro y del mundo. Eso sí, estados extremadamente complejos y describibles de momento sólo en términos muy vagos y generales, como una borrasca es un estado físico que hace siglos se describía en términos muy vagos y generales. Por todo ello no es necesario que me aleje mucho de las leyes físicas para explicar por qué quiero ir de vacaciones a Siria, por qué me parece mal que alguien pegue a su perro, por qué algo me parece bello. Todos estos pensamientos, deseos y creencias son vivencias que están compuestas de numerosas vivencias anteriores, como un guiso es consecuencia de las acciones del cocinero y no del camarero que nos lo sirve. Por eso se puede imaginar la posibilidad de trazar, para una Alicia futura, el trayecto vivencial que le llevó a decidir ir de vacaciones a la costa en el último momento, cuando había programado unas vacaciones en la montaña. Claro que la explicación completa de esa decisión será extremadamente compleja, porque todas la vivencias tienen conexiones múltiples, de tal manera que tendríamos que referirnos a casi todas las vivencias que ha experimentado esa Alicia futura desde su nacimiento. Una nadería.

El libre albedrío es una forma de singularidad, no de indeterminación

Y claro, si eso es así, si mis vivencias dependen de todas sus raíces vivenciales, entonces sólo cabe una conclusión posible: mis decisiones están determinadas. Y sin embargo, parecería que eso no impide que sea libre, en el sentido de que mi próxima decisión no puede predecirse. Vaya paradoja. O no. Por un lado soy materia y, como tal, determinada por las leyes de la física. Las vivencias y sus componentes son estados describibles por (y sometidos a) las leyes empíricas. Todos los cambios de mi cerebro son cambios físicos que se explican por causas físicas. Por otro lado soy libre, puesto que la riqueza de contenidos y relaciones de cada vivencia, de cada momento de mi vida, es tan alta, intervienen tantos elementos presentes y pasados, que es un momento no sólo complejo, sino único. Claro que quizás al nacer mis vivencias no fueran lo bastante complejas para ser únicas, pero cuanto más he vivido más rico se ha hecho mi bagaje vivencial y más cercano a la singularidad. Porque cada vivencia tiene muchos contenidos, y cada nueva vivencia tiene más contenidos y más relaciones con contenidos pasados, y así sucesivamente. Por eso no es que la complejidad computacional sea enorme, es que su configuración acaba siendo única. Por eso soy singular en el sentido físico y metafísico de la palabra. Soy la primera en pasar por aquí, y en dar cuerpo a este momento. No hay otro momento en la historia que haya sido igual, ni habrá otro momento futuro que sea igual o equivalente a éste. Así puedo seguir pensando que mando yo, sea lo que sea este yo. Que soy dueña de mi próxima decisión, sea lo que sea una decisión. Soy *libre*.

La naturaleza de una sensación es el peso de su pasado

¿Por qué los panqueques tienen ese sabor que tanto me gusta? ¿Por qué el verde azulado tiene ese tono? ¿Por qué la Gioconda tiene el aspecto que tiene? Nadie lo sabe, pero ahora miro esta perplejidad de otra manera. La cualidad de una sensación, la naturaleza de su impacto, parece depender de cada una de las impresiones experimentadas durante toda la vida. Cuando contemplo a la Gioconda, eso que creo ver en mi mente no es una mirada furtiva al mundo a través de mis ojos, como si viera el mundo a través de una ventana, sino que lo que veo, lo veo a través de todas las Giocondas que he contemplado hasta ese momento, del mismo modo que el color de la piel de la Gioconda se ve a través de todas las capas de color que dispuso Leonardo. Las sensaciones no serían, por lo tanto, algo circunscrito al presente, como algo que se extrajera o identificara en el mundo, sino que su cualidad específica sería el peso de todas las sensaciones anteriores relevantes. Los panqueques tendrían el sabor superpuesto de todos los panqueques que he experimentado, y la forma de la Gioconda tendría la forma superpuesta de todas las Giocondas. Por eso, la primera vez que vi la Gioconda, en una reproducción dentro de un libro de mi escuela, no se parecía en nada a la Gioconda que vi después de haber estudiado historia del arte y haber visto miles de cuadros. Es el peso de todas las Giocondas, y de otros muchos cuadros que he visto, el que da la calidad de «Gioconda» que tiene ahora para mí. Por eso la Gioconda que veo ahora tampoco es la que veré de aquí a diez años, aunque se parecerá más a la Gioconda que vi cuando tenía unos pocos años. Y eso es así en sentido literal: la Gioconda que vi ya nunca será la misma, a pesar de que mis ojos y mi cerebro hayan funcionado más o menos igual de bien o mal durante toda mi vida.

Un pensamiento es una mirada al presente a través de toda una vida

De ahí a dar respuesta al sueño que mi abuelo sembró en mi infancia, y que conté el sábado, no habría más que un paso. ¿Cuántas veces he cavilado sobre si sería posible leer los pensamientos? Una intuición profunda e intensa me decía que los pensamientos sólo tienen sentido cuando se convierten en frases; y otra intuición igual de profunda me decía que cuando se convierten en frases dejan de ser pensamientos. Ahora todo eso ha cambiado. Un pensamiento consiste en la descripción de una vivencia, de sus componentes, de sus relaciones y de su estructura. Y pensar es experimentar una vivencia. No hay un estado (el pensamiento) desgajado del vivir, sino que, si se piensa en la belleza, *se revive la experiencia de la belleza*. Por eso un pensamiento no es otra cosa que una mirada al presente a través de la totalidad del pasado. Tener el pensamiento de que «hay una manzana encima de la mesa» es conectar esa manzana y esa mesa con todas las manzanas y mesas que he visto, y organizar esa manzana + todas-las-manzanas-que-he-visto y esa mesa + todas-las-mesas-que-he-visto de una manera determinada. Y esa organización, y esas manzanas y esas mesas, es lo que debería llamar pensamiento. O sea, que no. Que el sueño de mi abuelo es una quimera, puesto que la telepatía no consistiría en transmitir una frase o una imagen, sino en experimentar un presente a través de todo un pasado, es decir, consistiría en transmitir toda una vida.

Pensar es el viaje de la palabra por su mundo virtual

Y de ahí no hay más que dar un salto para que el acto de pensar, en el sentido de razonar, se entienda como experimentar una manipulación de mis vivencias pasadas a través de la presente, creando nuevos escenarios vivenciales con nuevas miradas. Para ello no hay otro medio de transporte que la palabra. El pensar, el hablar para mí misma, consiste en emplear las palabras para, literalmente, despertar mi pasado, iluminando y manipulando paisajes y objetos de mi mundo virtual. Cuando pienso, el poder evocativo de las palabras me lleva a ver paisajes de mi mundo virtual trasladándome de un sitio a otro y de un tiempo a otro, viendo cosas que ya conocía y otras que no había advertido. El devenir del pensamiento sería, pues, una actividad de interacción entre el lenguaje y la activación espontánea de mi pasado. Me gusta. Me gusta la idea de que el lenguaje sirve para viajar por mi mundo virtual.

La mente es el presente de un pasado

Llegamos así al final. Un final que no sé si acabo de entender. Si la naturaleza de una sensación es el peso de su pasado, si un pensamiento es una manera de vivir y revivir y si el curso de las vivencias está determinado por leyes empíricas, entonces lo que hasta ahora he llamado mente deja de tener sentido. Nada más y nada menos. Creo entender, además, que lo importante es que debo arrastrar la mente hacia la percepción y la sensación. Porque no hay un sitio donde piense o represente la realidad, donde se conserve y se refugie algo que señalo como «yo», «alma» o lo que sea. No. No hay nada más que sentir-percibir. No hay una sensación, y luego una percepción, y luego una cognición y luego una emoción. No. Los gestos que mi cerebro emplea para modelar la realidad son a la vez sensoriales, perceptuales, emocionales y cognitivos; y cada vivencia corresponde a millones de gestos minúsculos en los que se mezclan todas estas dimensiones. Y cada gesto, sea cognitivo, emocional, o perceptual, comparte el mismo rango en la fiesta vivencial. No es que encuentre bello un azul del cielo *después* de percibirlo, es que la belleza está impregnando el cielo. No es que cuando oiga un maullido *piense* que maúlla un gato, es que vivo ese maullido como parte del gato. No es que la inminencia de un final esté *flotando* en mi cabeza, es que todos mis adioses se congregan en esta habitación. No es que el mundo entre en mi cabeza, es que yo me proyecto en el mundo. Soy parte del mundo, soy mundo. Los azules, los maullidos, las tristezas son las sensaciones de mi pasado, y mi yo, mi mente, es el tejido que une esas sensaciones. De ahí que sea preferible abandonar la idea de que el mundo es algo que veo desde dentro de mi cabeza, y del que me puedo desgajar. No puedo. El azul del cielo, el maullido del gato, la tristeza de un adiós son parte de ese mundo y del pasado que tengo bajo los pies, invisible, pero presente. En siete palabras, la mente se diluye en el vivir.

No hay humo sin fuego

Redondeo el número de aforismos confesándoles que, a pesar de haber conseguido adoptar una nueva mirada, sigo llena de dudas. Mis perplejidades, las perplejidades del sentido común, están demasiado arraigadas como para que salgan en desbandada en un solo viaje. No en vano han permanecido casi intactas desde la noche de los tiempos. Sospecho, por lo tanto, que el camino por recorrer es todavía muy largo. Es posible incluso que el budista ataque de nuevo y que el tiempo devuelva al redil cada una de mis perplejidades. Sin embargo, y al lado de esta sospecha, tengo una intuición igual de intensa. Se comporten como se comporten mis perplejidades, su destino está ligado al gesto que ha realizado Arkadia. Las demás miradas me parecen ya brasas con las que nos condenamos a un malabarismo sin fin.

Bibliografía

La siguiente lista corresponde a una selección de referencias bibliográficas clave que pueden ayudar al lector a identificar las fuentes de las propuestas que se presentan en el libro. La obra está fundamentada, no obstante, sobre una base de conocimientos en neurobiología teórica, psicología cognitiva, psicología evolucionista, epistemología, semántica, pragmática, comunicación y teorías mente-cerebro.

Lunes: De cómo no hay una sola vivencia superflua

Alston, W.P. *The Reliability of Sense Perception*. Ithaca, NY.: Cornell University Press, 1993.

Anderson, A.K. y E.A. Phelps. «Lesions of the Human Amygdala Impair Enhanced Perception of Emotionally Salient Events», *Nature*, 411 (2001), págs. 305-309.

Antonini, A., M.P. Strycker y B. Chapman. «Development and Plasticity of Cortical Columns and their Thalamic Inputs», en: B. Julesz e I. Kovacs, eds. *Maturational Windows and Adult Cortical Plasticity*. Reading, Mass.: Addison-Wesley, 1995.

Antonova, I., O. Arancio, A.C. Trillat, H.G. Wang, L. Zablow, H. Udo, E.R. Kandel y R.D. Hawkins. «Rapid Increase in Clusters of Presynaptic Proteins at Onset of Long-Lasting Potentiation», *Science*, 294 (2001), págs. 1547-1550.

Arbib, M.A., P. Erdi y J. Szentágothai. *Neural Organization: Structure, Function, and Dynamics*. Cambridge, Mass.: MIT Press, 1997.

Avrahami, J. y Y. Kareev. «The Emergence of Events», *Cognition*, 53 (1994), págs. 239-261.

Baron-Cohen, S. y P. Cross. «Reading the Eyes: Evidence for the Role of Perception in the Development of a Theory of Mind», *Mind and Language*, 7 (1992), págs.172-185.

Barsalou, L.W. «Perceptual Symbol Systems», *Behavioral and Brain Sciences*, 22 (1999), págs. 577-609.

Bickhard, M.H. «Scaffolding and Self Scaffolding: Central Aspects of Development», en: L.T. Winegar y J. Valsiner, eds. *Children's Development within Social Contexts: Research and Methodology*. Erlbaum, 1992, págs. 33-52.

Blackmore, S.J., G. Brelstaff, K. Nelson y T. Troscianko. «Is the Richness of

Our Visual World an Illusion? Transsaccadic Memory for Complex Scenes», *Perception*, 24 (1995), págs. 1075-1081.

Bloj, M.G., D. Kersten y A.C. Hurlbert. «Perception of Three-Dimensional Shape Influences Colour Perception Through Mutual Illumination», *Nature*, 402 (1999), págs. 877- 879.

Calvert, G.A., E.T. Bullmore, M.J. Brammer, R. Campbell, S.C.R. Williams, P.K. McGuire, P.W.R. Woodruff, S.D.S. Iversen y A.S. David. «Activation of Auditory Cortex During Silent Lipreading», *Science*, 276 (1997), págs. 593-596.

Castelo-Branco, M.R. Goebel, S. Neuenschwander y W. Singer. «Neural Synchrony Correlates with Surface Segregation Rules», *Nature*, 405 (2000), págs. 685-689.

Chapman, B. «Necessity for Afferent Activity to Maintain Eye-Specific Segregation in Ferret Lateral Geniculate Nucleus», *Science*, 287 (2000), págs. 2479-2482.

Churchland, P.S., V.S. Ramachandran y T. Sejnowski. «A Critique of Pure Vision», en: C. Koch y J. Davis, eds. *Large-Scale Neuronal Theories of the Brain*. Cambridge, Mass.: MIT Press, 1994.

Clark, A. *Being There*. Cambridge, Mass.: MIT Press, 1996.

— y D. Chalmers. «The Extended Mind», *Analysis*, 58 (1998), págs. 7-19.

Crick, R. y C. Koch. «Consciousness and Neuroscience», *Cerebral Cortex*, 8 (1998), págs. 97-107.

Dalton, P., N. Doolittle, H. Nagata y P.A.S. Breslin. «The Merging of The Senses: Integration of Subthreshold Taste and Smell», *Nature Neuroscience*, 3 (2000), págs. 431-432.

Darian-Smith, C. y C.D. Gilbert. «Axonal Sprouting Accompanies Functional Reorganization in Adult Cat Striate Cortex», *Nature*, 368 (1994), págs. 737-740.

Davis, G. y J. Driver. «Parallel Detection of Subjective Figures in the Human Visual System», *Nature*, 371 (1994), págs. 791-793.

Dehaene, S. *The Number Sense. How the Mind Creates Mathematics*. New York: Oxford University Press, 1997.

De Lancey, C. «Emotion and the Computational Theory of Mind», en S.O'Nuillain, P. McKevitt y E. MacAogain, eds. *Two Sciences of Mind*. Amsterdam/Filadelfia: John Benjamins, 1997.

Deschaumes-Molinaro, C., A. Dittmar y E. Vernet-Maury. «Autonomic Nervous System Response Patterns Correlate with Mental Imagery», *Physiology & Behavior*, 51 (1992), págs. 1021-1027.

De Sousa, R. *The Rationality of Emotion*. Cambridge, Mass.: MIT Press, 1987.

Douglas, R.J. y K.A.C. Martin. «Neocortex», en: G.M. Shepherd, ed. *The Synaptic Organisation of the Brain*. Nueva York: Oxford University Press, 1998, págs. 389-438.

Driver, J., G.C. Baylis y R.D. Rafal. «Preserved Figure-Ground Segregation and Symmetry Perception in Visual Neglect», *Nature*, 360 (1992), págs. 73-75.

—, «Enhancement of Selective Listening by Illusory Mislocation of Speech Sounds Due to Lip-reading», *Nature*, 381(1996), págs. 66-68.

— y C. Spence. «Multisensory Perception: Beyond Modularity and Convergence in Crossmodal Integration», *Current Biology,* 10 (2000), págs. R731-R735.

—, G. Davis, C. Russell, M. Turatto y E. Freeman. «Segmentation, Attention and Phenomenal Visual Objects», *Cognition*, 80 (2001), págs. 61-95.

DuBose, C.N., A.V. Cardello y O. Maller. «Effects of Colorants and Flavorants on Identification, Perceived Flavor Intensity and Hedonic Quality of Fruit-Flavored Beverages and Cake», *Journal of Food Science*, 45 (1980), págs. 1393-1399.

Eimer, M., D. Cockburn, B. Smedley y J. Driver. «Cross-Modal Links in Endogenous Spatial Attention are Mediated by Common External Locations: Evidence from Event-Related Brain Potentials», *Experimental Brain Research,* 139 (2001), págs. 398-411.

—, J. van Velzen y J. Driver. «Crossmodal Interactions Between Audition, Touch, and Vision in Endogenous Spatial Attention: ERP Evidence on Preparatory States and Sensory Modulations», *Journal of Cognitive Neuroscience*, 14 (2002), págs. 254-271.

Elman, J., E. Bates, M. Johnson, A. Karmiloff-Smith, D. Parisi y K. Plunkett. *Rethinking Innateness: A Connectionist Perspective on Development.* Cambridge, Mass.: MIT Press, 1996.

Felleman D.J. y D.C. Van Essen. «Distributed Hierarchical Processing in the Primate Cerebral Cortex», *Cerebral Cortex*, 1 (1991), págs. 1-47.

Freedman, D.J, M. Riesenhuber, T. Poggio y E.K. Miller. «Categorical Representation of Visual Stimuli in the Primate Prefrontal Cortex», *Science*, 291 (2001), págs. 312-316.

Frith, C. y R.J. Dolan. «Brain Mechanisms Associated with Top-Down Processes in Perception», *Philosophical Transactions of the Royal Society of London, Series B: Biological Sciences*, 352 (1997), págs. 1221-1230.

Gao, J.H., L.M. Parsons, J.M. Bower, J. Xiong, J. Li y P.T. Fox. «Cerebellum Implicated in Sensory Acquisition and Discrimination Rather Than Motor Control», *Science*, 272 (1996), págs. 545-547.

Gegenfurtner, K.R. «Visual Perception: Reflections on Colour Constancy», *Nature*, 402 (1999), págs. 855-856.

Gelder, B. de y J. Vroomen. «Impairment of Speech-Reading in Prosopagnosia», *Speech Communication*, 26 (1998), págs. 89-96.

Gibson, J.J. *The Ecological Approach to Visual Perception.* Boston: Houghton-Mifflin, 1979.

Gielen, S.C., R.A. Schmidt y P.J. Van Der Heuvel. «Neural and Behavioral Response Enhancements to Combinations of Sensory Stimuli are Found within and Across Many Sensory Modalities», *Percept. Psychophys,* 34 (1983), págs. 161-168.

Gilbert, C.D. y T.N. Wiesel. «Receptive Field Dynamics in Adult Primary Visual Cortex. *Nature,* 356 (1992), págs. 150-152.

—, A. Das, M. Ito, M. Kapadia y G. Westheimer. «Spatial Integration and Cortical Dynamics», *Proceedings of the National Academy Science,* 93 (1996), págs. 615-622.

Gilbert C.D. «Adult Cortical Dynamics», *Physiological Reviews,* 78 (1998), págs. 467-485.

Glenberg, A.M. «Wat Memory is for». *Behavioral and Brain Sciences,* 20 (1997), págs. 1-55.

Goldstone, R.L. «Effects of Categorization on Color Perception», *Psychological Science,* 6 (1995), págs. 298-304.

— y L.W. Barsalou. «Reuniting Cognition and Perception: The Perceptual Bases of Rules and Similarity», *Cognition,* 65 (1998), págs. 231-262.

Gordon, R.M. *The Structure of Emotions: Investigations in Cognitive Philosophy.* Cambridge: Cambridge University Press, 1987.

Graham, K.S., K. Patterson y J.R. Hodges. «Episodic Memory: New Insights from the Study of Semantic Dementia», *Current Opinion in Neurobiology,* 9 (1999), págs. 245-250.

Guadagni, D.G., R.G. Buttery, S. Okano y H.K. Burr. «Additive Effect of Subthreshold Concentrations of some Organic Compounds Associated with Food Aromas», *Nature,* 200 (1963), págs. 1288-1289.

Harnad, S., ed. *Categorical Perception: The Groundwork of Cognition.* Nueva York: Cambridge University Press, 1987.

—, «The Symbol Grounding Problem», *Physica,* 42 (1990), págs. 335-340.

Hutchins, E. *Cognition in the Wild.* Cambridge, Mass.: MIT Press, 1995.

Jeannerod, M. «The Representing Brain: Neural Correlates of Motor Intention and Imagery», *Behavioral and Brain Sciences,* 17 (1994), págs. 187-245.

Johnson, M. *The Body in the Mind.* Chicago: University of Chicago Press, 1987.

Jousmäki, V. y R. Hari. «Parchment-Skin Illusion: Sound-Biased Touch», *Current Biology,* 8 (1998), pág. R190.

Karni, A. y D. Sagi. «A Memory System in the Adult Visual Cortex, en: B. Julesz y I. Kovacs, eds. *Maturational Windows and Adult Cortical Plasticity.* Reading, Mass.: Addison-Wesley, 1995.

Kennett, S., M. Eimer, C. Spence y J. Driver. «Tactile-Visual Links in Exogenous Spatial Attention Under Different Postures: Convergent Evidence from Psychophysics and ERPs», *Journal of Cognitive Neuroscience,* 13 (2001), págs. 462-478.

Kirsh, D. y P. Maglio. «On Distinguishing Epistemic from Pragmatic Action», *Cognitive Science*, 18 (1994), págs. 513-549.

König, P. y H. Luksch. «Active Sensing-Closing Multiple Loops», *Zeitschrift für Naturforschung*, 53c (1998), págs. 542-549.

Kosslyn, S.M., W.L. Thompson, I.J. Kim, y N.M. Alpert. «Topographical Representations of Mental Images in Primary Visual Cortex», *Nature*, 378 (1995), págs. 496-498.

Llinás, R. y U. Ribary. «Consciousness and the Brain. The Thalamocortical Dialogue in Health and Disease», *Annals of the New York Academy of Sciences*, 929 (2001), págs. 166-175.

Macaluso E., C. Frith, y J. Driver. «Modulation of Human Visual Cortex by Crossmodal Spatial Attention», *Science*, 289 (2000), págs. 1206-1208.

—, C. Frith y J. Driver. «Multisensory Integration and Crossmodal Attention Effects in the Human Brain; Response», *Science*, 292 (2001), pág. 1791.

MacKay, D.G. *The Organization of Perception and Action: A Theory for Language and other Cognitive Skills*. Nueva York: Springer-Verlag, 1987.

Maess, B., S. Koelsch, T.C. Gunter y A.D. Friederici. «Musical Syntax Is Processed in Broca's Area: An MEG Study», *Nature Neuroscience*, 4 (2001), págs. 540-545.

Magnuson, J.S. y H.C. Nusbaum. «Talker Differences and Perceptual Normalization», *Journal of the Acoustical Society of America*, 93 (1993), pág. 2371.

Mark, D.M. y F. Andrew. «Experiential and Formal Models of Geographic Space», *Environment y Planning*, B, v. 23 (1996), págs. 3-24.

McKoon, G. y R. Ratcliff. «Inference During Reading», *Psychological Review*, 99 (1992), págs. 440-466.

Merzenich, M.M. y W.M. Jenkins. «Cortical Plasticity, Learning, and Learning Dysfunction», en: B. Julesz y I. Kovacs, eds. *Maturational Windows and Adult Cortical Plasticity*. Reading, MA: Addison-Wesley, 1995.

Morrot, M., F. Brochet y D. Dubourdieu. «The Color of Odors», *Brain and Language*, 79 (2001), págs. 309-320.

Nosofsky, R.M. «Exemplar-Based Approach to Relating Categorization, Identification, and Recognition», en: F.G. Ashby, ed. *Multidimensional Models of Perception and Cognition*. Hillsdale, NJ: Lawrence Erlbaum Associates, 1992.

O'Regan, J.K. y A. Noë. «A Sensorimotor Account of Vision and Visual Consciousness», *Behavioral and Brain Sciences*, 24 (2001). http://www.bbsonline.org/documents/a/00/00/05/06/index.html

Pascual-Leone, A. y V. Walsh. «Fast Backprojections from the Motion to the Primary Visual Area Necessary for Visual Awareness», *Science*, 292 (2001), págs. 510-515.

Pavani F., C. Spence y J. Driver. «Visual Capture of Touch; Out-of-the-Body Experiences with Rubber Gloves», *Psycholigal Science*, 11 (2001), págs. 353-359.

Pessoa, L., E. Thompson y A. Noë. «Finding out about Filling in: A Guide to Perceptual Completion for Visual Science and the Philosophy of Perception», *Behavioral and Brain Sciences*, 21 (1998), págs. 723-802.

Peterson, M.A. y B.S. Gibson. «Shape Recognition Inputs to Figure-Ground Organization in Three-Dimensional Displays», *Cognitive Psychology*, 25 (1993), págs. 383-429.

Quartz, S.R. y T.J. Sejnowski. «The Neural Basis Of Cognitive Development: A Constructivist Manifesto», *Behavioral and Brain Sciences*, 20 (1997), págs. 537-596

Rakic, R. «Specification of Cerebral Cortical Areas», *Science*, 241 (1988), págs.170-176.

Radeau, M. «Auditory-Visual Spatial Interaction and Modularity», *Curr Psychol Cogn*, 13 (1994), págs. 3-51.

Ramachandran, V.S. «Visual Perception in People and Machines», en: A. Blake y T. Troscianko, eds. *AI and the Eye*. London: John Wiley & Sons, 1990.

—, *Phantoms in the Brain*. Nueva York: William Morrow, 1998.

Rinberg, D. y H. Davidowitz. «Insect Perception: Do Cockroaches "Know" about Fluid Dynamics?», *Nature*, 405 (2000), pág. 756.

Saldaña, H.M. y L.D. Rosenblum. «Visual Influences on Auditory Pluck and Bow Judgments», *Percept Psychophys*, 54 (1993), págs. 406-416.

Salinas, E. y T.J. Sejnowski. «Correlated Neuronal Activity and The Flow Of Neural Information», *Nature Reviews Neuroscience*, 2 (2001), págs. 539-550.

Schyns, P.G., R.L. Goldstone y J.P. Thibaut. «The Development of Features in Object Concepts», *Behavioral and Brain Sciences*, 21 (1998), págs. 1-54.

Seife, C. «Language Affects Sound Perception», *Science*, 290 (2000), págs. 2051-2052.

Sengpiel, F., P. Stawinski y T. Bonhoeffer. «Influence of Experience on Orientation Maps in Cat Visual Cortex», *Nature Neuroscience*, 2 (1999), págs. 727-732.

Shams, L., Y. Kamitani y S. Shimojo. «llusions: What You See is what You Hear», *Nature*, 408 (2000), pág. 788.

Sparks, D.L. y J.M. Groh. «The Superior Colliculus: A Window to Problems in Integrative Neuroscience», *The Cognitive Neurosciences*. Ed. Michael S. Gazzaniga. Cambridge, Mass.: MIT Press, 1995.

Spence, C. y J. Driver. «Attracting Attention to the Illusory Location of a Sound: Reflexive Crossmodal Orienting and Ventriloquism», *NeuroReport*, 11 (2000), págs. 2057-2061.

Steels, L. «The Artificial Life Roots of Artificial Intelligence», *Artificial Life*, 1 (1994), págs. 75-110.

Stein, B.E. y M.A. Meredith. *The Merging of the Senses*. Cambridge, Mass.: MIT Press, 1993.

Stein, A. von, C. Chiang y P. König. «The Effect of Experience and Behavior on Interareal Interactions», *Society of Neuroscience Abstracts*, 23 (1997), pág. 405.

—, «Neural Mechanisms for Synthesizing Sensory Information and Producing Adaptive Behaviors», *Experimental Brain Research*, 123 (1998), págs. 124-135.

Stevens, J. C. «Detection of Very Complex Taste Mixtures: Generous Integration across Constituent Compounds», *Physiolical Behavior*, 62 (1997), págs. 1137-1143.

Thompson, E. «Symbol Grounding: A Bridge from Artificial Life to Artificial Intelligence», *Brain and Cognition*, 34 (1997), págs. 48-71.

Tong, F. «Brain at Work: Play by Play», *Nature Neuroscience*, 4 (2001), págs. 560-562.

Treisman, A. M. y N.G. Kanwisher. «Perceiving Visually Presented Objects: Recognition, Awareness, and Modularity», *Current Opinion in Neurobiology*, 8 (1998), págs. 218-226.

Tulving, E. y H.J. Markowitsch. «Memory Beyond the Hippocampus», *Current Opinion in Neurobiology*, 7 (1997), págs. 209-216.

Ullman, S. *High-Level Vision*. Cambridge, Mass.: MIT Press, 1996.

Ungerer, F. y H.J. Schmid. *An Introduction to Cognitive Linguistics*. Londres: Longman, 1996.

Varela, F., E. Thompson, y E. Rosch. *The Embodied Mind*. Cambridge, Mass.: MIT Press, 1991.

Vroomen, J., B. de Gelder. «Sound Enhances Visual Perception: Cross-modal Effects of Auditory Organization on Visual Perception», *Journal of Experimental Psychology: Human Perception and Performance*, 26 (2000), págs. 1583-1590.

Wallace, M.T., L.K. Wilkinson y B.E. Stein. *J. Neurophysiol*, 76 (1996), págs. 1246-1266.

Weisstein, N. y C.S. Harris. «Masking and Unmasking of Distributed Representations in the Visual System», en: C.S. Harris, ed. *Visual Coding and Adaptability*. Hillsdale, NJ: Lawrence Erlbaum Associates, 1980, págs. 317-364.

Whitaker, D y P.V. McGraw. «Long-Term Visual Experience Recalibrates Human Orientation Perception», *Nature Neuroscience*, 3 (2000), pág.13.

Yeo. R.M., Y. Yonebayashi, y J.M. Allman. «Perceptual Memory of Cognitively Defined Contours: A Rapid, Robust and Long-Lasting Form of Memory», en: B. Julesz, y I. Kovacs, eds. *Maturational Windows and Adult Cortical Plasticity*. Reading, Mass.: Addison-Wesley, 1995.

Zacks, J.M., T.S. Braver, M.A. Sheridan, D.I. Donaldson, A.Z. Snyder, J.M. Ollinger, R.L. Buckner y M.E. Raichle. «How Does the Brain Parse Activities in the World into Discrete Perceptual Events?», *Nature Neuroscience*, 4 (2001), págs. 651-655.

Zangaladze, A., C.M. Epstein, S.T. Grafton y K. Sathian. «Involvement of Visual Cortex in Tactile Discrimination of Orientation», *Nature*, 401 (1999), págs. 587-590.

Zatorre, R.J., A.R. Halpern, D.W. Perry, E. Meyer, y A.C. Evans. «Hearing in the Mind's Ear: A PET Investigation of Musical Imagery and Perception», *Journal of Cognitive Neuroscience*, 8 (1996), págs. 29-46.

Zeki, S. *Vision of the Brain: The Visible World and the Cortex*. Oxford: Blackwell Scientific, 1993.

Martes: De cómo prescindir del concepto

Baillargeon, R. «The Object of Concept Revisited: New Directions in the Investigation of Infant's Physical Knowledge», en: E.E. Granrud, ed. *Visual Perception and Cognition in Infancy*. Carnegie-Mellon Symmposian on Cognition, 23. Hillsdale: Erlbaum, 1992.

Barsalou, L.W. «Structure, Flexibility and Linguistic Vagary in Concepts: Manifestations of a Compositional System of Perceptual Symbols», en: A.C. Collins, S.E. Gathercole y M.A. Conway, eds. *Theories of Memory*. Hillsdale, NJ: Lawrence Erlbaum, 1993.

—, J. Huttenlocher y K. Lamberts. «Basing Categorization on Individuals and Events», *Cognitive Psychology*, 36 (1998), págs. 203-272.

Baylis, G.C., Driver J. «Perception of Symmetry and Repetition within and across Visual Shapes: Part-Descriptions and Object-based Attention», *Visual Cognition*, 8 (2001), págs. 163-196.

Bickhard, M.H. «How Does the Environment Affect the Person?», en: L.T. Winegar y J. Valsiner, eds. *Children's Development in Social Context*. Hillsdale, NJ: Lawrence Erlbaum, 1992.

Bloom, L. *The Transition from Infancy to Language: Acquiring the Power of Expression*. Nueva York: Cambridge University Press, 1993.

Bloom, P. *How Children Learn the Meanings of Words*. Cambridge, Mass.: MIT Press, 2000.

Braitenberg, V. *Vehicles: Experiments in Synthetic Psychology*. Cambridge, Mass.: MIT Press, 1984.

Brooks, R. «Intelligence Without Representation», *Artificial Intelligence*, 47 (1991), págs. 139-159.

Churchland, P.M. *A Neurocomputational Perspective*. Cambridge, Mass.: MIT Press, 1989.

Cooper, L.A. y M.P. Munger. «Extrapolating and Remembering Positions along

Cognitive Trajectories: Uses and Limitations of Analogies to Physical Motion», en: N. Eilan, R. McCarthy y B. Brewer, eds. *Spatial Representation*. Oxford: Basil Blackwell, 1993.

Davidoff, J., I. Davies y D. Roberson. «Colour Categories in a Stone-Age Tribe», *Nature*, 398 (1999), págs. 203-204.

Donald, M. *Origins of the Modern Mind. Three Stages in the Evolution of Culture and Cognition.* Cambridge, Mass.: Harvard University Press, 1991.

Dreyfus, H.L. *What Computers Still Can't Do.* Cambridge, Mass.: MIT Press, 1992.

Gelman, R. «First Principles Organize Attention to and Learning About Relevant Data: Number and the Animate-Inanimate Distinction as Examples», *Cognitive Science*, 14 (1990), págs. 79-106.

—, «Structural Constraints on Cognitive Development», *Cognitive Science*, 14 (1990), págs. 3-9.

Goldstone, R.L. «The Role of Similarity in Categorization: Providing a Groundwork», *Cognition*, 52 (1994), págs. 125-157.

—, D.L. Medin y J. Halberstadt. «Similarity in Context», *Memory and Cognition*, 25 (1997), págs. 237-255.

—, «Perceptual Learning», *Annual Review of Psychology*, 49 (1998), págs. 585-612.

Greene, J.D., R.B. Sommerville, L.E. Nystrom, J.M. Darley y J.D. Cohen. «An fMRI Investigation of Emotional Engagement in Moral Judgment», *Science*, 293 (2001), págs. 2105-2108.

Greeno, J.G. «The Situativity of Knowing, Learning, and Research», *American Psychologist,* 53 (1998), págs. 5-26.

Hilferty, J., J. Valenzuela y O. Vilarroya. «Paradox Lost», *Cognitive Linguistics*, 9 (1998), págs. 175-188.

Hofstadter, D., y The Fluid Analogies Research Group. *Fluid Concepts and Creative Analogies.* Londres: Penguin, 1995.

Holyoak, K.J. y P.R. Thagard. *Mental Leaps: Analogy in Creative Thought.* Cambridge, Mass.: MIT Press, 1995.

Johnson, M. *The Body in the Mind.* Chicago: University of Chicago Press, 1987.

Keil, F. C. y M.H. Kelly. «Developmental Changes in Category Structure», en: S. Harnad, ed. *Categorical Perception: The Groundwork of Cognition.* Nueva York: Cambridge University Press, 1987, págs. 491-510.

Lakoff, G. y M. Johnson. *Metaphors We Live by.* Chicago: University of Chicago Press, 1980.

—, *Women, Fire, and Dangerous Things: What Categories Reveal about the Mind.* Chicago: University of Chicago Press, 1987.

Levinson, S.C. «Frames of Reference and Molyneux' Question: Crosslinguistic Evidence», en: P.Bloom, M.A. Peterson, L. Nadel y M.F. Garrett, eds. *Language and Space.* Cambridge, Mass.: MIT Press, 1996.

MacKay, D.G. *The Organization of Perception and Action: A Theory for Language and other Cognitive Skills*. Nueva York: Springer-Verlag, 1987.

Malt, B.C. y E.C. Johnson. «Artifact Category Membership and the Intentional-Historical Theory», *Cognition*, 66 (1998), págs. 79-85.

Markman, E.M. «Constraints on Word Learning: Speculations About their Nature, Origins and Domain Specificity», en: M.R. Gunnar y M.P. Maratsos, eds. *Modularity and Constraints on Language and Cognition: The Minnesotta Symposium on Child Psychology*. Hillsdale, NJ: Erlbaum, 1992.

Maugham, W.S. «The Appointment in Samarra», en: X.J. Kennedy y Dana Gioia, eds. *Literature: An Introduction to Fiction, Poetry, and Drama*. Nueva York: Longman, 7ª ed., 1999.

Murphy, G.L. y M.E. Lassaline. «Hierarchical Structure in Concepts and the Basic Level of Categorization», en: K. Lamberts y D.R. Shanks, eds. *Knowledge, Concepts and Categories*. Cambridge, Mass.: MIT Press, 1997.

— y D. Medin. «The Role of Theories in Conceptual Coherence», *Psychological Review*, 92 (1985), págs. 289-316.

Needham, A. y R. Baillargeon. «Infants' Use of Featural and Experiential Information in Segregating and Individuating Objects: A Reply to Xu, Carey y Welch», *Cognition*, 74 (2000), págs. 255-284.

Neisser, U., ed. *Concepts and Conceptual Development: Ecological and Intellectual Bases of Categories*. Cambridge: Cambridge University Press, 1993.

Nelson, K. *Making Sense. The Acquisition of Shared Meaning*. Nueva York: Academic Press, 1985.

—, *Language in Cognitive Development. Emergence of the Mediated Mind*. Cambridge: Cambridge University Press, 1996.

Nosofsky, R.M. «Exemplar-Based Accounts of Relations Between Classification, Recognition and Typicality», *Journal of Experimental Psychology: Learning, Memory and Cognition*, 14 (1988), págs. 700-708.

—, «Exemplar-Based Approach to Relating Categorization, Identification, and Recognition», en: F.G. Ashby, ed. *Multidimensional Models of Perception and Cognition*. Hillsdale, NJ: Lawrence Erlbaum Associates,1992.

— y T.J. Palmeri. «An Exemplar-Based Random-Walk Model of Speeded Classification», *Psychological Review*, 104 (1997), págs. 266-300.

Peacocke, C. *A Study of Concepts*. Cambridge, Mass.: MIT Press, 1992.

Reed, C.L. y N.G. Vinson. «Conceptual Effects on Representational Momentum», *Journal of Experimental Psychology: Human Perception and Performance*, 22 (1996), págs. 839-850.

Rosch, E. y B.B. Lloyd, eds. *Cognition and Categorization*. Hillsdale, NJ: Lawrence Erlbaum Associates, 1978.

Ross, B.H. «Category Learning as Problem Solving», en: D.L. Medin, ed. *The

Psychology of Learning and Motivation: Advances in Research and Theory, *Vol. 35*. San Diego, CA: Academic Press, 1996, págs. 165-192.

Saffran, J.R., R.N. Aslin y E.L. Newport. «Statistical Learning by 8-Month-Old Infants», *Science*, 274 (1996), págs. 1926-1928.

—, E.K. Johnson, R.N. Aslin y E.L. Newport «Statistical Learning of Tone Sequences by Human Infants and Adults», *Cognition*, 70 (1999), págs. 27-52.

Simon, H. *The Sciences of the Artificial*. Cambridge, Mass.: MIT Press, 1981.

Smith, L.B., S.S. Jones y B. Landau. «Naming in Young Children: A Dumb Attentional Mechanism?», *Cognition*, 60 (1996), págs. 143-171.

Spelke, E.S., K. Breinlinger, J. Macomber y K. Jacobson. «Origins of Knowledge», *Psychological Review*, 99 (1992), págs. 605-632.

— y G.A. Van de Walle. «Perceiving and Reasoning about Objects: Insights from Infants», en: N. Eilan, R. McCarthy y B. Brewer, eds. *Spatial Representation*. Oxford: Basil Blackwell, 1993.

Thelen, E., G. Schöner, C. Scheier y L.B. Smith. «The Dynamics of Embodiment: A Field Theory of Infant Perseverative Reaching», *Behavioral and Brain Sciences*, 24 (2001), págs. 1-86.

Thompson, E. «Symbol Grounding: A Bridge from Artificial Life to Artificial Intelligence», *Brain and Cognition*, 34 (1997), págs. 48-71.

Varela, F., E. Thompson, y E. Rosch. *The Embodied Mind*. Cambridge, Mass.: MIT Press, 1991.

Vilarroya, O. «From Functional "Mess" to Bounded Functionality», *Minds and Machines*, 11 (2001), págs. 239-256.

Xu, F. y E. Spelke. «Large Number Discrimination in 6-Month-Old Infants», *Cognition*, 74 (200), págs. B1-B11.

Miércoles: De cómo se puede vivir en un mundo virtual

Ballard, D., M. Hayhoe, P. Pook, y R. Rao. «Deictic Codes for the Embodiment of Cognition», *Behavioral and Brain Sciences*, 20 (1997), págs. 723-767.

Beer, R.D. *Intelligence as Adaptive Behavior*. Nueva York: Academic Press, 1990.

—, «Computational and Dynamical Languages for Autonomous Agents», en: R. Port y T.J. Van Gelder, eds. *Mind as Motion: Dynamics, Behavior, and Cognition*. Cambridge, Mass.: MIT, 1995.

Bickhard, M.H. «Representational Content in Humans and Machines», *Journal of Experimental and Theoretical Artificial Intelligence*, 5 (1993), págs. 285-333.

— y L. Terveen. *Foundational Issues in Artificial Intelligence and Cognitive Science-Impasse and Solution*. Amsterdam: Elsevier Scientific, 1995.

Braitenberg, V. *Vehicles: Experiments in Synthetic Psychology*. Cambridge, Mass.: MIT Press, 1984.

Bredo, E. «Cognitivism, Situated Cognition, and Deweyian Pragmatism», *Philosophy of Education*, 1994. http://www.ed.uiuc.edu/EPS/PES-Yearbook/94_docs/BREDO.HTM

Brooks, R. «Intelligence Without Representation», *Artificial Intelligence*, 47 (1991), págs. 139-159.

Brown, J.S., A. Collins y S. Duguid. «Situated Cognition and the Culture of Learning», *Educational Researcher*, 18 (1989), págs. 32-42.

Ceci, S.J. y A. Roazzi. «The Effects of Context on Cognition: Postcards from Brazil», en: R.J. Sternberg y R.K. Wagner, eds. *Mind in Context*. Nueva York: Cambridge University Press 1994, págs. 74-101.

Chaiklin, S. y J. Lave. *Understanding Practice: Perspectives on Activity and Context*. Nueva York: Cambridge University Press, 1993.

Clancey, W.J. *Situated Cognition: On Human Knowledge and Computer Representations*. Cambridge: Cambridge University Press, 1997.

Clark, A. *Being There*. Cambridge, Mass.: MIT Press, 1996.

— y J. Toribio. «Doing without Representing?», *Synthese*, 101 (1995), págs. 401-431.

— y D. Chalmers. «The Extended Mind», *Analysis*, 58 (1998), págs. 7-19.

Churchland, P.M. *A Neurocomputational Perspective*. Cambridge, Mass.: MIT Press, 1989.

Crammond, D.J. «Motor Imagery: Never in Your Wildest Dreams», *Trends in Neuroscience*, 20 (1997), págs. 54-57.

Dennett, D. «Cognitive Wheels: The Frame Problem of AI», en: C. Hookway, ed. *Minds, Machines and Evolution*. Cambridge: Cambridge University Press, 1984.

—, *The Intentional Stance*. Cambridge, Mass.: MIT Press, 1987.

Dreyfus, H.L. *What Computers Still Can't Do*. Cambridge, Mass.: MIT Press, 1992.

Fauconnier, G. *Cognitive Mappings for Language and Thought*. Cambridge: Cambridge University Press, 1997.

Hendriks-Jansen, H. *Catching Ourselves in the Act*. Cambridge, Mass.: MIT Press, 1996.

Holyoak, K.J. y P.R. Thagard. *Mental Leaps: Analogy in Creative Thought*. Cambridge, Mass.: MIT Press, 1995.

Hutchins, E. *Cognition in the Wild*. Cambridge, Mass.: MIT Press, 1995.

Johnson, M. *The Body in the Mind*. Chicago: University of Chicago Press, 1987.

Johnson-Laird, P.N. y R.M.J. Byrne. *Deduction*. Hillsdale, NJ.: Erlbaum, 1991.

Lakoff, G. y M. Johnson. *Metaphors We Live by*. Chicago: University of Chicago Press, 1980.

—, *Women, Fire, and Dangerous Things: What Categories Reveal about the Mind*. Chicago: University of Chicago Press, 1987.

Landauer, T.K. y S.T. Dumais, «A Solution to Plato's Problem: The Latent Semantic Analysis Theory of Acquisition, Induction, and Representation of Knowledge», *Psycohological Review*, 104 (1997), págs. 211-240.

Lave, J. y E. Wenger. *Situated Learning: Legitimate Peripheral Participation*. Cambridge: Cambridge University Press, 1991.

MacKay, D.G. *The Organization of Perception and Action: A Theory for Language and other Cognitive Skills*. Nueva York: Springer-Verlag, 1987.

Millikan, R. *Language, Thought and Other Biological Categories*. Cambridge, Mass.: MIT Press, 1984.

Stabler, E. «How Are Gramars Represented?», *The Behavioral and Brain Sciences*, 6 (1983), págs. 391-402.

Steels, L. «The Artificial Life Roots of Artificial Intelligence», *Artificial Life*, 1 (1994), págs. 75-110.

Stich, S.P. *From Folk Psychology to Cognitive Science. The Case Against Belief*. Cambridge, Mass.: MIT Press, 1983.

Tomasello, M. «Do Young Children Have Adult Syntactic Competence?», *Cognition*, 74 (2000), págs. 209-253.

Varela, F., E. Thompson, y E. Rosch. *The Embodied Mind*. Cambridge, Mass. MIT Press, 1991.

Wuethrich, B. «Learning the World's Languages-Before They Vanish», *Science*, 288 (2000), págs. 1156-1159.

Jueves: De cómo la palabra perdió su significado

Bloom, L. *The Transition from Infancy to Language: Acquiring the Power of Expression*. Nueva York: Cambridge University Press, 1993.

Bloom, P. *How Children Learn the Meanings of Words*. Cambridge, Mass.: MIT Press, 2000.

Clark, E.V. *The Lexicon in Acquisition*. Cambridge: Cambridge University Press, 1997.

Clark, H.H. «Making Sense on Nonce Sense», en: G.B. Flores d'Arcais, y R.J. Jarvella, eds. *The Process of Language Understanding*. Londres: Wiley, 1983.

De Loache, J.S. «Early Understanding and Use of Symbols: The Model Model», *Current Directions in Psychological Science*, 4 (1995), págs. 109-113.

Donald, M. *Origins of the Modern Mind. Three Stages in the Evolution of Culture and Cognition*. Cambridge, Mass.: Harvard University Press, 1991.

Elman, J., E. Bates, M. Johnson, A. Karmiloff-Smith, D. Parisi y K. Plunkett.

Rethinking Innateness: A Connectionist Perspective on Development. Cambridge, Mass.: MIT Press, 1996.

Glenberg, A.M., M. Meyer y K. Lindem. «Mental Models Contribute to Foregrounding During Text Comprehension», *Journal of Memory and Language,* 26 (1987), págs. 69-83.

Graesser, A.C., M. Singer y T. Trabasso. «Constructing Inferences During Narrative Text Comprehension», *Psychological Review,* 101 (1994), págs. 371-395.

Johnson, M. *The Body in the Mind.* Chicago: University of Chicago Press, 1987.

Lakoff, G. y M. Johnson. *Metaphors We Live by.* Chicago: University of Chicago Press, 1980.

—, *Women, Fire, and Dangerous Things: What Categories Reveal about the Mind.* Chicago: University of Chicago Press, 1987.

Langacker, R.W. *Concept, Image, and Symbol: The Cognitive Basis of Grammar.* Berlín, Nueva York: Mouton de Gruyter, 1991.

Markman, E.M. «Constraints on Word Learning: Speculations about their Nature, Origins and Domain Specificity», en: M.R. Gunnar y M.P. Maratsos, eds. *Modularity and Constraints on Language and Cognition: The Minnesotta Symposium on Child Psychology.* Hillsdale, NJ: Erlbaum, 1992.

Markson, L. y P. Bloom. «Evidence Against a Dedicated System for Word Learning in Children», *Nature,* 385 (1997), págs. 813-815.

McKoon, G. y R. Ratcliff. «Inference During Reading», *Psychological Review,* 99 (1992), págs. 440-466.

Millikan, R. *Language, Thought and Other Biological Categories.* Cambridge, Mass.: MIT Press, 1984.

Morrow, D.G., S.L. Greenspan y G.H. Bower. «Accessibility and Situation Models in Narrative Comprehension», *Journal of Memory and Language,* 26 (1987), págs. 165-187.

Nelson, K. *Making Sense. The Acquisition of Shared Meaning.* Nueva York: Academic Press, 1985.

—, *Language in Cognitive Development. Emergence of the Mediated Mind.* Cambridge: Cambridge University Press, 1996.

Oshima-Takane, Y. «The Learning of First and Second Person Pronouns in English», en: R. Jackendoff, P. Bloom y K. Wynn, eds. *Language, Logic, and Concepts: Essays in Honor of John Macnamara.* Cambridge, Mass.: MIT Press, 1999.

Siegler, R.S. y E.A. Jenkins. *How Children Discover New Strategies.* Hillsdale, NJ: Erlbaum, 1989.

Slobin, D.I. «Two Ways to Travel: Verbs of Motion in English and Spanish», en: M. Shibatani y S.A. Thompson, eds. *Grammatical Constructions: Their Form and Meaning.* Oxford: Oxford University Press, 1996, págs. 195-219.

Stiles, J. «Plasticity and Development. Evidence from Children with Early Occurring Focal Brain Injury», en: B. Julesz, y I. Kovacs, eds. *Maturational Windows and Adult Cortical Plasticity*. Reading, Mass.: Addison-Wesley, 1995.

Sweetser, E.E. *From Etymology to Pragmatics: Metaphorical and Cultural Aspects of Semantic Structure*. Cambridge: Cambridge University Press, 1990.

Tomasello, M., A.C. Kruger y H.H. Ratner. «Cultural Learning», *Behavioral and Brain Sciences*, 16 (1993), págs. 495-552.

Traugott, E.C. y B. Heine, eds. *Approaches to Grammaticalization*. Amsterdam: John Benjamins, 1991.

Wellman, H.M. *The Child's Theory of Mind*. Cambridge, Mass.: MIT Press, 1990 .

Viernes: De cómo es posible comunicarse sin información

Adams, J. *The Conspiracy of the Text: The Place of Narrative in the Development of Thought*. Londres: Routledge and Kegan Paul, 1986.

Appleyard, J.A. *Becoming a Reader: The Experience of Fiction from Childhood to Adulthood*. Cambridge: Cambridge University Press, 1990.

Bach, K. *Thought and Reference*. Oxford: Oxford University Press, 1987.

—, «On Communicative Intentions», *Mind & Language*, 2 (1987), págs. 141-154.

Donald, M. *Origins of the Modern Mind. Three Stages in the Evolution of Culture and Cognition*. Cambridge, Mass.: Harvard University Press, 1991.

Ballard, D., M. Hayhoe, P. Pook y R. Rao. «Deictic Codes for the Embodiment of Cognition», *Behavioral and Brain Sciences*, 20 (1997), págs. 723-767.

Brown, J.S., A. Collins y S. Duguid. «Situated Cognition and the Culture of Learning», *Educational Researcher*, 18 (1989), págs. 32-42.

— y P. Duguid. *The Social Life of Information*. Boston: Harvard Business School Press, 2000.

Ceci, S.J. y A. Roazzi. «The Effects of Context on Cognition: Postcards from Brazil», en: R.J. Sternberg y R.K. Wagner, eds. *Mind in Context*. Nueva York: Cambridge University Press, 1994, págs. 74-101.

Chaiklin, S. y J. Lave. *Understanding Practice: Perspectives on Activity and Context*. Nueva York: Cambridge University Press, 1993.

Clancey, W.J. *Situated Cognition: On Human Knowledge and Computer Representations*. Cambridge: Cambridge University Press, 1997.

Clark, A. *Being There*. Cambridge, Mass.: MIT Press, 1996.

Gibbs, R.W. *The Poetics of Mind: Figurative Thought, Language, and Understanding*. Nueva York: Cambridge University Press, 1994.

Glenberg, A.M. y D.A. Robertson. «Indexical Understanding of Instructions», *Discourse Processes*, 28 (1999), págs. 1-26.

Gouzoules, H., S. Gouzoules y J. Ashley. «Representational Signaling in Non-Human Primate Vocal Communication», en: E. Zimmermann, J.D. Newman y U. Jurgens, eds. *Current Topics in Primate Vocal Communication.* Nueva York: Plenum, 1995, págs. 235-252.

Hendriks-Jansen, H. *Catching Ourselves in the Act.* Cambridge, Mass.: MIT Press, 1996.

Hutchins, E. *Cognition in the Wild.* Cambridge, Mass.: MIT Press, 1995.

Johnson, M. *The Body in the Mind.* Chicago: University of Chicago Press, 1987.

Kemmerer, D. «"Near" and "Far" in Language and Perception», *Cognition*, 73 (1999), págs. 35-63.

Lave, J. y E. Wenger. *Situated Learning: Legitimate Peripheral Participation.* Cambridge: Cambridge University Press, 1991.

Newton, N. *Foundations of Understanding.* Philadelphia: John Benjamins, 1996.

Sperber, D. y D. Wilson, *Relevance: Communication and Cognition.* Cambridge, Mass.: Harvard University Press, 1986.

Steig, M. *Stories of Reading: Subjectivity and Literary Understanding.* Baltimore: Johns Hopkins UP, 1989.

Sábado: De cómo la mente se diluye en el vivir

Barkow, J., L. Cosmides y J. Tooby, eds. *The Adapted Mind: Evolutionary Psychology and the Generation of Culture.* Nueva York: Oxford University Press, 1992.

Bechtel, W. y R.C. Richardson. *Discovering Complexity.* Princeton: Princeton University Press, 1993.

Churchland, P.S. *Neurophilosophy.* Cambridge, Mass.: MIT Press, 1986.

Crick, F.C. *The Astonishing Hypothesis.* Nueva York: Scribners, 1994.

Cummins, R. *The Nature of Psychological Explanation.* Cambridge, Mass.: MIT Press, 1983.

Dreyfus, H.L. *What Computers Still Can't Do.* Cambridge, Mass.: MIT Press, 1992.

Gopnik, A. «How We Know Our Minds: The Illusion of First-Person Knowledge of Intentionality», *Behavioral and Brain Sciences*, 16 (1993), págs. 1-86.

Gregory, R. «What Do Qualia Do?», *Perception*, 25 (1996), pág. 377.

Haugeland, J., ed. *Mind Design.* Cambridge, Mass.: MIT Press, 1981.

Hayes, P.J. «The Naive Physics Manifesto», en: J. Hobbs y R. Moore, eds. *Formal Theories of the Commonsense World.* Norwood: Ablex, 1979.

Holyoak, K.J. y P.R. Thagard. *Mental Leaps: Analogy in Creative Thought*. Cambridge, Mass.: MIT Press, 1995.

Johnson, M. *The Body in the Mind*. Chicago: University of Chicago Press, 1987.

Johnson-Laird, P.N. y R.M.J. Byrne. *Deduction*. Hillsdale, NJ: Erlbaum, 1991.

Kahneman, D. y A.M. Treisman. «Changing Views of Attention and Automaticity», en: R. Parasuraman y D.R. Davies, eds. *Varieties of Attention*. Nueva York: Academic Press, 1984.

—, P. Slovic y A. Tversky, eds. *Judgment Under Uncertainty: Heuristics and Biases*. Cambridge: Cambridge University Press, 1982.

Kolodner, J. *Cased-Based Reasoning*. San Mateo, Calif.: Morgan Kaufmann, 1993.

Llinás, R. y U. Ribary. «Consciousness and the Brain. The Thalamocortical Dialogue in Health and Disease», *Annals of the New York Academy of Sciences*, 929 (2001), págs. 166-175.

McClamrock, R. *Existential Cognition*. Chicago: University of Chicago Press, 1995.

McCloskey, M. y D. Kohl. «Naive Physics: The Curvilinear Impetus Principle and its Role in Interactions with Moving Objects», *Journal of Experimental Psychology: Learning, Memory and Cognition*, 9 (1983), págs. 146-156.

McDermott, D. «A Critique of Pure Reason», *Computational Intelligence*, 3 (1987), págs. 151-160.

Mithen, S. *The Prehistory of the Mind: The Cognitive Origins of Art, Religion and Science*. Londres: Thames & Hudson, 1996

Nisbett, R. y L. Ross. *Human Inference: Strategies and Shortcomings of Social Judgment*. Englewood Cliffs: Prentice-Hall, 1980.

O'Regan, J. K. y A. Noë. «A Sensorimotor Account of Vision and Visual Consciousness», *Behavioral and Brain Sciences*, 24 (2001). http://www.bbsonline.org/documents/a/00/00/05/06/index.html

Peacocke, C. «Intuitive Mechanics, Psychological Reality and the Idea of a Material Object», en: N. Eilan, R. McCarthy y B. Brewer, eds. *Spatial Representation*. Oxford: Basil Blackwell, 1993.

Pessoa, L., E. Thompson y A. Noë. «Finding out about Filling in: A Guide to Perceptual Completion for Visual Science and the Philosophy of Perception», *Behavioral and Brain Sciences*, 21 (1998), págs. 723-802.

Peterson, M.A. y B.S. Gibson. «Shape Recognition Inputs to Figure-Ground Organization in Three-Dimensional Displays», *Cognitive Psychology*, 25 (1993), págs. 383-429.

Rakic, R. «Specification of Cerebral Cortical Areas», *Science*, 241 (1988), págs. 170-176.

Reber, A.S. *Implicit Learning and Tacit Knowledge: An Essay on the Cognitive Unconscious*. Oxford: Oxford University Press, 1993.

Rosenthal, V. «Does It Rattle when You Shake It? Modularity of Mind and the Epistemology of Cognitive Research», en: Gianfranco Denes, Carlo Semenza y Patrizia Biachi. *Perspectives on Cognitive Neuropsychology*. Hillsdale, NJ: Lawrence Erlbaum Associates, 1988.

Schank, R., C. Rieseck, y A. Kass. *Inside Case-Based Explanation*. Hillsdale, NJ: Erlbaum, 1994.

Shallice, T. *From Neuropsychology to Mental Structure*. Cambridge: Cambridge University Press, 1988.

Shanker, S.G. «The Decline and Fall of the Mechanist Metaphor», en: R. Born, ed. *Artificial Intelligence: The Case Against*. Croom Helm, 1987.

Shapiro, M. *The Sense of Change: Language as History*. Blomington: Indiana University Press, 1991.

Tong, F. «Brain at Work: Play by Play», *Nature Neuroscience*, 4 (2001), págs. 560-562.

Tversky, B. y E.J. Marsh. «Biased Retellings of Events Yield Biased Memories», *Cognitive Psychology*, 40 (2000), págs. 1-38.

Westbury, C. y D.C. Dennett. «Mining The Past To Construct The Future: Memory and Belief as Forms of Knowledge», en: D.L. Schacter y E. Searry, eds. *Memory, Brain, and Belief*. Cambridge, Mass.: Harvard University Press, 2000.

Winograd, T. y F. Flores, *Understanding Computers and Cognition: A New Foundation for Design*. Norwood, NJ: Ablex, 1986.

Zadeh, L. «Fuzzy Logic», *Computer*, 21 (1988), págs. 83-93.

Índice de materias